Asche · Essig · Schmidt
Technologie von Salben,
Suspensionen und Emulsionen

Paperback APV

Im Auftrag der Arbeitsgemeinschaft für Pharmazeutische Verfahrenstechnik e. V. (APV), Mainz, wird die Buchreihe herausgegeben von Dr. G. Dertinger, Sandoz AG, Nürnberg und Prof. Dr. H. Rupprecht, Institut für Pharmazie der Universität Regensburg

Band 10

In der Reihe Paperback APV sind bereits erschienen:

Band 1
Hauschild
Ausgangsmaterialien für die Arzneimittelherstellung. Qualitätsanforderungen (GMP) und deren Folgen für Zulieferer und Pharma-Betriebe

Band 2
Essig/Schmidt/Stumpf
Flüssige Arzneiformen- und Arzneimittelsicherheit. Unter besonderer Berücksichtigung der Qualität von Wasser

Band 3
Hasler
Dosierungsgenauigkeit einzeldosierter fester Arzneiformen

Band 4
Brandau/Lippold
Dermal and Transdermal Absorption

Band 5
Schrank/Skinner
Arzneimittelhygiene von der Herstellung bis zur Verabreichung

Band 6
Oeser
Selbstinspektion und Inspektion. GMP-Forderungen zur Qualitätssicherung im Arzneimittel-Bereich

Band 7
Fahrig/Hofer
Die Kapsel. Grundlagen, Technologie und Biopharmazie einer modernen Arzneiform

Band 8
Sucker
Praxis der Validierung unter besonderer Berücksichtigung der FIP-Richtlinien für die gute Validierungspraxis

Band 9
Algner/Helbig/Spingler
Primär-Packmittel. Herstellung + Optimierung + Kontrolle = Sicherheit

Technologie von Salben, Suspensionen und Emulsionen

(Ein Seminar der APV vom 20.–22. September 1982 in Darmstadt)

Herausgegeben von

Dr. H. Asche, Ciba-Geigy AG, CH-Basel
Dr. D. Essig, C. H. Boehringer Sohn, D-Ingelheim
Prof. Dr. P. C. Schmidt, Philipps-Universität, D-Marburg

Mit 96 Abbildungen und 12 Tabellen

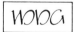

Wissenschaftliche Verlagsgesellschaft mbH Stuttgart 1984

Die Wiedergabe von Gebrauchsnamen, Handelsnamen, Warenbezeichnungen usw. in diesem Buch berechtigen auch ohne besondere Kennzeichnung nicht zu der Annahme, daß solche Namen im Sinne der Warenzeichen- und Warenschutzgesetzgebung als frei zu betrachten wären und daher von jedermann benutzt werden dürfen.

CIP-Kurztitelaufnahme der Deutschen Bibliothek

Technologie von Salben, Suspensionen und Emulsionen : (e. Seminar d. APV vom 20. – 22. September 1982 in Darmstadt) / hrsg. von H. Asche ... – Stuttgart : Wissenschaftliche Verlagsgesellschaft, 1984.
  (Paperback APV ; Bd. 10)
  ISBN 3-8047-0748-3
NE: Asche, Henning [Hrsg.]; International Association for Pharmaceutical Technology: Paperback APV

ISSN 0720-3543

Alle Rechte, auch die des auszugsweisen Nachdrucks, der photomechanischen Wiedergabe (durch Photokopie, Mikrofilm oder irgendein anderes Verfahren) und der Übersetzung, vorbehalten.

© 1984 Wissenschaftliche Verlagsgesellschaft mbH, Birkenwaldstraße 44, 7000 Stuttgart 1
Printed in Germany
Satz und Druck: Schwetzinger Verlagsdruckerei, 6830 Schwetzingen
Umschlaggestaltung: Hans Hug, 7000 Stuttgart

Vorwort

Dispersionen in der Form von Salben, Suspensionen und Emulsionen spielen in den verschiedensten Bereichen der Technologie eine große Rolle. In der Pharmazie, der Kosmetik und der Lebensmittelindustrie besteht darüber hinaus wegen besonders hoher Qualitätsanforderungen ein gemeinsames Interesse an Hinweisen für die Formulierung, Herstellung und Prüfung disperser Zubereitungen. Seit langem wird daher versucht, Erfahrungen, die auf einem Gebiet gesammelt wurden, rasch auch auf die anderen Gebiete zu übertragen.

Die A.P.V., die stets für den Erfahrungsaustausch und die gegenseitige Vermittlung von Anregungen zwischen Fachleuten verschiedener Arbeitsgebiete mit ähnlichen Zielsetzungen eingetreten ist, hat nun auch auf dem Gebiet der Dispersionen mit dem Seminar „Technologie von Salben, Suspensionen und Emulsionen" ein Forum geschaffen, in welchem ein weiter Bogen von den theoretischen Grundlagen der Formulierungen über die wichtigsten Grundoperationen und die Anwendungstechnik hin bis zur Kontrolle und Stabilitätsprüfung der Dispersionen gespannt worden ist.

Durch die Mitwirkung von Referenten unterschiedlicher Fachrichtungen, deren Beiträge den unmittelbaren Bezug zur Praxis erkennen lassen, ist es möglich gewesen, den umfangreichen und vielschichtigen Stoff in übersichtlicher und für Angehörige aller interessierten Disziplinen verwertbarer Form darzustellen. Die im vorliegenden Band der Reihe Paperback APV erfolgte Wiedergabe der Vorträge des A.P.V.-Seminars vom September 1982 gibt damit nicht nur einen Überblick über den aktuellen Stand der Technik, sondern sie füllt auch eine Lücke im derzeit erhältlichen Schrifttum, in welchem die Technologie und Prüfung von Dispersionen etwas vernachlässigt ist.

Der Band richtet sich an alle, die sich mit der Entwicklung, Herstellung und Kontrolle disperser Zubereitungen beschäftigen, seien sie nun in der pharmazeutischen, kosmetischen oder in der Lebensmittelindustrie beschäftigt. Darüber hinaus vermittelt er wichtige Hinweise für die Hersteller von Maschinen und Prüfgeräten für die genannten Industrien. Nicht zuletzt ist er wegen des systematischen Aufbaus besonders für die Einarbeitung in das Gebiet der Dispersionen und für Ausbildungszwecke geeignet.

Im Juli 1983
Dr. H. Asche, Basel
Dr. D. Essig, Ingelheim
Prof. Dr. P. C. Schmidt, Marburg

Inhaltsverzeichnis

I.	**Physikalische und chemische Faktoren bei der Entwicklung von dispersen Systemen** (J. T. Carstensen und K. Su)	15
1.	Einleitung	15
2.	Suspensionen	15
3.	Emulsionen	24
II.	**Energetische Wechselwirkungen in Dispersionen und Emulsionen** (G. Lagaly)	32
1.	Einführung	32
2.	Die DLVO-Theorie für ein ideales System kugelförmiger Teilchen	34
3.	Plättchenförmige Teilchen	47
4.	Oberflächenladung und Oberflächenpotential	48
5.	Beeinflussung der Oberflächenladung	48
6.	Der Stabilitätsfaktor	53
7.	Stabilisierung und Destabilisierung durch Makromoleküle	55
8.	Emulsionen	56
9.	Zusammenfassung	60
III.	**Rühren und Mischen als Grundoperationen in der Herstellung disperser Systeme (Grundlagen und Anwendung)** (K. Kipke)	62
1.	Einleitung	62
2.	Bezeichnungen	64
3.	Leistungsbedarf von Rührorganen	64
4.	Der turbulente Zerteilvorgang	68
5.	Tropfengrößen	72
6.	Rührorganeinfluß	73
7.	Konzentrationseinfluß	76
8.	Zähigkeitseinfluß	76
9.	Scale-up Kriterien	77
10.	Phasenbildung und Phasentrennung	77
11.	Zusammenfassung	79
IV.	**Einige grundsätzliche Überlegungen zur Mahlung** (K. Schönert)	80
1.	Einleitung	80
2.	Schema der Partikelzerstörung	81

3. Verformungsverhalten ... 82
4. Beanspruchung durch Kontaktkräfte ... 83
5. Einfluß der Beanspruchungsgeschwindigkeit ... 84
6. Partikelfestigkeit ... 84
7. Übergang spröd – elastisch ... 85
8. Mechanische Aktivierung ... 85
9. Einfluß des Mediums ... 86
10. Ausweichen der Partikeln infolge Strömungskräfte ... 87
11. Energieübertragung in Rotor-Prallmühlen ... 88

V. **Emulgieren, Homogenisieren, Grenzflächenvergrößerung** (W. Holley) ... 89

1. Einleitung ... 89
2. Emulgieren und Homogenisieren als verfahrenstechnische Grundoperationen ... 90
3. Zusammenhang zwischen mechanischer Beanspruchung und Grenzflächenvergrößerung ... 92
4. Dispergierwirkung der Hochdruckhomogenisation für Öl/Wasser-Emulsionen ... 94
5. Schlußbemerkungen ... 101

VI. **Keimfreie Herstellung von Salben** (H.-J. Langner) ... 102

1. Geschichte der sterilen Salben ... 102
2. Anforderungen an die mikrobielle Qualität von Salben ... 103
3. Einfluß der mikrobiellen Anfälligkeit der Rezeptur auf den Erfolg der aseptischen Herstellung ... 105
4. Konservierung ... 109
5. Aseptische Formgebung ... 112
6. Aseptische Abfüllung ... 118
7. Sterilisation im Erstbehältnis ... 120
8. Zusammenfassung ... 120

VII. **Die Eignung verschiedener Prozeßanlagen für die rationelle Herstellung von Emulsionen** (H. Asche) ... 122

1. Einleitung ... 122
2. Beschreibung der Prozeßanlagen ... 124
3. Einsatz und Betriebsbedingungen von Prozeßanlagen ... 127
4. Bedeutung der Betriebsbedingungen ... 130
5. Verkürzung der Abkühlungszeit ... 132
6. Ausblick ... 134

VIII. Kontinuierliche Herstellung von Salben, Cremes und Emulsionen (B. Koglin) 135

1. Beanspruchungsmechanismen der Dispergierung 135
2. Kontinuierliche Dispergierapparate 137
3. Einflüsse auf die Dispersionsfeinheit 144
4. Maßstabsvergrößerung 152
5. Gesamtverfahren zur Emulsionsherstellung 153
6. Technische und wirtschaftliche Gesichtspunkte bei der Auswahl von kontinuierlichen oder diskontinuierlichen Anlagen 156
7. Zusammenfassung 157

IX. Rheologie von Salben, Suspensionen und Emulsionen (S. S. Davis) 160

1. Einleitung 160
2. Rheologie 160
3. Anwendung rheologischer Untersuchungen auf pharmazeutische Systeme 168
4. Zusammenfassung 175

X. Partikelgrößenbestimmung in Suspensionen (K. Leschonski) . . . 176

1. Sedimentationsanalyse 176
2. Unmittelbare Zählverfahren 182
3. Optische Verfahren 187

XI. Stabilitätsprüfungen von dispersen Zubereitungen (A. K. Reng) . 189

1. Einführung 189
2. Stabilisierung 196
3. Destabilisierung/Belastung 196
4. Prüfungen/Beurteilung 199
5. Zusammenfassung 204

Autorenverzeichnis

Henning Asche

Die Eignung verschiedener Prozeßanlagen für die rationelle Herstellung von Emulsionen

Dr. Asche hat an der Universität Freiburg/Br. Pharmazie studiert. Von 1959 bis zur Promotion 1962 war er als Assistent am Pharmazeutischen Institut der ETH Zürich tätig. Seit seinem Eintritt (1962) in die J. R. Geigy AG, später CIBA-GEIGY AG, ist sein hauptsächliches Arbeitsgebiet die Entwicklung disperser Arzneiformen.

Von 1967 bis 1977 war er Leiter der Fachgruppe „Orale Liquida" der APV und wirkte an mehreren Fortbildungsveranstaltungen mit. 1977 erhielt er die silberne Ehrennadel der APV.

Seit 1979 hat Dr. Asche einen Lehrauftrag an der Universität Basel als Lektor für Arzneiformenlehre (Disperse Systeme).

Postanschrift:
Dr. sc. nat. Henning Asche
c/o CIBA-GEIGY AG, Postfach, CH-4002 Basel

Jens T. Carstensen

Physikalische und chemische Faktoren bei der Entwicklung von dispersen Systemen

Professor Carstensen studierte am Polytechnikum in Kopenhagen Chemie und Ingenieurwissenschaften, bevor er in sein Geburtsland USA zurückging. Dort war er 17 Jahre in der pharmazeutischen Industrie tätig und erwarb 1964 den Master degree. Im Jahre 1967 erhielt er am Stevens Institute of Technology in New Jersey den Ph D und ist seit dieser Zeit Professor für Pharmazie an der Universität Wisconsin. Er war 1977/78 für ein Jahr als Gastprofessor an der Universität Paris-Sud tätig. Sein besonderes Forschungsinteresse gilt der Kinetik von Festkörpern und den fest/flüssig Grenzflächenphänomenen. Seine Aktivitäten haben sich in vier Büchern und mehr als 120 Publikationen niedergeschlagen.

Postanschrift:
Prof. Jens T. Carstensen, Ph. D.
Center for Health Sciences, School of Pharmacy University of Wisconsin, 425 North Charter Street, Madison, Wisconsin 53706

Stanley S. Davis

Rheologie von Salben, Suspensionen und Emulsionen

Professor Davis war an den Universitäten London, Kansas und Aston (Birmingham) tätig. Er ist jetzt Professor für Pharmazie an der Universität Nottingham. Seine Hauptarbeitsgebiete sind Physikalische Pharmazie, Rheologie und Biopharmazie. Er ist durch über 200 Publikationen und Bücher auf diesen Gebieten hervorgetreten.

Postanschrift:
Professor Stanley S. Davis
University of Nottingham, University Park, Nottingham NG 7 2 RD, England

Wolfgang Holley
Emulgieren, Homogenisieren, Grenzflächenvergrößerung

Herr Holley hat an der Universität Karlsruhe Wirtschaftsingenieurwesen studiert und sich dabei besonders der Fachrichtung Lebensmittel-Verfahrenstechnik gewidmet. Seit 1979 ist Herr Holley als wissenschaftlicher Angestellter am Institut für Lebensmittelverfahrenstechnik der Universität Karlsruhe tätig. Neben der Mitarbeit in Forschung und Lehre des Fachbereichs beschäftigt er sich dort mit Untersuchungen zum Einsatz von Dispergiermaschinen und Homogenisatoren bei der Emulsionsherstellung.

Postanschrift:
Dipl. Wi.-Ing. Wolfgang Holley
c/o Institut für Lebensmittelverfahrenstechnik, Universität Karlsruhe (T. H.), Kaiserstraße 12, 7500 Karlsruhe

Klausdieter Kipke
Rühren und Mischen als Grundoperationen in der Herstellung disperser Systeme (Grundlagen und Anwendung)

Dr. Kipke hat an der Technischen Universität Braunschweig studiert. Von 1967–1974 war er als Mitarbeiter am dortigen Institut für Strömungsmechanik beschäftigt und hat 1972 mit einer Arbeit auf dem Hyperschallsektor promoviert. Seit 1974 ist Dr. Kipke bei EKATO RMT, wo er als Leiter der Forschung und Entwicklung auch Mitglied der Geschäftsleitung ist. Er ist Autor zahlreicher Veröffentlichungen auf dem Gebiet der Misch- und Rührtechnik und wurde 1981 mit dem VDI-Ehrenring ausgezeichnet.

Postanschrift:
Dr.-Ing. Klausdieter Kipke
c/o EKATO Rühr- und Mischtechnik GmbH, Postfach 1110/20, 7860 Schopfheim

Bernd Koglin
Kontinuierliche Herstellung von Salben, Cremes und Emulsionen

Priv.-Doz. Dr. Koglin studierte Physik an den Technischen Hochschulen Hannover und Karlsruhe, wo er 1966 mit dem Diplom abschloß. Von 1966 bis 1977 war er wissenschaftlicher Mitarbeiter am Institut für Mechanische Verfahrenstechnik der Universität Karlsruhe, wo er 1971 mit einer Dissertation „Untersuchungen zur Sedimentationsgeschwindigkeit in niedrig konzentrierten Suspensionen" promoviert wurde. Im Jahre 1976 erfolgte die Habilitation mit der Schrift „Zur Sedimentation, Agglomeration und Dispergierung in Suspensionen".
  Herr Priv.-Doz. Dr. Koglin besitzt die venia legendi für das Fach Mechanische Verfahrenstechnik. Seit 1977 ist er auf dem Gebiet der Verfahrenstechnik disperser Systeme bei der Bayer AG in Leverkusen tätig. Daneben hält er regelmäßig Vorlesungen über Teilchengrößenanalyse und Trennverfahren an der Universität Karlsruhe (TH).

Postanschrift:
Priv.-Doz. Dr.-Ing. Bernd Koglin
c/o Bayer AG, Abt. ZF TVT 1, 5090 Leverkusen

Gerhard Lagaly

Energetische Wechselwirkungen in Dispersionen und Emulsionen

Professor Lagaly ist am Institut für anorganische Chemie der Christian-Albert-Universität in Kiel tätig. Er promovierte 1967 bei Prof. Dr. Armin Weiss in Heidelberg, habilitierte sich 1971 in München und hat seit 1974 in Kiel eine Professur inne. Seine Arbeitsschwerpunkte innerhalb der anorganischen Chemie sind die Kolloid- und Grenzflächenchemie und die Mineralogie der Tone.

Postanschrift:
Prof. Dr. Gerhard Lagaly
Institut für anorganische Chemie, Universität Kiel, Olshausenstraße 40/60, 2300 Kiel

Heinz-Jörg Langner

Keimfreie Herstellung von Salben

Herr Langner ist Leiter des Pharmabetriebes für die Herstellung von Salben, Suppositorien und Weichgelatinekapseln bei der Firma Schering AG in Berlin.

Herr Langner studierte an der Freien Universität in Berlin Pharmazie. Nach seiner Approbation trat er als Leiter der Pharmaproduktion und Verpackung bei der Firma Riedel de Häen in Berlin ein. 1967 wechselte er zur Firma Schering.

Postanschrift:
Apotheker H.-J. Langner
c/o Schering Aktiengesellschaft, Postfach 650311, 1000 Berlin 65

Kurt Leschonski

Partikelgrößenbestimmung in Suspensionen

Prof. Dr.-Ing. Kurt Leschonski hat den Lehrstuhl für Mechanische Verfahrenstechnik an der Technischen Universität Clausthal inne. Er befaßt sich mit den Problemen der Bewegung von Partikeln in Gasen und Flüssigkeiten. Hierzu gehören z. B. Transport, Abscheiden, Klassifizieren und Messen von Partikeln.

Nach dem Studium des Maschinenbaus in Braunschweig wurde Professor Leschonski 1957 Assistent und Oberingenieur am neugegründeten Lehrstuhl für Mechanische Verfahrenstechnik in Karlsruhe. 1968/69 war er Visiting Reader am Department of Chemical Engineering in Loughborough/England. Seit 1973 ist Professor Leschonski auf dem Lehrstuhl in Clausthal.

Er hat fast 100 Publikationen zu den Themen Zerkleinern, Windsichten, Abscheiden und Sortieren sowie den Problemen der Partikelmeßtechnik beigetragen.

Postanschrift:
Prof. Dr.-Ing. Kurt Leschonski
Institut für Mechanische Verfahrenstechnik, Technische Universität Clausthal, Leibnizstraße 15/17, 3392 Clausthal-Zellerfeld

Alwin K. Reng

Stabilitätsprüfungen von dispersen Zubereitungen

Herr Reng ist Diplomingenieur (Chemie) und seit mehr als 20 Jahren auf dem Gebiete der Anwendung von Tensiden für die chemisch-technische Industrie und für die Kosmetik tätig. Er ist Autor bzw. Coautor von mehr als 30 Publikationen und Buchbeiträgen, sowie Inhaber zahlreicher Patente über die Anwendung von grenzflächenaktiven Substanzen. Herr Reng ist Leiter der anwendungstechnischen Laboratorien für kosmetische Grundstoffe bei der Firma Hoechst AG in Frankfurt am Main.

Postanschrift:
Dipl.-Ing. Alwin K. Reng
c/o Hoechst AG, Abt. ATA TH, Postfach 800320, 6230 Frankfurt/M. 80

Klaus Schönert

Einige grundsätzliche Überlegungen zur Mahlung

Professor Schönert hat an der Technischen Universität Karlsruhe Physik studiert, war wissenschaftlicher Assistent bei Professor Hans Rumpf am Karlsruher Institut für Mechanische Verfahrenstechnik, promovierte dort und habilitierte sich für das Fach Mechanische Verfahrenstechnik. Er erhielt 1970 den Arnold-Eucken-Preis, war 1969/1970 Gastprofessor an der Universität of California, Berkeley, ab 1972 Mitglied der kollegialen Leitung des Institutes für Mechanische Verfahrenstechnik in Karlsruhe und nach dem Tod von Hans Rumpf von 1977 bis 1981 geschäftsführender Institutsleiter. Seit 1981 ist er Professor für Aufbereitung und Veredelung an der Technischen Universität Clausthal.

Postanschrift:
Prof. Dr.-Ing. Klaus Schönert
Institut für Aufbereitung und Veredelung, Technische Universität Clausthal, Erzstraße 20, 3392 Clausthal-Zellerfeld

> *Professor Carstensen gibt einen Überblick über den Stand der Technik bei Suspensionen und Emulsionen. Bei den Suspensionen wird zwischen sedimentierenden und nichtsedimentierenden unterschieden. Die Formulierungseinflüsse auf die Eigenschaften der Suspensionen werden im einzelnen besprochen. Dabei gelingt es dem Autor, eigene Forschungsergebnisse in interessanter Weise mit aus der Literatur bekannten Fakten und Daten zu präsentieren. Bei den Emulsionen werden die Einflüsse des Emulgators, die Auswahl des Emulgators über das HLB-System, Phasengleichgewichte und physikalische Stabilität von Emulsionen behandelt. Hinweise zur Rezepturentwicklung von Emulsionen runden den Vortrag ab.*

I. Physikalische und chemische Faktoren bei der Entwicklung von dispersen Systemen

Von Jens T. Carstensen und K. Su, Madison und Indianapolis, U.S.A.

1. Einleitung

Es gibt im weitesten Sinne zwei Arten von dispersen Systemen

1. Suspensionen und
2. Emulsionen

Ihre Anwendbarkeit für ein bestimmtes Produkt hängt von folgenden Faktoren ab:

A. den mechanischen und
B. den chemischen Eigenschaften.

Die folgenden Ausführungen werden entsprechend dieser Einteilung gegliedert.

2. Suspensionen

Eine Suspension ist ein Zwei-Phasen-System mit einer flüssigen und einer festen Phase. Die flüssige Phase ist die äußere, kontinuierliche (Dispersionsmittel).

I. Physikalische und chemische Faktoren bei der Entwicklung von dispersen Systemen

Für die Eignung als pharmazeutisches oder kosmetisches Produkt muß eines von zwei möglichen Gleichmäßigkeitskriterien erfüllt sein:

(i) entweder sedimentiert der Feststoff *nicht* im flüssigen Dispersionsmittel oder,
(ii) falls er mit der Zeit sedimentiert, muß das Sediment leicht aufschüttelbar sein, d. h. es muß leicht in den Ausgangszustand zurückzubringen sein.

2.1 Nicht-sedimentierende Suspensionen

Das Absinken eines sphärischen Körpers in einem beliebigen flüssigen Medium verläuft nach dem Stokesschen Gesetz. Dieses besagt, daß die Endgeschwindigkeit einer Kugel unter dem Einfluß der Schwerkraft folgenden Wert annimmt:

$$V = \frac{2 \cdot r^2 (\varrho - \varrho_0)}{9\eta} \cdot g \qquad (1)$$

ϱ = Dichte des Feststoffs $\quad$ V = Sinkgeschwindigkeit
ϱ_0 = Dichte der Flüssigkeit $\quad$ r = Radius der Feststoffpartikel
η = Viskosität der Flüssigkeit $\quad$ g = Erdbeschleunigung

Hieraus ergibt sich sofort, wie man eine Suspension, die nicht sedimentiert, herstellen kann: man gleicht die Dichten von Feststoff und Flüssigkeit an. Diese Methode der Angleichung der Dichten hat jedoch den Nachteil, daß die Flüssigkeitsdichte sehr empfindlich gegen Temperaturschwankungen reagiert, die Feststoffdichte aber nicht, so daß das Angleichen der Dichten nur in einem sehr eng begrenzten Temperaturbereich möglich ist.

Die andere Methode, nicht-sedimentierende Suspensionen herzustellen, beruht auf dem pseudoplastischen Fließverhalten der äußeren Phase, soweit dieses vorhanden ist oder durch Formulierungszusätze erreicht werden kann.

Die Viskosität η (siehe Gl. 1) gilt exakt nur für sogenannte Newtonsche Flüssigkeiten.

Wenn eine solche Flüssigkeit einer bestimmten Schubspannung τ ($N \cdot m^{-2}$) unterworfen wird, um ein bestimmtes Schergefälle D (s^{-1}) aufrechtzuerhalten, dann ist die Viskosität:

$$\eta = \frac{\tau}{D} \qquad (2)$$

Für Newtonsche Flüssigkeiten ist η unabhängig von τ, wohingegen bei pseudoplastischen Flüssigkeiten eine nicht-lineare Beziehung zwischen D und τ vorliegt (Abb. 1 A/B).

Für plastische Systeme (Martin et al., 1964) existiert eine Fließgrenze τ_0. Bei Schubspannungen unterhalb dieser Grenze wird kein Schergefälle beobachtet (Abb. 1C).

Für eine Suspension heißt das, daß kein Sedimentieren auftritt, wenn der Gravitationseffekt, d. h. die auf das suspendierte Teilchen ausgeübte Schwerkraft kleiner ist als die Fließgrenze.

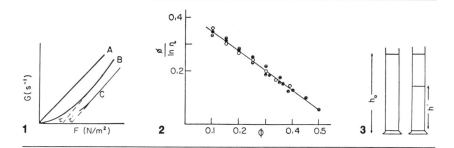

Abb. 1: Typen des Fließverhaltens. A: Newtonsches, B: Pseudo-plastisches und C: Plastisches Fließverhalten. Fließgrenzen (und Pseudofließgrenzen) sind mit τ gekennzeichnet

Abb. 2: Viskosität von Suspensionen als Funktion des Feststoffanteils (nach Lewis und Nielsen, 1968). Partikelgrößen: ○: 90–105 µm, ●: 45–60 µm, ◐: 30–40 µm, ◒: 5–10 µm

Abb. 3: Definition des Sedimentationsvolumens

2.2 Viskosität von Suspensionen

Die Viskosität einer Suspension ist eine Funktion des Feststoffanteils Φ (Abb. 2, Lewis u. Nielsen, 1968):

$$\Phi/\ln \eta = \alpha \cdot \Phi + \beta \qquad (3)$$

worin α und β Konstanten sind.

Es soll kurz erläutert werden, daß aus pharmazeutischer Sicht die vorteilhafteste Form einer Suspension eine sogenannte „geflockte" Suspension ist. Hierbei besteht die feste Phase aus in bestimmter Weise zusammengesetzten Aggregaten (Flocken) von Einzelpartikeln[*]. Solche Suspensionen zeigen in der Regel plastisches Fließverhalten. Füllt man sie in Standzylinder mit verschiedenen Durchmessern, so tritt kein Absinken der festen Phase auf, wenn der Zylinder-Durchmesser kleiner ist als ein bestimmter Wert d*, der Fließ-Durchmesser.

Dieser Fließ-Durchmesser ist gegeben durch den Ausdruck

$$d^* = 4\tau/(g(\Delta\varrho)\Phi) \qquad (4)$$

Das bedeutet, daß die Auswahl der Flasche das Auftreten und das Ausmaß der Sedimentation beeinflussen kann.

Bei einer sedimentierenden Suspension (Abb. 3) wird das Sedimentationsvolumen gewöhnlich als Verhältnis von Endhöhe h' (m) zu Ausgangshöhe h_0 (m) ausgedrückt.

---

[*] Siehe hierzu auch Beitrag Lagaly

Wie Abb. 4 zeigt (Ward u. Kammermeyer, 1940), gilt:

$$\ln \Phi = \alpha' + \beta' \cdot \ln(h'/h_0) \tag{5}$$

worin α' und β' Konstanten sind.

Die Schwierigkeit bei der Bestimmung von τ_0 liegt darin, daß das System bei der Aufnahme des Rheogramms gestört werden muß. Das kann die Absolutwerte von Schergefälle und Schubspannung beeinflussen. Man kann diese Schwierigkeit umgehen, indem man die Sedimentationsvolumina einer gegebenen Feststoff-Konzentration Φ' als Funktion des Standzylinder-Durchmessers d aufträgt.

Die folgende Beziehung wurde für Kaolin-Suspensionen aufgestellt (Carstensen u. Su, 1969):

$$\ln(h'/h_0) = -\alpha'' \cdot \ln d + \beta'' \tag{Gl. 6}$$

worin α'' und β'' Konstanten sind.

Beim Fließdurchmesser d^* ist $h' = h_0$, so daß die linke Seite der Gleichung 0 wird.

Nach Umformung ergibt sich:

$$d^* = \exp(\beta''/\alpha'') \tag{7}$$

Wenn nun Φ', $\Delta\varrho$ und g in Gleichung 4 eingesetzt werden, kann τ berechnet werden.

Es wird ausdrücklich darauf hingewiesen, daß das *ohne* Störung des Systems möglich ist.

Sedimentationskinetische Daten sind für geflockte Suspensionen wichtig. Die Werte werden erhalten, indem man die Sedimenthöhe h' im Vergleich zur Gesamthöhe H verfolgt. Aufgetragen gegen die Zeit ergibt sich eine Biexponentialfunktion (Abb. 5, Carstensen u. Su, 1970).

$$H - h' = A_1\exp(-k_1 t) + A_2\exp(-k_2 t) \tag{8}$$

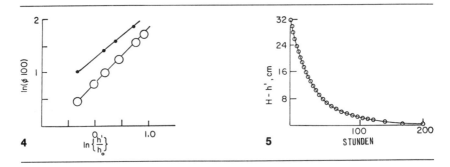

Abb. 4: Werte entsprechend Gleichung 5. Kleine Punkte: 40 µm SiO_2, große Kreise: $BaSO_4$-Partikeln von 18 µm (nach Ward und Kammermeyer, 1940)

Abb. 5: Sedimentation als Funktion der Zeit (nach Carstensen und Su, 1970)

Der erste Teil der Biexponentialfunktion bezieht sich auf die Wiederaufschüttelbarkeit der Suspension (um zur Zeit 0 homogen zu sein, muß die Suspension einer bestimmten Kraft unterworfen, d. h. geschüttelt werden).
Der zweite Teil bezieht sich auf die Kontraktion des Endsediments.

2.3 Flockung

Wenn sich zwei Teilchen einander nähern, ziehen sie sich mit einer potentiellen Energie ψ an. Der Abstand a aufgetragen gegen die potentielle Energie ergibt zwei Minima: ein erstes stark ausgeprägtes (primäres) Minimum a_1 und ein zweites flacheres (sekundäres) Minimum a_2 (siehe Abb. 7, Beitrag Lagaly).

Wenn der Abstand zweier Teilchen in einer Suspensionsrezeptur kleiner wird als a_1 (oder auch jenseits Punkt A, von wo aus sie ihren Abstand spontan auf a_1 reduzieren), benötigt man eine sehr große Energie, um sie wieder zu trennen. Diese Energie kann gewöhnlich durch Schütteln nicht aufgebracht werden. Die Folge ist das, was als Kuchenbildung („caking") oder Zementieren bekannt ist.

Daher ist eines der Ziele bei der Formulierung von Suspensionen, geflockte Suspensionen herzustellen.

Durch geeignete Formulierung können Flocken ausgebildet werden; diese Flokken bestehen aus einer Anzahl N von Teilchen, die im Mittel a_2 cm voneinander entfernt sind. Der Wert von a_2 kann grob durch das Sedimentationsvolumen (h' multipliziert mit Behälter-Querschnitt) geschätzt werden.

Ein typisches Beispiel:
Ein Volumen von 100 cm³ einer 10proz. (Gew./Vol.) Suspension kubischer Teilchen mit einer Größe von 100 μm (10^{-2} cm) und einer Dichte von 1,25 g/cm³ soll ein Sedimentationsvolumen von 50 cm³ zeigen.
Die Zahl der Teilchen wäre dann:

$$N = 10/(1{,}25 \cdot 10^{-6}) = 8 \cdot 10^6 \quad (9)$$

Wenn die Teilchen im Mittel a cm voneinander entfernt sind, gilt

$$8 \cdot 10^6 \cdot a^3 = 50 \quad (10)$$

oder

$$a \cong 2 \cdot 10^{-2} \text{ cm} = 200 \text{ μm}$$

Im allgemeinen werden Abstände von 50 bis 150 μm für das zweite Minimum angegeben (Matthews u. Rhodes, 1968).

2.4 Zeta-Potential

Eine andere Eigenschaft, die die Suspendierbarkeit beeinflußt, ist das Zeta-Potential (siehe Abb. 12, Beitrag Lagaly). Eine Suspension ist nach außen elektroneutral, obwohl man im Mikroskop (in der Regel) positiv geladene Feststoffpartikel in einer negativ geladenen Flüssigkeit beobachten kann. Das Zeta-Potential ist ein Maß für die Größe der Ladung (aber nicht identisch mit ihr). Es wird gemessen, indem man die Geschwindigkeit der Teilchen in einem elektrischen Feld verfolgt.

Auf Grund der Ladung stoßen sich die Teilchen grundsätzlich ab, wenn aber (und hierfür besteht eine begrenzte Wahrscheinlichkeit) die kinetische Energie eines bestimmten Partikel-Paares so beschaffen ist, daß die Teilchen sehr nahe zusammenkommen, dann können sie sich die elektrische Doppelschicht teilen und als *ein* Teilchen (nicht mehr zwei) auftreten. Das ist der Beginn der Kuchenbildung.

Dem Ladungseffekt kann man durch Zusatz von Gegen-Ionen (Al^{3+} oder $Citrat^{3-}$) entgegenwirken. Sie beeinflussen dann das Zeta-Potential und damit auch die Wiederaufschüttelbarkeit. Je höher die Ladung desto höher ist die Wirkung eines Ions auf die genannten Eigenschaften.

Die Korrelation zwischen Zeta-Potential und Wiederaufschüttelbarkeit wird in Abb. 6 gezeigt (Matthews u. Rhodes, 1968).

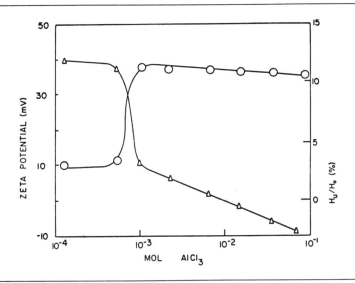

Abb. 6: Zeta-Potential und Sedimentation als Funktion der Elektrolytkonzentration. △: Zeta-Potential, ○: H_u/H_o (nach Matthews und Rhodes, 1968)

2.5 Schutzkolloide

Es besteht folglich immer ein Anziehungsvermögen zwischen den Teilchen.

Flockung, die man in der Regel durch Einstellen des Zeta-Potentials erreicht, ist eine leistungsfähige Methode, um die Anziehungskräfte zu reduzieren.

Die Verwendung von Schutzkolloiden (z. B. Carboxymethylzellulose) führt zu einer Umhüllung, einer Art „coating" der Teilchen. Das Wort „coating" hat eine sehr vielfältige Verwendung, daher die Anführungsstriche.

Die Methode besteht ganz einfach darin, daß man einen makromolekularen Bestandteil in Lösung zur äußeren Phase zusetzt. Ein Teil davon (bestimmt durch die Adsorptionsisotherme) wird an der Grenzfläche fest/flüssig adsorbiert und überzieht so die Partikel. Dadurch wird ein zu geringer Abstand zwischen zwei Teilchen vermieden. Die erhöhte Viskosität in Partikelnähe (und ebenso in der übrigen Flüssigkeit) verlangsamt außerdem das Absinken der Teilchen mit hoher kinetischer Energie, so daß die Maßnahme in zweifacher Hinsicht erfolgreich ist.

2.6 Suspendiermittel

Obwohl die eigentliche Herstellung von Suspensionen über den Rahmen dieser Ausführungen hinausgeht, sollen einige Erläuterungen gegeben werden.

Bei der Herstellung von Suspensionen gibt es einen Zeitpunkt, an dem das Feststoff-Pulver zu der oder zu einer Flüssigkeit hinzugefügt wird. Der Feststoff, der in der Flüssigkeit nur wenig löslich sein darf, und die Dispersionsflüssigkeit haben normalerweise entgegengesetzte Polaritäten. Im allgemeinen ist die kontinuierliche, äußere Phase wäßrig und der wasserunlösliche Feststoff hydrophob. Das ist in der Regel mit einem großen Kontaktwinkel, folglich geringen Benetzbarkeit verbunden. Um die Benetzbarkeit zu verbessern, gibt man oberflächenaktive Substanzen zu. Diese haben hydrophobe Schwanzgruppen (z. B. $-C_n \cdot H_{2n+1}$) und hydrophile Kopfgruppen (z. B. $-OH$, $-COOH$, $(C_2H_4O)_n$ oder Sulfonate). Die oberflächenaktiven Substanzen wirken darüberhinaus als (Re)suspendiermittel (Netzer); d. h. sie erniedrigen die zum Aufschütteln einer in Flaschen abgefüllten, gelagerten und sedimentierten Suspension erforderliche Energie.

Es sollte darauf hingewiesen werden, daß Aluminium-Ionen mit bestimmten Netzmitteln unlösliche Niederschläge ergeben (z. B. Aluminium-Sulfat-Kombinationen) (Matthews u. Rhodes, 1968, 1970; Ecanow u. a., 1966).

Wenn die oberflächenaktive Substanz *vor* dem Aluminiumsalz zugesetzt wird, tritt zwischen ihren Kopfgruppen über das Aluminium-Ion Brückenbildung auf. Daraus resultiert eine bestimmte Art Flockung auf chemischem Wege. Die umgekehrte Reihenfolge der Zugabe führt jedoch einfach zur Ausfällung des Netzmittels und ist daher ungeeignet.

2.7 Formulierungsfaktoren

Aus dem oben Angeführten ergibt sich, daß folgende Bestandteile und Kategorien von Bestandteilen für orale wäßrige Suspensionen verwendet werden:
1. der Feststoff (Wirkstoff)
2. Wasser als äußere Phase

3. Süßungsmittel, gewöhnlich Zucker, der auch als viskositätserhöhender Zusatz dient
4. viskositätserhöhende Zusätze (Zucker, makromolekulare Bestandteile, z. B. Gummiarten)
5. Schutzkolloide (makromolekulare Substanzen, z. B. Gummiarten, CMC)
6. Suspendiermittel (z. B. Polysorbate)
7. Substanzen zum Einstellen des Zeta-Potentials (Elektrolyte)
8. Zusätze, die das Verkrusten des Deckels verhindern (Glycerin, Sorbit)
9. Konservierungsmittel (z. B. Parabene), Puffer und Aroma
10. Farbstoffe

Hierzu noch ein paar ergänzende Bemerkungen:

Wenn Zucker verwendet wird, kann Kristallisation im Deckelgewinde dazu führen, daß der Deckel während der Lagerung verkrustet. Es kann schwierig, unter Umständen unmöglich werden, die Flasche zu öffnen. Ein geringer Prozentsatz Glycerin verzögert die Kristallisation und verhindert das Verkrusten.

Soweit es den Feststoff betrifft, ergeben Formulierungsversuche gewöhnlich Forderungen hinsichtlich der Teilchengröße. Für eine orale Suspension setzt das Feingefühl der Zunge eine obere Teilchengrößengrenze (sandige Beschaffenheit) von 40–80 µm. Für äußerlich zu verwendende Suspensionen fordert das Gefühl auf der Haut in ähnlicher Weise eine obere Teilchengrößengrenze (oberhalb derer fühlt man wiederum sandige Beschaffenheit).

Die Herstellung umfaßt einen Naßmahlschritt. Damit ist meist nicht die Verringerung der Teilchengröße sondern die Zerteilung von Klumpen beabsichtigt.

Daher muß der Feststoff vor dem Zusatz trocken auf die individuell erforderliche Teilchengröße gemahlen werden. Feststoffzusatz und Naßmahlung führen oft zu Lufteinschlüssen. Deshalb wird normalerweise ein abschließender Entlüftungsschritt vor den letzten Auffüllschritt geschaltet.

Die Hilfsstoffmengen, die man für orale Suspensionen verwendet, sind von verschiedenen Gesichtspunkten abhängig: Aroma- und Süßungsmittelmengen hängen vom Geschmack ab, Farbstoffmengen vom Aussehen, Konservierungsmittelmengen von der minimalen Hemmkonzentration des Konservierungsmittels in Lösung. Aufgrund der Adsorptionsisothermen muß ein Überschuß an Konservierungsmittel zugesetzt werden, um die Anteile, die auf der Feststoffoberfläche adsorbiert werden, zu kompensieren.

2.8 Stabilität von Suspensionen

Die Gründe, weshalb man bei einer Formulierung eine Suspension einer Lösung vorzieht, sind in der Regel folgende:

a) die Löslichkeit des Wirkstoffs ist in annehmbaren Kombinationen wäßriger Lösungsmittel zu gering, um die erforderliche Dosierung in Lösung zu bringen oder

b) der Geschmack einer Suspension ist besser als der einer Lösung
oder
c) die chemische Stabilität der Suspension ist besser als die der Lösung.

Die Tetracycline fallen unter die beiden letzten Kategorien b) und c), Sulfonamide und einige Benzodiazepine unter die erste a).

In einer Suspension ist die Wirkstoffkonzentration in der flüssigen äußeren Phase durch die Löslichkeit S (g/cm^3) bei Raumtemperatur gegeben.

Bei einer in festem Zustand stabilen Substanz muß man in Lösung mit einer Zersetzungsreaktion pseudo-erster Ordnung rechnen

$$dC/dt = -k_1 C \qquad (11)$$

wobei t die Zeit, C die Konzentration und k_1 die Reaktionskonstante pseudo-erster Ordnung darstellen.

Wenn die Lösung zu jeder Zeit als gesättigt angenommen wird, gilt

$$dC/dt = -k_1 \cdot S = k_0 , \qquad (12)$$

so daß die Zersetzung als Reaktion nullter Ordnung erscheint (Abb. 7):

$$M = M_0 - (V \cdot k_1 \cdot S) \cdot t \qquad (13)$$

V ist das Volumen der Dosis (z. B. 5 cm^3), M der Anfangsgehalt pro Dosis (z. B. 100 mg) und M die zur Zeit t noch vorhandene Menge. Da $V \cdot k_1 \cdot S$ unabhängig von M_0 ist, folgt daraus, daß eine Suspension um so stabiler (prozentual) ist je konzentrierter sie ist.

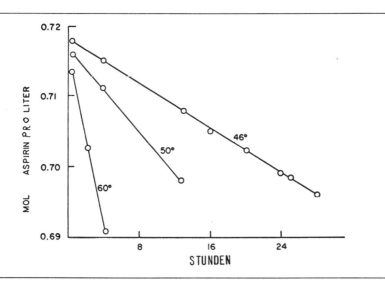

Abb. 7: Zersetzung einer Aspirin Suspension (nach Blaug und Wesolowski, 1959)

Wenn z. B. pro Jahr 5 mg auf 5 cm^3 verloren gehen, entspricht das im oben genannten Beispiel einem Verlust von 5% pro Jahr. Wäre die Anfangskonzentration 10 mg/cm^3 gewesen, so würde es einem Verlust von 50% entsprechen. Für die Abhängigkeit der Reaktionsgeschwindigkeitskonstanten von der Temperatur gilt:

$$\ln k_0 = \ln(k_1 \cdot S) = -(E + H)/R^{\cdot}(1/T) + Q \qquad (14)$$

Darin ist E die Aktivierungsenergie für die Hydrolyse in Lösung, H ist die Lösungswärme, R die allgemeine Gaskonstante und Q eine Konstante. Daraus resultiert in der Regel ein ziemlich steiles Arrhenius-Diagramm (Abb. 8).

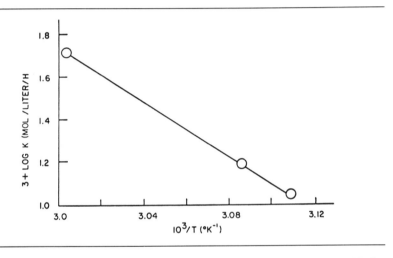

Abb. 8: Arrhenius-Diagramm der Werte aus Abb. 7 (nach Blaug und Wesolowski, 1959)

3. Emulsionen

Emulsionen sind Zwei-Phasen-Systeme mit zwei flüssigen Phasen. Eine Phase (die innere oder disperse Phase) liegt in Form von Tröpfchen (oder Kügelchen) vor, die andere (einhüllende oder kontinuierliche) wird als äußere Phase bezeichnet.

3.1 Energiezufuhr und Teilchengröße

Um Tröpfchen zu erzeugen, muß normalerweise homogenisiert werden. Im allgemeinen wird die Emulsion geschert, indem man sie durch eine enge Öffnung preßt. Der Anteil an neu geschaffener Oberfläche ΔA ist nach folgender Beziehung von der zugeführten Energie E abhängig (bei 100% Wirksamkeit):

$$E = \gamma \cdot \Delta A \quad (15)$$

Darin ist γ die Grenzflächenspannung.

Wenn die Ölphase die innere Phase ist, wird die Emulsion als Öl-in-Wasser-Emulsion (O/W) bezeichnet, im umgekehrten Falle als Wasser-in-Öl-Emulsion (W/O). Wenn bei einer O/W-Emulsion der Ölanteil (das Phasenverhältnis) Φ ist und wenn durch Homogenisieren N Kügelchen vom Durchmesser d erhalten werden, dann sind in einem cm^3 Emulsion Φ cm^3 Öl.

D. h.
$$N \cdot \pi \cdot d^3/6 = \Phi \quad (16)$$

Daraus folgt
$$\Delta A = N \cdot \pi \cdot d^2 = \Phi \cdot 6/d \quad (17)$$

und daraus folgt
$$E = 6 \cdot \Phi \cdot \gamma/d \quad (18)$$

Das heißt, je kleiner d ist, desto größer muß E sein.

Das bedeutet, daß zur Herstellung einer Emulsion gegebener Teilchengröße ein bestimmter Energiebetrag erforderlich ist. Gleichung 18 basiert auf 100% Wirksamkeit, was natürlich nicht erreicht wird. Aber qualitativ zeigt sie die allgemeinen Beziehungen zwischen Homogenisator, Homogenisierzeit und Qualität der Emulsion.

Eine einmal hergestellte Emulsion ist nicht stabil, sondern hat im allgemeinen das Bestreben, sich wieder in zwei Phasen mit minimaler Grenzfläche zu trennen. (Es gibt aber Sonderfälle, z. B. Mikroemulsionen, die thermodynamisch stabil sind.)

3.2 Emulgatoren

Zur Stabilisierung von Emulsionen werden oberflächenaktive Substanzen verwendet. Die folgenden Erläuterungen beziehen sich auf O/W-Emulsionen; die Ergebnisse sind jedoch allgemeingültig und lassen sich (umgekehrt) ebensogut auch auf W/O-Emulsionen anwenden.

Der hydrophobe Schwanz „löst" sich in dem Öltröpfchen, der hydrophile Kopf ragt in die wäßrige kontinuierliche Phase. Damit ist der Tropfen stabilisiert, sofern genügend Emulgator zur Verfügung steht, um die Oberfläche aller Öltropfen zu bedecken. Diese Emulgatormenge sollte man berechnen.

Wenn man das Beispiel aus Abschnitt 3.1 nimmt, ist die Oberfläche durch Gleichung 17 gegeben.

Ist die Querschnittsfläche eines Emulgatormoleküls δ, dann sind

$$n = (\Phi \cdot 6/d)/\delta \text{ Moleküle} = m = (\Phi \cdot 6)/(d \cdot \delta \cdot 6 \cdot 10^{23}) \text{ Mole} \quad (19)$$

oberflächenaktive Substanzen pro cm^3 Emulsion notwendig, um die Oberfläche der Tröpfchen zu bedecken.

In Wirklichkeit wird mehr benötigt, weil zwischen oberflächenaktiver Substanz in der Lösung (und in Mizellen) einerseits und in der Öl/Wasser-Grenzfläche andererseits ein Gleichgewicht besteht.

Gleichung 19 gibt demnach eine Mindestforderung an.

Angenommen, es soll eine 50proz. O/W-Emulsion mit einem Tröpfchendurchmesser von 10 µm hergestellt und ein Emulgator mit einem Molekulargewicht von 400 und einem Molekularquerschnitt von 30 Å^2 verwendet werden.

Dann benötigt man

$$m = (0{,}5 \cdot 6)/\{(10 \cdot 10^{-4}) \cdot (30 \cdot 10^{-16})(6 \cdot 10^{23})\}$$
$$= 0{,}0016 \text{ Millimol} = 0{,}64 \text{ mg/cm}^3 \qquad (20)$$

Emulgatoren, um die Oberfläche der Tröpfchen zu bedecken. Im allgemeinen werden 1–5% mehr genommen als Ausgleich für die Gleichgewichtsmengen in Lösung.

Außerdem verwendet man gewöhnlich 2 Typen von oberflächenaktiven Substanzen, einen hydrophileren und einen hydrophoberen, um eine „dichte Packkung" von Emulgatormolekülen in der Grenzfläche zu erhalten.

Das führt zur Frage nach der Emulgatorauswahl.

3.3 HLB-System

Um zu unterscheiden, welcher Typ von Emulgator (Emulgatoren-Paar) verwendet werden soll, benutzt man das sogenannte HLB-System. Polysorbate werden als Beispiel herangezogen (weil das HLB-System an Polysorbaten entwickelt worden ist; siehe Beitrag Lagaly 8.3).

Man wählt z. B. Emulgatorpaare mit, sagen wir, 10 verschiedenen HLB-Werten aus. Ein HLB-Wert von 10 kann z. B. durch 55 Teile Tween 20 und 45 Teile Span 85 erhalten werden.

Wie in Abb. 9 angezeigt, bereitet man nun z. B. 10 Reagenzgläser mit gleichen Mengen von Emulgatorpaaren bei HLB-Werten von 4, 5, 6, 7, 8, 9, 10, 11, 12 und 13 vor.

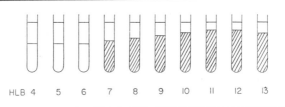

Abb. 9: Beispiel einer einfachen aber effizienten Methode zur Bestimmung des erforderlichen HLB-Werts. Bei HLB 4, 5 und 6 ist völlige Trennung eingetreten. Bei HLB 7 und darüber gibt es emulgierte Zonen, die bei HLB 11 und 12 maximal sind

Es ist wichtig, daß immer dieselben zwei Emulgatoren in unterschiedlichen Verhältnissen verwendet werden, um die 10 Paare herzustellen. Der Einfachheit halber nehmen wir an, daß die fragliche Emulsion aus 50% Mineralöl in Wasser besteht.

Man fügt nun gleiche Teile von Mineralöl und Wasser zu jeder Probe, schüttelt und läßt, sagen wir, eine halbe Stunde absetzen.

Nehmen wir an, daß die beiden Röhrchen mit den HLB-Werten 11 und 12 die geringste Phasentrennung aufweisen. Das heißt, daß der erforderliche HLB-Wert für dieses System 11 bis 12 beträgt. Weitere Untersuchungen (Optimierung des verwendeten Emulgators, z. B. ob Tween 65 besser ist als Tween 80 usw., und des prozentualen Anteils an Emulgatorzusatz) beschränken sich dann auf diesen HLB-Wert.

Es gibt Tabellen, die für verschiedene Bestandteile von Emulsionen die erforderlichen HLB-Werte angeben. Falls eine solche Information im Einzelfall zur Verfügung steht, kann man den optimalen HLB-Wert ausrechnen.

Wenn z. B. die Ölphase zu 60% aus Bienenwachs und zu 40% aus Carnaubawachs besteht, sind die entsprechenden HLB-Werte 9 bzw. 12. Für das Gemisch gilt:
$$0{,}6 \cdot 9 + 0{,}4 \cdot 12 = 10{,}2$$

Der gesuchte HLB-Wert ist 10,2.

Die Korrelation zwischen HLB-Wert und anderen physikalischen Eigenschaften, z. B. der Dielektrizitätskonstanten, ist in vielen Arbeiten untersucht worden (Gorman u. Hall, 1963; Mouazen, 1978). Gorman und Hall haben eine lineare Beziehung gefunden.

$$\text{HLB} = q \log E + q' \tag{21}$$

Darin ist E die Dielektrizitätskonstante; q und q' sind Konstanten. Diese Beziehung ist allenfalls von akademischem Interesse, weil es einfacher ist, den HLB-Wert zu bestimmen als die Dielektrizitätskonstante.

Die Arbeiten haben jedoch insofern grundlegende Bedeutung, als sie zeigen, welche wesentliche Rolle die Ladungsverteilung in den Grenzflächenschichten von Emulsionen spielt.

3.4 Phasen-Gleichgewichte

Eine normale Emulsion ist demnach ein ternäres System, das aus Öl, Wasser und Emulgator besteht. (Wir wollen hier das Emulgator-Paar, für das wir uns entschieden haben, als *eine* Komponente, den Emulgator, betrachten.)

Die Werte für Phasengleichgewichte werden in der Regel in Dreiecks-Diagrammen dargestellt (Abb. 10).

Solch ein Diagramm hat die Eigenschaft, daß jeder beliebige Punkt in seinem Innern eine einzige bestimmte ternäre Mischung darstellt. Zum Beispiel besteht die Mischung im Punkt A in Abb. 10 A aus c% Wasser, b% Emulgator und a%

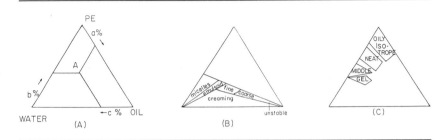

Abb. 10: Phasendiagramme für Mischungen von Mineralöl, Emulgator (PE) und Wasser (nach Lachampt und Vila, 1966)

Mineralöl. Abbildung 10 B zeigt die typischen Möglichkeiten, die für Emulsionen von Interesse sind: aufrahmende Emulsionen, instabile Emulsionen, Emulsoide und mizellare Lösungen.

Wenn der Wasseranteil hoch und der Ölanteil niedrig sind und wenn der Emulgatoranteil oberhalb der kritischen Mizellkonzentration liegt, wird das Öl in den Mizellen solubilisiert. Man erhält eher eine mizellare Lösung als eine Emulsion. Abbildung 10 C zeigt die restlichen Flächen im Dreiecks-Diagramm, die jedoch für die hier zur Diskussion stehenden Emulsionen nicht von Bedeutung sind.

3.5 Physikalische Stabilität von Emulsionen

Wie bereits erwähnt, haben die Tröpfchen ein potentielles Bestreben zusammenzufließen, was u. U. zur Phasentrennung führen kann.

Gut formulierte Emulsionen trennen sich nicht (rahmen nicht auf), solange sie richtig gelagert werden (nicht übermäßig heiß oder kalt).

Die physikalische Stabilität einer Emulsion wird gewöhnlich durch drei Methoden gemessen:

a) mikroskopische Teilchengrößenbestimmung
b) Viskositätsmessung und
c) Penetrometermessung (für halbfeste Emulsionen)

Bei flüssigen Emulsionen (Lotionen) kann die Viskosität mit einem Kapillar- oder Kugelfallviskosimeter bestimmt werden.

Bei halbfesten Emulsionen (Cremes) wird normalerweise ein Becher-Spindel-Rotationsviskosimeter (z. B. Brookfield) verwendet. Da die Spindel bei diesem Gerät einen Gang in die halbfeste Masse schneidet, muß sie sich beim Drehen abwärts bewegen. Das erreicht man mit einem sogenannten Helipath-Stand. Penetrometermessungen ergeben eine Art Fließgrenze (siehe hierzu auch Beitrag Davis).

Aufrahmen ist meist die Folge von

- ungeeignetem HLB-Wert,
- zu geringer Viskosität der äußeren Phase,
- mikrobieller Kontamination,
- ungeeigneter Entlüftung des Produkts (z. B. Anwesenheit von Luft)
- chemischer Zersetzung von wichtigen Bestandteilen (z. B. der Emulgatoren oder der Öle).

Ungeeignete Entlüftung ist ein Problem sowohl in der Entwicklung wie auch in der Produktion. Im Produktionsmaßstab können sogenannte „Versators"*⁾ verwendet werden. In jedem Fall sollte die Dichte der Creme oder Emulsion bestimmt werden, denn sie ist ein guter Indikator für eingeschlossene Luft.

Für eine Creme ist die einfachste Methode der Dichtebestimmung der Dichtevergleich:
Man stellt wäßrige Lösungen mit Dichten zwischen 0,8 und 1,0 (durch unterschiedliche Anteile Isopropanol) her und beobachtet, bei welcher Dichte ein Tropfen der Creme abzusinken beginnt.

3.6 Phasenumkehr

Bei Phasenverhältnissen von 0,5 bis 0,6 stellt sich die Frage, welcher Emulsionstyp entsteht: O/W oder W/O?
Wenn man den Ablauf

$$\text{Tröpfchen} \xrightarrow{k} \text{Koaleszenz}$$

betrachtet, ergibt sich folgendes:
wenn die Koaleszenzgeschwindigkeit beim Öl

$$\partial D_o/\partial t = k_o \Phi$$

kleiner als die Koaleszenzgeschwindigkeit beim Wasser

$$\partial D_w/\partial t = k_w(1 - \Phi)$$

ist, dann sind die Öltröpfchen stabiler als die Wassertröpfchen, d. h. die O/W-Emulsion ist stabiler als die W/O-Emulsion.

Wenn man ganz korrekt sein wollte, müßte man die Zufuhr mechanischer Energie berücksichtigen, da bei einer vorherrschend hohen Herstellungstemperatur keiner der beiden Emulsionstypen wirklich stabil ist, sondern nur einer relativ stabiler als der andere. Da k_o und k_w temperaturabhängig sind, kann es eine Temperatur geben, oberhalb derer W/O stabiler und unterhalb derer O/W stabiler ist. Diese bezeichnet man als Phasenumkehrtemperatur.

---
*⁾ Gerät zum Entlüften von Emulsionen mittels modifiziertem Zentrifugenprinzips

Wenn eine Emulsion mit Phasenumkehrtemperatur während der Herstellung diese Phasenumkehr erfährt, kann das als Vorteil ausgenutzt werden, denn die Phasenumkehr erzeugt eine Emulsion mit äußerst feiner Tröpfenverteilung.

3.7 Emulsionsbestandteile

Die wesentlichen Bestandteile eines Emulsionssystems sind also
1. Wirkstoff
2. Wasser
3. Öle
4. Emulgatorpaare
5. Konservierungsmittel
6. Viskositätserhöhende Zusätze
7. Puffer, Aroma- und Duftstoffe, Farbstoffe und Antioxidantien

In Bezug auf Konservierungsmittel sollen ein paar Erläuterungen gegeben werden. Normalerweise sind Konservierungsmittel in Ölen besser löslich als in Wasser (z. B. p-Hydroxybenzoesäureester). Wenn die minimale Hemmkonzentration des Konservierungsmittels in Wasser C_w, die Löslichkeit des Konservierungsmittels in Wasser S_w und in Öl S_o sind, dann muß, um eine Konzentration C_w in der Wasserphase zu erreichen, notwendigerweise die Konzentration in der Ölphase C_o sein.

C_o ist gegeben durch
$$C_o = S_o C_w / S_w \qquad (25)$$

Die Gesamtmenge an Konservierungsmittel, die pro cm³ Emulsion erforderlich ist, beträgt also
$$\{\Phi S_o \cdot C_w/S_w + (1 - \Phi)C_w\} \qquad (26)$$

Wenn z. B. die Ölphase 60% beträgt, die Löslichkeiten des Konservierungsmittels in Öl bei 10 mg/cm³ und in Wasser bei 2 mg/cm³ liegen und wenn die minimale Hemmkonzentration in der Wasserphase 1 mg/cm³ beträgt, dann muß pro cm³ Emulsion eine Gesamtmenge an Konservierungsmittel von

$$(0,6 \cdot 10 \cdot 1/2) + (0,4 \cdot 0,1) = 3 + 0,04 = 3,04 \text{ mg/cm}^3$$

eingesetzt werden.

Bei der Herstellung dieses Produkts sollten 3 mg Konservierungsmittel pro 0,6 cm³ der Ölphase und 0,04 mg Konservierungsmittel pro 0,4 cm³ der Wasserphase zugesetzt werden.

Die vorangegangenen Berechnungen setzen voraus, daß das Konservierungsmittel in der wäßrigen Phase ungebunden vorliegt. Wenn Mizellen vorhanden sind, wird ein Teil inaktiviert, da es innerhalb der Mizellen in Lösung ist. Wenn die kritische Mizellkonzentration c' ist, die Gesamtoberfläche (s. Abschnitt 3.2) mit q und die Gesamt-Emulgatorkonzentration mit c bezeichnet werden, dann liegen $(c - c' - q)$ mg oberflächenaktive Substanz pro cm³ in Form von Mizellen vor.

Ist die Löslichkeit des Konservierungsmittels in der Mizelle s_m so müssen zusätzlich

$$s_m(c - c' - q) \text{ mg}$$

Konservierungsmittel pro cm³ zugefügt werden.

Danksagung

Die Autoren danken Frau Dr. Hannelore Schmidt, Marburg, für die Anfertigung der deutschen Übersetzung.

Literatur

ATLAS HLB System (1963). LD-91-R1-2M-1-69, 4. Auflage, Atlas Chemical Industries, ICI, Wilmington, Delaware.
S. M. Blaug und J. W. Wesolowski, J. Amer. Pharm. Assoc., Sci. Ed. 48, 691 (1959).
J. T. Carstensen und K. S. E. Su, J. Pharm. Sci. 59, 666 u. 671 (1970).
J. T. Carstensen und K. S. E. Su, J. Pharm. Sci. 60, 733 (1971).
B. Ecanow, R. Grundman und R. Wilson, Amer. J. Hosp. Pharm. 23, 404 (1966).
W. G. Gorman und G. D. Hall, J. Pharm. Sci. 52, 442 (1963).
W. C. Griffin, J. Soc. Cosmetic Chem. 1, 311 (1949).
F. Lachampt und R. M. Vila, Amer. Perfumer Cosmetics, 82 (Jan), 29 (1967).
T. Lewis und L. Nielsen, Trans. Soc. Rheol. 12, 421 (1968).
A. N. Martin, G. S. Banker und A. H. C. Chun, in Advances of Pharmaceutical Sciences, Ed. H. S. Bean et al., Acad. Press, London, 1964, Kapitel 1.
B. A. Matthews und C. T. Rhodes, J. Pharm. Sci. 57, 569 (1968).
B. A. Matthews und C. T. Rhodes, J. Pharm. Sci. 59, 1360 (1970).
F. Mouazen (1978), Dissertation, Faculté de Pharmacie, Université de Paris-Sud, Chatenay-Malabry, 92290 France.
H. Ward und K. Kammermeyer, Ind. Eng. Chem. 32, 622 (1940).

Disperse Systeme wie Suspensionen und Emulsionen entstehen aus zwei nicht miteinander mischbaren Phasen, und zwar unter Energiezufuhr, wobei eine Phase, die sog. innere, durch Oberflächenvergrößerung in der äußeren Phase dispergiert wird. Diese heterogenen Systeme sind energetisch als metastabil zu bezeichnen und würden ohne Stabilisierungsmaßnahmen schnell wieder in die Ausgangskomponenten zerfallen. Das Referat befaßt sich mit den Fragen der Stabilisierung solcher heterogenen Systeme. Mit Hilfe verschiedener Theorien ist es heute möglich, die Probleme bei der Herstellung von Suspensionen und Emulsionen auf physikalisch-chemischem Wege wissenschaftlich anzugehen und so das früher weitgehend empirisch erworbene Know-how zu untermauern.

II. Energetische Wechselwirkungen in Dispersionen und Emulsionen

Von Gerhard Lagaly, Kiel

1. Einführung

Bei einer kolloidalen Verteilung sind flüssige oder feste Stoffe (dispergierte Phase) in gasförmigen, flüssigen oder festen Phasen (Dispersionsmittel, kontinuierliche oder kohärente Phase) so aufgeteilt, daß ihre Eigenschaften im wesentlichen durch die hohe spezifische Grenzfläche bestimmt werden. Die dispergierte Phase muß nicht in Form diskreter Teilchen (nadelförmig, plättchenförmig, kugelförmig, Durchmesser 10^{-7} bis 10^{-4} cm) vorliegen, sondern kann auch zu dünnen Filmen ausgezogen sein (mono- und bimolekulare Filme, schwarze Filme, flüssigkristalline Strukturen, Schäume). Eine Übersicht über die verschiedenen kolloidalen Verteilungszustände gibt Tab. 1. Besonders aktuell sind Verteilungen in flüssig-kristallinen Phasen (Liposome, Mikroemulsionen, Cremes).

In der Aufstellung mag der Begriff „Gel" vermißt werden. In der Literatur wird er für verschiedene Strukturen und häufig unkritisch verwendet. Er bezieht sich weniger auf eine bestimmte Verteilungsart, sondern mehr auf einen besonderen Zustand, eben den „gel-artigen". Ob ein Gel vorliegt oder nicht, hängt stark vom Flüssigkeitsgehalt ab. Es gibt Gele mit sehr hohem Wasser- oder Flüssigkeitsgehalt und Gele mit recht geringen Gehalten an flüssiger Phase. Seifen und Phos-

Tab. 1: Kolloidale Verteilungen

Dispergierte Phase	Kontinuierliche Phase (Dispersionsmittel)	Bezeichnung
Gasförmig	gasförmig	–
Flüssig		Aerosole, Nebel
Fest		Rauch, Aerosole
Gasförmig	flüssig	Schäume
Flüssig		Emulsionen
Fest		Dispersionen, Sole (Suspensionen)
Gasförmig	fest	feste Schäume
Flüssig		feste Schäume
Fest		feste Sole
Flüssig	flüssig-kristallin	Liposome
		Mikroemulsionen
		Cremes, Koazervate
Fest		Koazervate

pholipide bilden in Wasser „Gelphasen", die sich bei Temperaturerhöhung oder Änderung im Wassergehalt in flüssig-kristalline Phasen umwandeln. In den „Gelphasen" ist die Ordnung höher und die Beweglichkeit der Moleküle geringer als im flüssig-kristallinen Zustand (vgl. (1)).

Die kolloidale Aufteilung erfordert besondere Stabilisierungsmechanismen (Abb. 1). In Abwesenheit organischer Makromoleküle sind elektrostatische Abstoßungskräfte für die Stabilisierung ausschlaggebend. Die Oberfläche der Teilchen in stabilen Dispersionen (Sole) und der Tröpfchen in Emulsionen tragen Ladungen, die durch Gegenionen kompensiert werden. Diese umgeben die Teilchen oder Tröpfchen als „diffuse Ionenschicht". Zwischen den diffusen Schichten verhindert die elektrostatische Abstoßung die Aggregation der Teilchen und Tröpfchen. Die Ausdehnung der diffusen Gegenionenschichten wird allerdings empfindlich durch Salze beeinflußt. Mit steigender Salzkonzentration werden die Ionenschichten komprimiert und die Teilchen (Tröpfchen) können sich auf so kurze Abstände nähern, daß die elektrostatische Abstoßung durch die van-der-Waals-Anziehung überwunden wird. Die Teilchen aggregieren und fallen aus (Koagulation). Die notwendige Salzkonzentration wird als kritische Koagulationskonzentration c_K bezeichnet.

Die Stabilität kann auch dadurch verändert werden, daß die Oberflächenladungsdichte erhöht, verringert oder vollständig vernichtet wird.

Die energetischen Grundlagen der Koagulation durch Salze (DLVO-Theorie = Derjaguin, Landau, Verwey, Overbeek-Theorie; 2, 3, 4) sollen zunächst am idealen System einer Dispersion kugelförmiger und plättchenförmiger Teilchen erläutert werden. Anschließend werden die Möglichkeiten zur Veränderung der wirk-

34   II. Energetische Wechselwirkungen in Dispersionen und Emulsionen

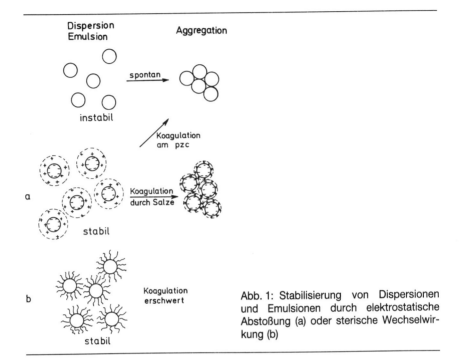

Abb. 1: Stabilisierung von Dispersionen und Emulsionen durch elektrostatische Abstoßung (a) oder sterische Wechselwirkung (b)

samen Oberflächenladung (potentialbestimmende Ionen, „point of zero charge", Sternpotential) behandelt.

Dispersionen und Emulsionen können auch durch ganz andersartige Mechanismen stabilisiert werden, nämlich durch Ausbildung stabilisierender Hüllen aus Makromolekülen (sterische Stabilisierung Abb. 1 und 15c, d). Derartige Systeme sind häufig schwer zu koagulieren oder zu flocken. Emulsionen werden besonders oft durch Makromoleküle stabilisiert.

2. Die DLVO-Theorie für ein ideales System kugelförmiger Teilchen

2.1 Die diffuse Ionenschicht

Ein Gegenion, hier im Beispiel ein Kation der Wertigkeit v, das sich in einer Entfernung x von der Teilchenoberfläche befindet (Abb. 2) hat eine elektrostatische Energie $ve_0\psi$. Die Größe ψ (meist in mV angegeben) ist das Potential an der Stelle x, e_0 die Elementarladung ($1{,}6 \times 10^{-19}$ C = $4{,}8 \times 10^{-10}$ esu). Man möge sich vorstellen, daß das Gegenion aus unendlicher Entfernung an die Stelle x gebracht

2. Die DLVO-Theorie für ein ideales System kugelförmiger Teilchen 35

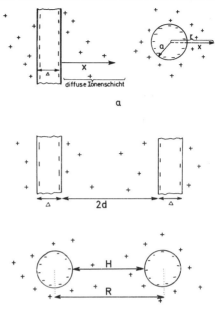

Abb. 2: Diffuse Ionenschichten um isolierte Plättchen oder Partikel (a) und zwischen zwei Teilchen (b)

wird. Die gewonnene elektrische Arbeit ist $ve_0\psi$. Wird das Gegenion bis an die Teilchenoberfläche gebracht, ist sie $ve_0\psi_0$; ψ_0 ist das Potential unmittelbar an der Teilchenoberfläche (Oberflächenpotential). Sehr weit weg von der Teilchenoberfläche ($x = \infty$) ist $\psi = 0$. Das Potential nimmt daher von ψ_0 an der Teilchenoberfläche bei $x = 0$ stetig auf $\psi = 0$ für $x = \infty$ ab (Abb. 3a und 3b).

Der elektrischen Kraft auf ein Ion an der Stelle x wirkt die thermische Bewegung des Ions entgegen, die es von der Stelle x „abtreibt". Im thermischen Gleichgewicht wird die Verteilung der Ionen daher durch den Boltzmann-Faktor bestimmt, der das Verhältnis der elektrostatischen Energie $ve_0\psi$ zur thermischen Energie kT eines Ions angibt. Die Wahrscheinlichkeit, ein Gegenion an der Stelle x zu finden, ist daher

$$n^+/n = \exp(-ve_0\psi/kT) = \exp(-y)^{*)}. \qquad (1)$$

Die Konzentration der Gegenionen in unendlicher Entfernung ist n (sog. „bulk concentration"). Bei einer negativ geladenen Oberfläche ist $\psi < 0$, damit $n^+/n > 1$, d.h. mit abnehmendem x nimmt die Konzentration der Gegenionen zu (Abb. 4a und 4b).

---

*) $y = ve_0\psi/kT$. Für $\psi = 25,7$ mV ist $y = 1$ (25 °C, $v = 1$, kT = 0,4117 × 10^{-13} erg = 0,4117 × 10^{-20} J)

Für die Co-Ionen, d. h. die Ionen mit gleicher Ladung wie die Grenzfläche, gilt entsprechend

$$n^-/n = \exp(+ve_0\psi/kT) = \exp(y) \quad (2)$$

Ihre Konzentration nimmt zur Grenzfläche hin ab (Abb. 4a, b).

2.2 Potentialverlauf

Um den Konzentrationsverlauf der Gegenionen und Co-Ionen in der diffusen Schicht zu berechnen, muß ψ als Funktion von x bestimmt werden. Für kugelförmige Teilchen (Radius a, Abb. 2) erhält man die Näherungsbeziehung

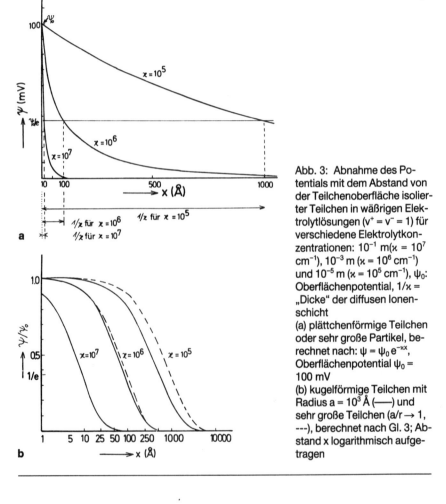

Abb. 3: Abnahme des Potentials mit dem Abstand von der Teilchenoberfläche isolierter Teilchen in wäßrigen Elektrolytlösungen ($v^+ = v^- = 1$) für verschiedene Elektrolytkonzentrationen: 10^{-1} m ($\varkappa = 10^7$ cm^{-1}), 10^{-3} m ($\varkappa = 10^6$ cm^{-1}) und 10^{-5} m ($\varkappa = 10^5$ cm^{-1}), ψ_0: Oberflächenpotential, $1/\varkappa$ = „Dicke" der diffusen Ionenschicht
(a) plättchenförmige Teilchen oder sehr große Partikel, berechnet nach: $\psi = \psi_0 e^{-\varkappa x}$, Oberflächenpotential $\psi_0 = 100$ mV
(b) kugelförmige Teilchen mit Radius a = 10^3 Å (———) und sehr große Teilchen (a/r → 1, - - -), berechnet nach Gl. 3; Abstand x logarithmisch aufgetragen

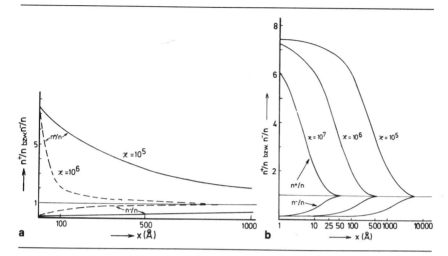

Abb. 4: Anreicherung von Gegenionen (n⁺/n) und Verarmung an Co-Ionen (n⁻/n) im Bereich einer negativ geladenen Oberfläche in wäßrigen Elektrolytlösungen (v⁺ = v⁻ = 1) für Elektrolytkonzentrationen wie in Abb. 3
(a) plättchenförmige Teilchen oder große Partikel für z = 2 (51,4 mV)
(b) wie (a), x jedoch logarithmisch aufgetragen

$$\psi/\psi_0 = \frac{a}{r} \exp(-\varkappa x) = \frac{a}{a+x} \exp(-\varkappa x) \quad (3)$$

Die reziproke Debye-Hückel-Länge $\varkappa$ ist definiert durch:

$$\varkappa^2 = \frac{4\pi e_0^2 \Sigma v_i^2 n_i}{\varepsilon k T} \quad (4)$$

Das Summenzeichen zeigt an, daß der Potentialverlauf nicht nur durch die bulk-Konzentration der Gegenionen, sondern durch die Konzentrationen *aller* anwesenden Ionen bestimmt wird.

Die Konzentrationen n_i werden angegeben in Zahl der Ionen i pro ml:

$$n_i = N_A \cdot c_i/1000 \quad (5)$$

$N_A = 6{,}023 \times 10^{23}$ (Avogadrozahl), c_i: Konzentration des Ions i in Mol/l. Sind nur 1-1 oder 2-2-Salze anwesend (v⁺ = v⁻ = v, z. B. NaCl, KNO₃ bzw. MgSO₄), so ist

$$\varkappa^2 = \frac{4\pi e_0^2}{\varepsilon k T} \cdot \frac{N_A}{1000} \cdot 2v^2 c = \frac{8\pi e_0^2 v^2 c}{\varepsilon k T} \cdot \frac{N_A}{1000} \quad (6)$$

In Tab. 2 ist $\varkappa$ für einige Konzentrationen c angegeben.

Die Abnahme des Potentials ist in Abb. 3a und 3b dargestellt. Der Potentialverlauf hängt von der Teilchengröße ab. Für große Partikel (a $\geq 10^4$ Å) und nicht zu ausgedehnten diffusen Ionenschichten (etwa c > 10^{-4} mol/l) wird das Potential

Tab. 2: Reziproke Debye-Hückel-Länge $\varkappa$ für wäßrige Elektrolytlösungen ($v^+ = v^- = v$, $v = 1$) bei 25 °C. $\varkappa = 32{,}86 \cdot 10^6 \cdot v \cdot \sqrt{c}$

Konzentration c (mol/l)	$\varkappa$ (cm^{-1})	$1/\varkappa$ (Å)
10^{-5}	$1{,}04 \times 10^5$	962
10^{-4}	$3{,}29 \times 10^5$	304
10^{-3}	$1{,}04 \times 10^6$	96
10^{-2}	$3{,}29 \times 10^6$	30
0,1	$1{,}04 \times 10^7$	10
0,2	$1{,}47 \times 10^7$	6,8
0,3	$1{,}80 \times 10^7$	5,6
0,4	$2{,}08 \times 10^7$	4,8
0,5	$2{,}32 \times 10^7$	4,3
0,6	$2{,}55 \times 10^7$	3,9
0,7	$2{,}75 \times 10^7$	3,6
0,8	$2{,}94 \times 10^7$	3,4
0,9	$3{,}12 \times 10^7$	3,2
1,0	$3{,}29 \times 10^7$	3,0
10	$1{,}04 \times 10^8$	1,0

wegen $a/r = a/a + x \to 1$ unabhängig von dem Teilchenradius. An der Stelle $x = 1/\varkappa$ ist dann $\psi/\psi_0 = 1/e = 0{,}37$. Die Größe $x = 1/\varkappa$ wird als „Dicke" der diffusen Ionenschicht bezeichnet.

2.3 „Kompression" der diffusen Ionenschicht

Mit Hilfe von $\psi = f(x)$ läßt sich die Anreicherung der Gegenionen (Konzentration n^+) in der Nähe der Grenzfläche und das Verdrängen der Co-Ionen (Konzentration n^-) nach Gl. (1) und (2) ausrechnen. Mit zunehmender Elektrolytkonzentration wird die diffuse Ionenschicht an die Grenzfläche herangedrückt, „komprimiert": die Anreicherung an Gegenionen n^+ bzw. das Verdrängen der Co-Ionen n^- gegenüber der Lösung ($n^+/n = n^-/n = 1$) setzt bei kleineren Abständen ein (Abb. 4).

Auch eine höhere Wertigkeit verringert die Ausdehnung der diffusen Ionenschicht. Da $\varkappa$ für symmetrische Salze proportional zu v ist (Gl. 6), wird die Dicke $1/\varkappa$ der diffusen Schicht auf die Hälfte bzw. ein Drittel reduziert, wenn $v^+ = v^- = 2$ bzw. 3 ist. (Wird das 1/1-Salz durch ein 2/1-Salz ersetzt, ist $\Sigma v^2 c = 2^2 c + 1^2 \cdot 2c = 6c$, d. h. $\varkappa$ nimmt um $\sqrt{6c}/\sqrt{2c} = \sqrt{3}$ zu; die Dicke der diffusen Schicht reduziert sich um den Faktor $1/\sqrt{3} = 0{,}58$.)

2.4 Elektrostatische Abstoßung

Bisher wurden isolierte kugelförmige Teilchen betrachtet. Die Teilchen waren im Gedankenexperiment so weit voneinander entfernt, daß keine Wechselwirkung zwischen ihnen auftrat. Diese Bedingung wird jetzt aufgegeben. Die Teilchen werden sich so weit nähern, wie es die elektrostatische Abstoßung zwischen den gleichartig geladenen Doppelschichten zuläßt.

Die elektrostatische Abstoßung zwischen den diffusen Ionenschichten zweier kugelförmiger Teilchen (Radius a) im Abstand H (Abb. 2) wird meistens durch die Näherungsbeziehung berechnet (ε = 78,54; 25 °C):

$$V_R = \frac{a}{v^2} \cdot \frac{\varepsilon}{2} \cdot \frac{16 k^2 T^2}{e_0^2} \gamma^2 e^{-\varkappa H} \qquad (7)$$

$$V_R = \frac{a}{v^2} \cdot 4{,}62 \cdot 10^{-6} \gamma^2 e^{-\varkappa H} \quad [\text{erg/Teilchen}]$$

Darin ist $\gamma = (e^{z/2} - 1)/(e^{z/2} + 1)$ mit $z = ve_0\psi_0/kT$. (Wiederum ist $z = 1$ für $\psi_0 = 25{,}7$ mV und $v = 1$.) Da mit steigendem Oberflächenpotential γ gegen 1 geht, ist die elektrostatische Abstoßung V_R bei hohem Oberflächenpotential ($z \geqslant 6$) von dieser weitgehend unabhängig. Bei kleinen Oberflächenpotentialen, wie sie im allgemeinen bei Latices vorliegen, nimmt V_R mit dem Oberflächenpotential zu.

Beispiele für die elektrostatische Abstoßung für Partikel mit dem Radius a und $v = 1$ sind in Abb. 5 dargestellt. V_R ist direkt dem Teilchenradius proportional.

2.5 Van-der-Waals-Anziehung

Der elektrostatischen Abstoßung V_R wirkt die van-der-Waals-Anziehung entgegen. Die für kugelförmige Teilchen häufig verwendete Näherungsbeziehung

$$V_A = -A \cdot \frac{a}{12 H} \qquad (8)$$

sollte besser (5) durch

$$V_A = -\frac{A}{12} \left\{ \frac{L}{H} + 2 \ln \frac{H}{L} \right\} \qquad (9)$$

mit $L = a + 0{,}75\,H$ ersetzt werden.

Kritisch ist die richtige Wahl der Hamakerkonstanten A. Für wäßrige Latexdispersionen liegt A zwischen 0,3 bis 1×10^{-13} erg. Für Salze und Oxide ist sie größer: 0,5 bis 5×10^{-13}, für Metalle wohl noch höher: $5 - 30 \times 10^{-13}$. Da sich A aus den Einzelwerten für die Teilchen und für den zwischen den Teilchen liegenden Elektrolyten zusammensetzt, sollte man eine Veränderung von A mit abnehmendem Teilchenabstand erwarten. Tatsächlich hat die DPL-Theorie (s. z. B. 6,7) gezeigt, daß A nicht vollständig unabhängig von der Elektrolytkonzentration ist und mit dem Teilchenabstand variiert. Für Polystyrol sind die Veränderungen mittlerweile gut bekannt (vgl. Abb. 6).

40 II. Energetische Wechselwirkungen in Dispersionen und Emulsionen

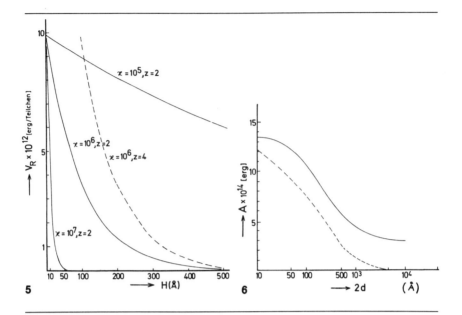

Abb. 5: Elektrostatische Abstoßung V_R zwischen kugelförmigen Teilchen (Radius: 10^3 Å) als Funktion des Partikelabstandes H für Elektrolytkonzentrationen wie in Abb. 3 und $z = 2$ und 4 (51.4 und 102.8 mV) berechnet nach Gl. 7

Abb. 6: Hamakerkonstante für Polystyrol in Wasser und 0,1 m Salzlösungen (---) nach der DPL-Theorie (unendlich dicke Plättchen im Abstand 2d)

Für Abstände unter 600 Å wurde aus den DPL-Daten für A als Funktion des Abstandes H (H in Å) die Beziehung abgeleitet (8):

$$A(H) = (9{,}086 - 7{,}586 \times 10^{-3} H - 2{,}196 \times 10^{-6} H^2) \times 10^{-14} \ [\text{erg}] \quad (10)$$

2.6 Gesamtwechselwirkungskurven

Die Überlagerung der elektrostatischen Abstoßung V_R mit der van-der-Waals-Anziehung V_A führt zu Gesamtwechselwirkungskurven V_T, deren typischer Verlauf in Abb. 7 dargestellt ist (V_R als Abstoßung positiv, V_A als Anziehung negativ). Charakteristisch ist die Ausbildung einer Energiebarriere V_m, die das Zusammentreten der Teilchen verhindert. V_m muß in stabilen Dispersionen um ein Vielfaches größer als einige kT sein. Die Teilchen können sich dann nur auf Abstände nähern, die etwas kleiner sind als der Schnittpunkt der V_T-Kurve mit der x-Achse im Bereich des sek. Minimums.

Die V_T-Kurven fallen bei sehr kleinen Abständen sehr steil ab. Durch Überlagerung der bei diesen Abständen zusätzlich auftretenden stark abstoßenden Born-

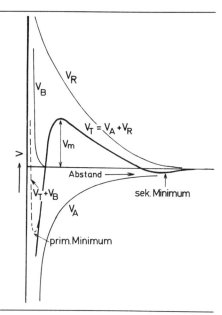

Abb. 7: Schematischer Verlauf der Wechselwirkungen zwischen kolloidalen Teilchen: V_A: van-der-Waals Anziehung, V_R: elektrostatische Abstoßung, V_B: Born'sche Abstoßung. Primäres Minimum durch Überlagerung von V_B mit $V_T = V_A + V_R$; V_m: Energiebarriere

'schen Wechselwirkung V_B („close range Born interactions") entsteht ein sehr tiefliegendes, sog. primäres Minimum (Abb. 7). Eine direkte praktische Bedeutung hat dieses meist nicht, da sich die Teilchen auch bei $V_m < 0$ in den wenigsten Fällen so weit nähern (siehe 2.7).

Neben dem primären Minimum tritt bei hohen Abständen ein flaches sekundäres Minimum auf. Es kann sich nur bei großen Teilchen auswirken (9, 10, 11), spielt aber bei dem als „Creaming" bezeichneten Entmischungsprozeß von Emulsionen eine wichtige Rolle (siehe 9.4).

2.7 Koagulation

Abbildung 8a zeigt, wie sich V_A auf die Gesamtwechselwirkung $V_R + V_A$ auswirkt. Bei niedrigen Elektrolytkonzentrationen ($\varkappa \leq 10^6$) verringert V_A die elektrostatische Abstoßung bei kleinen Abständen nur unwesentlich. Mit zunehmender Konzentration wird der Einfluß von V_A größer. Das ist zunächst auch qualitativ nach Abb. 3 und 4 zu erwarten. Die Kompression der elektrischen Doppelschicht mit zunehmender Konzentration ermöglicht kleinere Gleichgewichtsabstände zwischen den Teilchen, so daß die bei kleinen Abständen stark ansteigende van-der-Waals-Anziehung die elektrostatische Abstoßung deutlich verringern kann. Der Effekt wird besonders dramatisch bei Konzentrationen $\geq 0,1$ m ($\varkappa \geq 10^7$ cm^{-1}). Abbildungen 8b + c zeigen daher den Verlauf von V_R, V_A und $V_T = V_R$

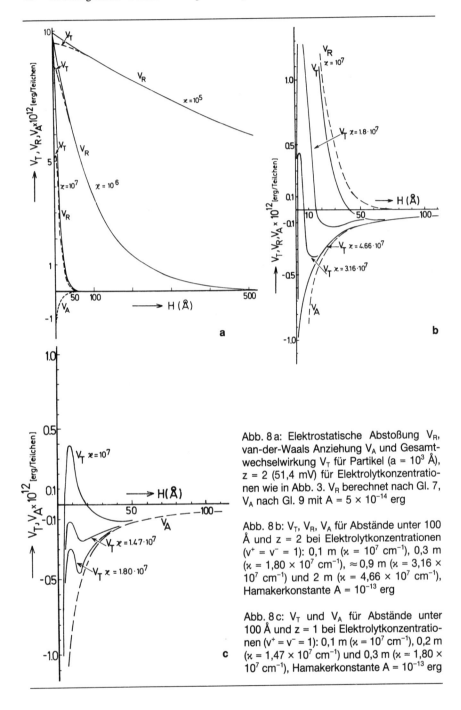

Abb. 8a: Elektrostatische Abstoßung V_R, van-der-Waals Anziehung V_A und Gesamtwechselwirkung V_T für Partikel (a = 10^3 Å), z = 2 (51,4 mV) für Elektrolytkonzentrationen wie in Abb. 3. V_R berechnet nach Gl. 7, V_A nach Gl. 9 mit A = 5 × 10^{-14} erg

Abb. 8b: V_T, V_R, V_A für Abstände unter 100 Å und z = 2 bei Elektrolytkonzentrationen ($v^+ = v^- = 1$): 0,1 m ($\varkappa = 10^7$ cm^{-1}), 0,3 m ($\varkappa = 1{,}80 \times 10^7$ cm^{-1}), ≈ 0,9 m ($\varkappa = 3{,}16 \times 10^7$ cm^{-1}) und 2 m ($\varkappa = 4{,}66 \times 10^7$ cm^{-1}), Hamakerkonstante A = 10^{-13} erg

Abb. 8c: V_T und V_A für Abstände unter 100 Å und z = 1 bei Elektrolytkonzentrationen ($v^+ = v^- = 1$): 0,1 m ($\varkappa = 10^7$ cm^{-1}), 0,2 m ($\varkappa = 1{,}47 \times 10^7$ cm^{-1}) und 0,3 m ($\varkappa = 1{,}80 \times 10^7$ cm^{-1}), Hamakerkonstante A = 10^{-13} erg

2. Die DLVO-Theorie für ein ideales System kugelförmiger Teilchen 43

+ V_A für Abstände H < 100 Å und A = 10^{-13} erg genauer*). Partikel mit einem Radius von 1000 Å und einem wirksamen Oberflächenpotential z = 2 (= 51,4 mV) können sich in 0,1 m Lösungen ($\varkappa = 10^7$ cm^{-1}) auf etwa 40 Å nähern: das kolloidale System bleibt stabil. Mit steigender Konzentration nähern sich die Teilchen noch weiter, in etwa 1 m Lösung ($\varkappa = 3,16 \times 10^7$ cm^{-1}) auf etwa 5 Å. Eine Energiebarriere $V_m \approx 0,5$ [erg/Teilchen] verhindert zwar immer noch eine weitere Annäherung, aber bei weiterer Konzentrationserhöhung tritt keine

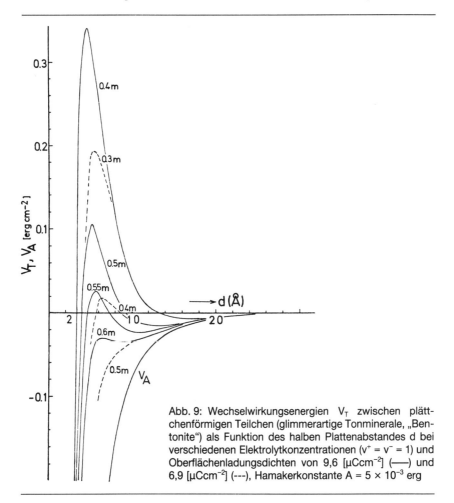

Abb. 9: Wechselwirkungsenergien V_T zwischen plättchenförmigen Teilchen (glimmerartige Tonminerale, „Bentonite") als Funktion des halben Plattenabstandes d bei verschiedenen Elektrolytkonzentrationen ($v^+ = v^- = 1$) und Oberflächenladungsdichten von 9,6 [µCcm^{-2}] (——) und 6,9 [µCcm^{-2}] (---), Hamakerkonstante A = 5 × 10^{-3} erg

---

*) Entsprechend der Änderung der Hamakerkonstante A mit dem Partikelabstand nach der DPL-Theorie wurde in Abb. 8a, die überwiegend V_T für H > 100 Å angibt, A = 5 × 10^{-14} erg verwendet, in Abb. 8b, c dagegen für die kleineren Abstände (H < 100 Å) A = 10^{-13} erg eingesetzt

Abstoßung mehr auf, V_T bleibt immer < 0, die Teilchen treten zu größeren Aggregaten zusammen: sie koagulieren.

Der Verlauf von V_T für H ≲ 5 Å ist wohl weitgehend ohne Einfluß auf die Koagulation. Im allgemeinen werden zwischen den aggregierenden Teilchen noch mindestens zwei, vielleicht auch mehr Wasserschichten verbleiben, so daß eine notwendige, aber auch ausreichende Bedingung ist, daß für H ≲ 5 Å V_T ≤ 0 wird.

Die Annäherung der Teilchen bis auf einen Mindestabstand von 5–10 Å („distance of closest approach") wurde direkt als wesentliche Bedingung für eine Redispergierung eingeführt (12, 13, 14). Bei der Koagulation der plättchenförmigen Tonmineralteilchen (Smectite) kann sehr schön gezeigt werden, daß sich die Plättchen auch bei hohen Elektrolytkonzentrationen nur auf vier bzw. zwei Wasserschichten nähern (10, 15) und erst spezielle Wechselwirkungen (Kaliumionen bei höher geladenen Plättchen) zu einer vollständigen Verdrängung des Wassers führen.

2.8 Kritische Koagulationskonzentrationen

Die kritische Koagulationskonzentration c_K ist die Elektrolytkonzentration, bei der für H ≤ 5 Å V_T ≤ 0 wird und die Teilchen aggregieren. Man entnimmt aus Abb. 8b, daß für Latices mit z = 2 und a = 1000 Å die Koagulationskonzentration für 1/1-Salze knapp über $\varkappa$ = 3,16 × 10^7 cm^{-1} ($\approx$ 0,9 m) liegt. Die Koagulationskonzentrationen hängen bei niedrigem z empfindlich von dem Oberflächenpotential ab, weil sich γ^2 in Gl. 7 noch stark mit z ändert. Abbildung 8c zeigt die Kurven für z = 1. In 0,1 m Lösung ($\varkappa$ = 10^7 cm^{-1}) können sich die Partikel nicht auf ausreichend kleine Abstände nähern, die kritische Koagulationskonzentration ist noch nicht erreicht. In 0,2 m Lösung ($\varkappa$ = 1,47 × 10^7) dagegen ist V_T immer kleiner als null, die Teilchen können aggregieren. Die kritische Koagulationskonzentration liegt also zwischen 0,1 m und 0,2 m. (Die Maxima und Minima in den Kurven für $\varkappa$ = 1,47 und 1,80 × 10^7 sind ohne Bedeutung, da V_T immer < 0 bleibt; sie ergeben sich rein mathematisch bei der Addition der V_R- und V_A-Kurven). Aus den Abb. 8b + c ersieht man, daß die experimentell beobachteten Koagulationskonzentrationen auf die Oberflächenpotentiale z zurückschließen lassen. Allerdings muß V_A ausreichend genau bekannt sein. (In den Abb. 8a–c wurde für H > 100 Å mit einer Hamakerkonstanten von A = 5 × 10^{-14} erg, für kleinere Abstände mit A = 10^{-13} erg gerechnet.)

Oxidische Systeme haben höhere Hamakerkonstanten und würden demnach mit z = 1 oder 2 deutlich kleinere Koagulationskonzentrationen haben. Tatsächlich treten bei diesen Kolloiden aber höhere Oberflächenladungen auf, so daß die kritischen Koagulationskonzentrationen in etwa gleicher Größenordnung wie bei Latices bleiben. Oberhalb z = 4 wirken sich zudem Unterschiede im Oberflächenpotential kaum noch aus ($\gamma^2 \to 1$ in Gl. 7). Näherungsweise kann c_K für kugelförmige Teilchen nach Gl. 11 berechnet werden:

2. Die DLVO-Theorie für ein ideales System kugelförmiger Teilchen

in esu-Einheiten:

$$c_K = 8{,}20 \cdot 10^{-20} \cdot \frac{\varepsilon^3 (kT)^5}{e_0^6} \cdot \frac{\gamma^4}{A^2 v^6} \; [\text{mol/l}] \qquad (11)$$

$$= 3{,}8 \cdot 10^{-25} \, \gamma^4 / A^2 v^6 \; [\text{mol/l}]$$

bzw. in SI-Einheiten (mit Hamakerkonstante A in [J]!)

$$c_K = \frac{155{,}9 \cdot (4\pi\varepsilon\varepsilon_0)^3 (RT)^5 \gamma^4}{\pi F^6} \; [\text{mol/l}] \qquad (12)$$

$$= 3{,}8 \cdot 10^{-39} \, \gamma^4 / A^2 v^6 \; [\text{mol/l}]$$

Der genaue Ausdruck enthält noch zwei Korrekturfaktoren (5)

$$\left(1 - \frac{3}{2 \varkappa a} + \frac{4}{\varkappa a} \ln \varkappa a\right)\left(1 + \frac{2\delta}{a}\right) e^{4\delta \varkappa}$$

(δ = Dicke der Sternschicht, s. w. u.).

Für $z = 1$, $v = 1$ und $A = 10^{-13}$ erg liefert der unkorrigierte Ausdruck (11) $c_K = 0{,}14$ mol/l.

Die Korrektur fällt vor allem bei kleinen Teilchen ins Gewicht. Für $c_K = 0{,}14$ mol/l ist $\varkappa = 12 \times 10^6$. Für Teilchen mit einem Radius von 100 Å erhöht der erste Korrekturfaktor die Koagulationskonzentration auf $c_K = 0{,}22$ mol/l, für Teilchen mit $a = 10^4$ hat er keinen Einfluß mehr.

Die kritische Koagulationskonzentration ist proportional zu γ^4/v^6 (Gl. 11, 12 und 15, 16). Für hohe Oberflächenladungen ($\gamma \to 1$) nimmt sie deshalb mit $1/v^6$ ab. Die gute Übereinstimmung mit der seit 1882 bzw. 1900 bekannten Schulze-Hardy-Regel (5) wurde als ein wesentlicher Erfolg der DLVO-Theorie angesehen (Tab. 3).

Oft wird experimentell eine Abhängigkeit mit kleinerer Potenz gefunden. Es ist falsch, daraus zu folgern, daß die DLVO-Theorie die Koagulationskonzentration nicht richtig wiedergäbe. In den Näherungsbeziehungen (11, 12, 15, 16) ist v noch implizit in γ enthalten. Berücksichtigt man dies, ändert sich c_K bei $\psi_0 \approx 100$ mV etwa mit $1/v^5$, bei $\psi_0 \approx 50$ mV mit $1/v^3$ und bei sehr kleinen Oberflächenpotentialen ($\psi_0 \lesssim 25$ mV) mit $1/v^2$.

Tab. 3: Kritische Koagulationskonzentrationen c_K in Abhängigkeit von der Wertigkeit v der Gegenionen

	exp. Werte[*)]	c_K (mmol/l) Schulze-Hardy-Regel	$1/v^6$-Abhängigkeit
$v = 1$	10–250	25–150	25–150
$v = 2$	0,1–10	0,5–3	0,4–2,3
$v = 3$	0,002–0,8	0,01–0,1	0,04–0,21

[*)] Matijevic 1973

2.9 Ordnungs-Unordnungs-Übergänge

Die Teilchen einer kolloidalen Dispersion sind von ausgedehnten diffusen Ionenschichten umgeben, die wesentlich größer als das Teilchen selbst sein können. In einer etwa 10^{-6} m Lösung schleppen z. B. Latexpartikel mit einem Radius von 500 Å eine Hülle mit einem Radius von etwa 3500 Å mit sich umher. In Dispersionen mit sehr kleiner Konzentration an Latexpartikeln sind die Abstände zwischen den Teilchen noch größer und die Teilchen treffen infolge der Brownschen Bewegung nur vorübergehend aufeinander, bleiben aber infolge der elektrostatischen Abstoßung zwischen den Ionenschichten nicht aneinander haften. Bei Erhöhung der Partikelkonzentration wird ein Punkt erreicht, wo die Partikel mit ihren diffusen Ionenschichten zwangsläufig zusammenstoßen und sich nach Art einer dichtesten Kugelpackung weitgehend ordnen (Abb. 10). Die geordnete Struktur läßt sich im Rasterelektronenmikroskop gut erkennen (vgl. Abb. 8 in (16)) und zeigt sich bei Latexdispersionen durch ein irisierendes Farbenspiel an. Das Phasendiagramm, das für wäßrige Latex-Dispersionen den Ordnungs-Unordnungs-Übergang zeigt, ist nach Ottewill (16) in Abb. 10 dargestellt. Mit steigender Salzkonzentration werden die diffusen Ionenschichten komprimiert, so daß zum Übergang in geordnete Strukturen höhere Partikelkonzentrationen notwendig sind.

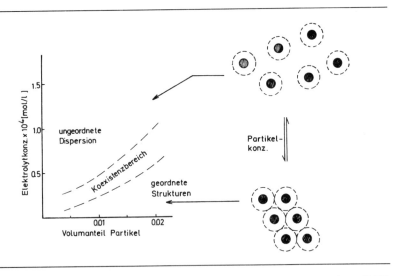

Abb. 10: Ordnungs- Unordnungsübergänge bei kugelförmigen Teilchen nach Ottewill (16)

3. Plättchenförmige Teilchen

Die anwendungstechnisch wichtigsten plättchenförmigen Kolloide sind Tonminerale (Bentonite und Kaolin), die in der Pharmazie direkt (Bentonite, Laponit, Kaolin (Bolus alba)) oder in aktivierter Form („Veegum" = säureaktivierter Bentonit) von Bedeutung sind.

Als Näherungsformel für die Berechnung von V_R kann verwendet werden:

$$V_R = \frac{64\,nkT}{\varkappa} \gamma^2 e^{-2\varkappa d} \quad [\text{erg cm}^{-2}] \tag{13}$$

Die van-der-Waals-Anziehung wird berechnet nach

$$V_A = \frac{-A}{48\pi} \left[\frac{1}{d^2} + \frac{1}{(d+\Delta)^2} - \frac{2}{(d+\Delta/2)^2} \right] [\text{erg cm}^{-2}] \tag{14}$$

A ist wiederum die Hamakerkonstante in [erg] (vgl. 2.5 und 2.8), 2 d der Abstand zwischen den Plättchen (Abb. 2), Δ deren Dicke.

Die Kurven $V_T = V_A + V_R$ verlaufen ähnlich wie in Abb. 8 für Partikel. Die kritische Koagulationskonzentration steigt wiederum bei kleinen Oberflächenladungen mit dieser an und nähert sich bei hoher Oberflächenladung einem Grenzwert:

in esu-Einheiten:

$$c_K = 17{,}8 \cdot 10^{-20} \frac{\varepsilon^3 (kT)^5}{e_0^6} \cdot \frac{\gamma^4}{A^2 v^6} \,[\text{mol/l}] \tag{15}$$

$$= 8{,}3 \cdot 10^{-25}\, \gamma^4/A^2 v^6 \,[\text{mol/l}]$$

in SI-Einheiten (A in [J]):

$$c_K = \frac{337{,}6\,(4\pi\varepsilon_0)^3 (RT)^5}{\pi F^6} \frac{\gamma^4}{A^2 v^6} \,[\text{mol/m}^3] \tag{16}$$

$$= 8{,}3 \cdot 10^{-39}\, \gamma^4/A^2 v^6 \,[\text{mol/l}]$$

Für oxidische Systeme mit $A = 2 \times 10^{-12}$ erg liegt die kritische Koagulationskonzentration für $z = 1$ und $v = 1$ bei 0,001 mol/l, für $z = 5$ bei 0,1 mol/l. Der Grenzwert für großes z ($\gamma^2 \to 1$) beträgt c = 0,2 mol/l. Es wird auch hier deutlich, daß bei oxidischen Systemen mit höheren wirksamen Oberflächenladungen die Hamakerkonstante größer als bei den Latices sein muß, um die beobachtete Koagulationskonzentration zwischen 50 und 200 mmol/l zu erklären (siehe aber auch 5.2).

4. Oberflächenladung und Oberflächenpotential

Der durch Anreicherung an Gegenionen und Verarmung an Co-Ionen in der Umgebung kolloidaler Teilchen entstehende Ladungsüberschuß muß durch die Oberflächenladung σ_0 kompensiert werden ($v^+ = v^- = v$):

$$\sigma_0 = \int_0^\infty (v^+ e_0 n^+ - v^- e_0 n^-)dx = 2\pi v e_0 \int_0^\infty \sinh y \, dx \qquad (17)$$

Die Integration liefert den Zusammenhang zwischen Oberflächenladungsdichte σ_0 und Oberflächenpotential ψ_0 bzw. z:

$$\sigma_0 = \sqrt{\frac{2n\varepsilon kT}{\pi}} \sinh z/2 \qquad (18)$$

Diese Beziehung ist aus folgendem Grunde wichtig: Wenn das Oberflächenpotential z bei Änderung der Salzkonzentration n konstant bleibt, muß die Oberflächenladungsdichte σ_0 mit n zunehmen. Wenn sich die Oberflächenladungsdichte vom Bau der Oberfläche her nicht ändern kann (σ_0 konstant), muß das Oberflächenpotential z mit zunehmender Salzkonzentration abnehmen (4). Beide Fälle treten auf (vgl. 17). Bei Salzen und Oxiden kann sich die Oberflächenladungsdichte im allgemeinen ändern, bei Tonmineralen und Latices mit fixierten Ladungen erzwingt die weitgehende Konstanz der Oberflächenladungsdichte die Veränderung des Potentials. Exakt konstant wird das Oberflächenpotential auch bei Salzen nicht bleiben, wenn während der Koagulation der Umbau der Oberfläche zur Änderung der Ladungsdichte nicht schnell genug erfolgen kann (18, 19).

In der Literatur werden die Wechselwirkungen V_R üblicherweise für konstantes Potential gerechnet. Auch die hier angegebenen Näherungsformeln gelten für Potentialkonstanz. Für plättchenförmige Teilchen wurde eine einfache Methode zur Berechnung von V_R für konstante Ladung von van Olphen (4) angegeben (weiterhin siehe 20, 21). Für Partikel siehe Verwey und Overbeek (2), S. 149–155, sowie (20, 21).

Als Beispiel für die Wechselwirkung bei konstanter Ladungsdichte ist in Abb. 9 $V_T = V_R + V_A$ für Bentonitsuspensionen angegeben. Die Kurven wurden für Ladungsdichten $\sigma_0 = 9{,}6$ und $\sigma_0 = 6{,}9$ [$\mu C \, cm^{-2}$] berechnet, die für die Tonmineralplättchen der Bentonitsuspensionen typisch sind (10).

5. Beeinflussung der Oberflächenladung

Die Kenntnis der Veränderungsmöglichkeit der Oberflächenladungsdichte bzw. des Oberflächenpotentials ist für Probleme der Stabilisierung und Destabilisierung von Dispersionen (Suspensionen) und Emulsionen von ausschlaggebender Bedeutung. Vielfach genügt eine qualitative Betrachtung, um den Einfluß auf die Stabilität vorauszusagen.

5.1 Potentialbestimmende Ionen

Bei Kolloiden wie AgI, AgBr, die von der Struktur her als Salze anzusprechen sind, wird das Oberflächenpotential ψ_0 durch die Konzentration der Silber- bzw. Jodidionen in der Lösung bestimmt. (Die Konzentrationen von Silberionen und Jodidionen in der Lösung sind dabei über das Löslichkeitsprodukt gekoppelt: $c_{Ag^+} \cdot c_{I^-} = L = 10^{-16}$ bzw. pAg + pI = 16). Bei einer bestimmten Silberionenkonzentration $c_{Ag^+}^0$ ist $\psi_0 = 0$ (Ladungsnullpunkt, „point of zero charge" pzc). Wird die Silberionenkonzentration c_{Ag^+} größer als $c_{Ag^+}^0$, erhält die Oberfläche durch einen Überschuß von Silberionen gegenüber Jodidionen eine positive Ladung und ein positives Oberflächenpotential, ist $c_{Ag^+} < c_{Ag^+}^0$, wird das Oberflächenpotential negativ. Das Oberflächenpotential wird durch eine der Nernstschen Gleichung analoge Beziehung eindeutig durch c_{Ag^+} und $c_{Ag^+}^0$ bestimmt (s. z. B. 22):

$$\psi_0 = -\frac{2{,}303\ RT}{F} (pAg - pAg^0) \qquad (19)$$

(mit $pAg = -\lg c_{Ag^+}$ und $pAg^0 = -\lg c_{Ag^+}^0$) oder auch:

$$\psi_0 = +\frac{2{,}303\ RT}{F} (pI - pI^0)\ .\ .$$

Sofern also c_{Ag^+} in der Lösung konstant bleibt, wird sich das Oberflächenpotential nicht ändern bei Zusatz von Neutralsalzen (die weder Silber-, noch Jodid-, Bromid- oder Chloridionen enthalten). Wie oben erwähnt, erzwingen aber evtl. dynamische Effekte eine Änderung. Zunehmende Salzkonzentration bedingt nach Gl. 18 eine Zunahme der Ladungsdichte, d. h. Silber- oder Jodidionen müssen zusätzlich in die Oberfläche eingebaut werden.

Bei Oxiden (technisch wichtig vor allem SiO_2, Al_2O_3, TiO_2, Eisenoxide) wirken Protonen wie potentialbestimmende Ionen, d. h. Oberflächenladung und Oberflächenpotential hängen vom pH-Wert ab. In stark saurem Bereich werden z. B. bei SiO_2 Silanolgruppen protoniert, ψ_0 wird positiv (Abb. 11 a). Bei pH $\approx$ 2 liegt der pzc[*], bei höheren pH-Werten spalten die Silanolgruppen Protonen ab, die Oberfläche lädt sich negativ auf. Bei den Aluminiumoxiden liegt der pzc wesentlich höher (pH $\approx$ 9)[*]. Unterhalb dieses Wertes bilden Aluminiumoxidpräparate positiv, oberhalb dieses Wertes negativ geladene Kolloidteilchen (Abb. 11 b).

Die Änderung des Oberflächenpotentials durch potentialbestimmende Ionen beeinflußt entscheidend die Stabilität. Durch Änderung der Konzentration dieser Ionen kann das Oberflächenpotential stark herabgesetzt oder auf null abgesenkt werden: die Dispersion wird instabil und koaguliert, weil $V_R = 0$ wird (Abb. 11 b).

---

[*] Der genaue Wert des pzc hängt von der Herstellung und Art der Präparate ab

50 II. Energetische Wechselwirkungen in Dispersionen und Emulsionen

Beim Überschreiten des pzc werden die Kolloidteilchen umgeladen. (Ein schönes Beispiel aus der analytischen Chemie ist die quantitative Bestimmung von Silberionen nach Gay-Lussac und nach Fajans.) Im Bereich des pzc sind kolloidale Dispersionen immer instabil. Ausreichende Stabilität wird nur erreicht, wenn ein pH-Wert genügend weit vom pzc entfernt gewählt wird. Bei praktischen Arbeiten muß beachtet werden, daß manche zugesetzte Neutralelektrolyte wie Kaliumacetat, Alkalicarbonate, Ammoniumsalze den pH-Wert der Lösung durch Salzprotolyse und damit das Oberflächenpotential verändern.

Latices können an der Oberfläche schwach saure (–COOH) und stark saure (–SO$_3$H) Gruppen tragen. Die stark sauren –SO$_3$H Gruppen liegen im üblichen pH-Bereich (pH $\geq$ 2) weitgehend dissoziiert vor, die Oberflächenladungsdichte ist pH unabhängig. Die –COOH Gruppen sind im sauren Bereich noch undissoziiert und dissoziieren mit steigendem pH-Wert. Die negative Oberflächenladung und die kritische Koagulations-Konzentration erhöhen sich daher bei solchen Latices mit dem pH-Wert (40).

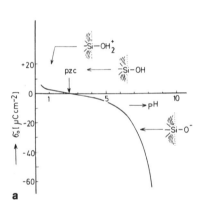
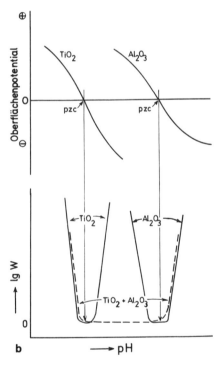

Abb. 11 a: Änderung der Oberflächenladung von Oxiden mit dem pH-Wert; pzc: Ladungsnullpunkt; SiO$_2$ in 0,1 m KCl-Lösung (37)

Abb. 11b: Stabilitätsfaktor W von TiO$_2$ und Al$_2$O$_3$-Dispersionen in Abhängigkeit von der Oberflächenladung bzw. dem pH-Wert (schematisch, pzc des TiO$_2$ bei pH $\approx$ 6, des Al$_2$O$_3$ bei pH $\approx$ 9, ---: Heterocoagulationsbereich (38))

5.2 Sternschichtadsorption

Nach der Gouy-Chapman-Verteilung (Gl. 1 und 2) kann die Ionenkonzentration an der Grenzfläche ungewöhnlich hoch werden (s. 2, S. 41). Wird die Vorstellung von Ionen als punktförmige Ladungen aufgegeben, kann die Oberfläche eines Teilchens nur von einer Maximalzahl von Ionen abgedeckt werden, die sich aus dem Flächenbedarf des eventuell hydratisierten Ions und der Oberfläche des Teilchens ergibt (der Ausdruck $n^+ = n \sinh y$ in Gl. (1, 2) kann nicht beliebig groß werden). Am absoluten Nullpunkt der Temperatur könnten alle die Oberflächenladung kompensierenden Ionen in der „Sternschicht" der Dicke δ*⁾ (O. Stern, 1924) über der Grenzfläche lokalisiert sein. Mit steigender Temperatur wird ein zunehmender Anteil dieser Ionen aus der Sternschicht in die anschließende diffuse Ionenschicht getrieben. Der Potentialverlauf nimmt zunächst im Bereich der Sternschicht linear ab, um an der Stelle $x = \delta$ in eine der diffusen Ionenverteilung entsprechende exponentielle Abnahme überzugehen (Abb. 12). (Das ζ-Potential liegt noch weiter von der Teilchenoberfläche entfernt und ist daher kleiner als ψ_δ.)

Zur Berechnung der Wechselwirkung V_R zwischen kolloidalen Teilchen ist das Potential ψ_δ an der Stelle δ („Sternpotential") maßgebend, d. h. in den Gl. 7, 11, 12, 13, 15 und 16 ist für z nicht $ve_0\psi_0/kT$, sondern $ve_0\psi_\delta/kT$ zu setzen.

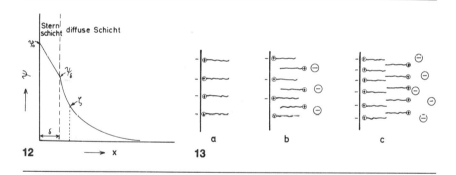

Abb. 12: Potentialverlauf in Sternschicht und diffuser Ionenschicht (Gouy-Chapman-Schicht); ψ_0: Oberflächenpotential, ψ_δ: Sternpotential, ζ: Zeta-Potential an der Scherfläche

Abb. 13: Kompensation der Oberflächenladungen durch adsorbierte Tensidionen (a) und Umladung durch Einlagerung zusätzlicher Tensidionen (b, c)

---

*⁾ Es wird üblicherweise mit $\delta = 5$ Å gerechnet. Diese Dicke entspricht zwei Wasserschichten, so daß eine gewisse Hydratisierung der Gegenionen berücksichtigt ist. Für Ionen ohne ausgeprägte Hydrathülle wird δ nur wenig kleiner sein, da solche Ionen gleichzeitig große Ionen sind (z. B. Durchmesser von Kaliumionen: 2,7 Å), für Ionen mit ausgeprägter Hydrathülle könnte δ deutlich größer werden

Die in der Sternschicht adsorbierte Zahl von Ionen wurde bereits von Stern durch eine der Langmuirschen Adsorptionsisothermen nachgebildete Beziehung

$$\theta = \frac{K \cdot n}{1 + Kn} \qquad (20)$$

erfaßt (vgl. (23); θ: Bruchteil der durch Gegenionen besetzten Oberflächenplätze, n: Konzentration dieser Ionen in der Lösung). Die Konstante K ist proportional zu einem Boltzmannfaktor, der einmal das Sternpotential ψ_δ, zum anderen ein zusätzliches Adsorptionspotential ϕ enthält:

$$K \sim \exp\frac{ve_0\psi_\delta + \phi}{kT} \qquad (21)$$

Je größer die Potentiale ψ_δ und ϕ werden, um so höher wird der in der Sternschicht lokalisierte Anteil der Gegenionen. Die Größe ϕ kann als ein Korrekturglied angesehen werden, in dem sich spezifische Wechselwirkungen auffangen lassen. Diese erhöhen die Adsorption der Ionen in der Sternschicht, setzen den Anteil der Ionen in der diffusen Schicht herab und verringern das für V_R maßgebende Potential an der Stelle $x = \delta$[*]: die Stabilität der Dispersion nimmt ab. Im Grenzfall, wenn alle die Oberflächenladung neutralisierende Ionen in der Sternschicht lokalisiert sind, wird $\psi_\delta = 0$ und das System instabil.

5.3 Tenside

Der Grenzfall vollständiger Gegenionenadsorption in der Sternschicht wird durch Zugabe von Tensidionen als Gegenionen verwirklicht: die Oberflächenladung wird vernichtet, das System koaguliert. Ein Überschuß von Tensidionen kann aber duch Umladung nach Abb. 13 zu einer Stabilisierung führen. Auf diese Weise können komplex zusammengesetzte Oberflächenstrukturen entstehen (24), die z. B. von Rupprecht eingehend untersucht worden sind (25, 26, 27).

5.4 Spezielle Effekte

In manchen Systemen treten scheinbar Abweichungen vom theoretisch erwarteten Verhalten auf. Es handelt sich um spezielle Effekte, die sich häufig aufgrund chemischer Kenntnisse erklären lassen bzw. direkt zu erwarten sind. So können z. B. bei mehrwertigen Ionen wie Fe^{3+}, Al^{3+} Abweichungen im Koagulationsver-

---

[*] Selbst für AgI muß eine Fixierung eines Großteils der Gegenionen im nicht-diffusen Teil (Sternschicht) angenommen werden (19, 23). Wenn nicht ungewöhnlich hohe Hamakerkonstanten akzeptiert werden sollen, folgt aus den gemessenen Koagulationskonzentrationen, daß das wirksame Oberflächenpotential ψ_δ niedriger als das nach Gl. 19 berechnete Potential ψ_0 sein muß. So hätte ein AgI-Sol bei pAg = 12 ein Oberflächenpotential von $\psi_0 \approx -390$ mV. Etwa 65% der Gegenionen (Kaliumionen) sind in der Sternschicht lokalisiert ($\phi \approx 5$ kT). Das wirksame Potential ψ_δ beträgt daher nur 10 – 20 mV.

halten durch Bildung polynuclearer Komplexe auftreten (28, 29). Häufig wird die pH-Änderung durch die sauer wirkenden Al^{3+} und Fe^{3+}-Lösungen nicht berücksichtigt. Der Einfluß der Komplexbildung wurde in mehreren Arbeiten von Matijevic untersucht (28, 29). Seit langem bekannte antagonistische Effekte beruhen vielfach auf Komplexbindung der Gegenionen, z. B. Verringerung der Koagulationswirkung des Al^{3+} in Gegenwart von Sulfat- und Fluoridionen.

6. Der Stabilitätsfaktor

„Eine kolloidale Dispersion ist stabil" heißt zunächst nur, daß innerhalb einer bestimmten Zeit keine Koagulation erfolgt. Es kann durchaus sein, daß die Dispersion dennoch nach längerer Zeit koaguliert.

Als quantitatives Maß wird der Stabilitätsfaktor W benutzt. Zwei kolloidale Teilchen, zwischen denen keine Abstoßungskräfte auftreten, nähern sich mit maximaler Geschwindigkeit, die durch den Diffusionskoeffizienten und die Zähigkeit der kontinuierlichen Phase bestimmt wird. Betrachtet man den Beginn der Koagulation als bimolekularen Stoßprozeß, dann hat die Geschwindigkeitskonstante k in

$$-\frac{d}{dt} c_p = k c_p^2$$

den Maximalwert k_0 (c_p: Konzentration der Partikel in der Dispersion, $-dc_p/dt$: zeitliche Abnahme der Partikelkonzentration durch Koagulation). Eine Abstoßung zwischen den Teilchen verzögert die zeitliche Abnahme der Teilchenkonzentration durch Koagulation und k wird kleiner k_0. Das Verhältnis k_0/k gibt den Stabilitätsfaktor an:

$$k_0/k = W \qquad (23)$$

Je stärker die Koagulation verzögert wird, umso kleiner wird k und umso größer wird W. Von stabilen Dispersionen spricht man, wenn $W \geq 10^5$ wird. $W = 1$ wird als „schnelle Koagulation (fast coagulation)" bezeichnet. Sie tritt auf, wenn zwischen den Teilchen die Abstoßung verschwindet.

Der Stabilitätsfaktor W läßt sich aus der V_T-Kurve durch numerische oder graphische Integration ermitteln:

$$W = 2 \int_0^\infty e^{V_T/kT} \cdot \frac{d\,(H/a)}{(H/a + 2)^2} \qquad (24)$$

Da das Integral für $V_m > kT$ im wesentlichen durch V_m bestimmt wird (Abb. 7), genügt für praktische Zwecke, in Gl. 24 anstelle der vollständigen Kurve $V_T = f(H) \ V_m$ einzusetzen (30).

In einer stabilen Dispersion ist $W \geq 10^5$. Bei Salzzusatz nimmt oberhalb einer bestimmten Salzkonzentration das Maximum der V_T-Kurve (Abb. 8) ab. Dementsprechend fällt W mit steigender Salzkonzentration ab, bis $V_m = 0$ und $W = 1$ wird („schnelle Koagulation"). Die Salzkonzentration an diesem Punkt ist die kritische Koagulationskonzentration. Der Stabilitätsfaktor W ändert sich mit weiter steigender Salzkonzentration nicht mehr (Abb. 14a).

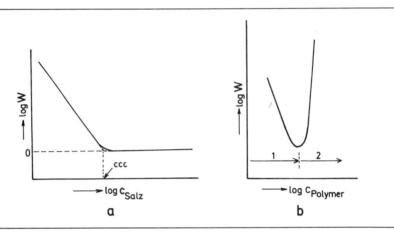

Abb. 14a: Änderung des Stabilitätsfaktors mit der Elektrolytkonzentration bei der Koagulation durch Salze (ccc = kritische Koagulationskonzentration c_K)

Abb. 14b: Änderung des Stabilitätsfaktors W bei Zusatz makromolekularer Stoffe: 1 = Sensibilisierung, 2 = Stabilisierung

Mit V_R nach Gl. 7 und V_A nach Gl. 8 erhielten Reerink und Overbeek (30) einen sehr einfachen Ausdruck für W (c = Salzkonzentration)

$$d \log W / d \log c = -2{,}15 \times 10^7 \, \alpha \gamma^2 / v^2 \tag{25}$$

Die Änderung des Stabilitätsfaktors mit der Konzentration (d log W/d log c) läßt sich relativ leicht photometrisch bestimmen, indem die Änderung der optischen Durchlässigkeit nach Salzzugabe ermittelt wird (30). Damit existiert eine einfache Methode, γ und das wirksame Oberflächenpotential $z = \psi_\delta$ zu bestimmen. Gl. 25 ist unabhängig von der Hamakerkonstante.

Besonders kleine Partikel erfordern zur Bildung stabiler Dispersionen hohe Oberflächenpotentiale. Eine einfache Abschätzung ((2), S. 171) zeigt, daß für $W = 10^5$ V_R etwa 13,5 kT sein muß. Für sehr kleine $\varkappa\alpha$ ist $V_R \approx 0{,}3 \, \varepsilon a \psi_\delta^2 = 1{,}76 \times 10^{-7} \, a z^2$. Es folgt, daß für eine stabile Dispersion aus Teilchen mit a = 1000 Å $z \gtrsim 0{,}6$, aus Teilchen mit a = 100 Å $z \gtrsim 1{,}8$ und für extrem kleine Partikel (a ≈ 10 Å) $z > 6$ sein muß.

7. Stabilisierung und Destabilisierung durch Makromoleküle

Makromoleküle in geringen Konzentrationen zugesetzt sensibilisieren kolloidale Systeme gegenüber Salzen (Absenkung von c_K). Entweder erfolgt die Sensibilisierung durch eine weitgehende Neutralisation der Oberflächenladungen durch das Makromolekül als makromolekulares Gegenion oder durch Verbrückung der einzelnen Teilchen (Abb. 15). Etwas höhere Konzentrationen stabilisieren dagegen Dispersionen. Wie Abb. 14b zeigt, nimmt der Stabilitätsfaktor mit steigender Konzentration des Makromoleküls zunächst ab (Sensibilisierung), durchläuft ein Minimum (= höchste Salzanfälligkeit) und steigt wiederum an (Stabilisierung). In Abb. 16 ist illustriert, wie unempfindlich polymergeschützte Bentonitsuspensionen gegen Salze sein können. Derartige Systeme werden z. B. als Bohrspülmittel für Erdölbohrungen eingesetzt, vor allem bei Bohrungen im Meerwasser.

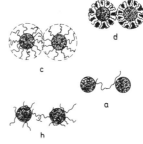

Abb. 15: Einfluß von Makromolekülen auf die Stabilität von Dispersionen
(a + b) Sensibilisierung durch Brückenbildung
(c) Stabilisierung durch adsorbierte Makromoleküle (sterische Stabilisierung)
(d) Stabilisierung durch Lyosphären nach Ottewill (durch Schraffierung sind die Lösungsmittelmoleküle in der Lyosphäre angedeutet)

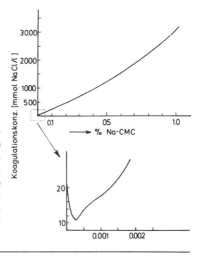

Abb. 16: Stabilisierung von Bentonitsuspensionen durch Natriumcarboxymethylcellulose (Na–CMC) (4). Dargestellt ist die kritische Koagulationskonzentration für wäßrige NaCl-Lösungen in Abhängigkeit vom Gehalt an Na–CMC. Die Koagulationskonzentration in Abwesenheit von Na–CMC liegt bei 20 mmol NaCl/l. Im Bereich sehr kleiner Na–CMC-Konzentrationen tritt Sensibilisierung auf (unteres Bild)

Die sterische Stabilisierung durch Makromoleküle beruht auf osmotischen und entropischen (Volumrestriktion) Effekten. Nach Ottewill (31) bilden stark solvatisierbare Makromoleküle eine „Lyosphäre" um die kolloidalen Teichen, in der das Solvens fest gebunden wird. Durch die solvenshaltigen Hüllen können sich die Teilchen nicht so weit nähern, daß eine Koagulation erfolgt. Die Schutzwirkung kann jedoch durch Salze mit drei- und vierwertigen Ionen durchbrochen werden (32). Die technisch wichtige Stabilisierung wäßriger Dispersionen durch Polyethylenoxide („PEG"), Polyphosphate, Methylcellulose beruht überwiegend auf Lyosphärenabstoßung.

Die Volumrestriktion geht auf einen Entropieeffekt zurück. Wenn sich zwei Teilchen mit adsorbierten Makromolekülen, die von der Teilchenoberfläche in die Lösung ragen, nähern, wird eine zu weit gehende Durchdringung der Hüllen durch den Anstieg der Entropie verhindert. Die Entropie würde ansteigen, weil die Konformationsmöglichkeiten der einzelnen Makromoleküle bei der wechselseitigen Durchdringung der Hüllen eingeschränkt würden. Im einzelnen sei auf die Literatur verwiesen (33).

8. Emulsionen

8.1 Wechselwirkungskräfte in Emulsionen

Wie in Dispersionen müssen die Tröpfchen stabiler Emulsionen durch Abstoßungskräfte am Zusammentreten verhindert werden.

Die DLVO-Theorie und die Theorie der sterischen Stabilisierung erfassen Emulsionen in gleicher Weise wie Dispersionen. Die wesentlichen Wechselwirkungen zwischen zwei Teilchen einer Emulsion sind demnach:

1. Elektrostatische Abstoßung zwischen den diffusen Ionenschichten,
2. Sterische Wechselwirkungen, gewöhnlich abstoßend,
3. Van-der-Waals-Wechselwirkungen, gewöhnlich anziehend.

Emulsionen unterscheiden sich von Dispersionen durch die Möglichkeit der Koaleszens: wenn koagulierende Tröpfchen in direkten Kontakt kommen, können die „Schutzschichten" um die Teilchen durchbrochen werden und die Teilchen zusammenfließen. Bei Dispersionen ist dies nicht möglich, doch mag das Altern koagulierter Kolloide (z. B. AgCl, AgJ), bei dem die Teilchen auf Grund erhöhter Oberflächendiffusion miteinander verwachsen, als ein Analogiefall betrachtet werden. (Die so veränderten Teilchen sind nicht mehr redispergierbar.)

8.2 Stabilisatoren (Emulgatoren)

Wenn ein reine Ölphase in reinem Wasser (oder umgekehrt) durch mechanische Energie in kleine Tröpfchen aufgeteilt wird, kann zwar eine Emulsion entstehen, die aber in keiner Weise stabil ist. Es fehlt ein stabilisierender Grenzflächenfilm. Zwei zusammenstoßende Tröpfchen werden sofort koaleszieren. Es müssen Stabilisatoren zugesetzt werden, die die Abstoßung zwischen den Tröpfchen hervorrufen.

1. Die Gültigkeit der DLVO-Theorie bedeutet, daß die Tröpfchen einer Emulsion durch Ausbildung diffuser Ionenschichten stabilisiert werden können. Es muß eine positiv oder negativ aufgeladene Oberfläche geschaffen werden. Das ist z. B. möglich durch Zugabe von Salzen, deren Anionen und Kationen unterschiedlich stark von der O/W-Grenzfläche adsorbiert werden. Werden die Anionen z. B. bevorzugt adsorbiert, erhält die Grenzfläche eine negative Ladung. (Technisch verwendet werden z. B. KSCN, Acetate, Propionate für Ölhydrosole und für Schmierölemulsionen, die nicht über längere Zeit stabil sein müssen).
2. Ionische Tenside sind durch ihren amphiphilen Charakter besonders gut geeignet, geladene Oberflächenfilme zu erzeugen: Während die hydrophoben Reste in die Ölphase gezogen werden, haften die ionischen Kopfgruppen an der Grenzfläche. Gleichzeitig wird die Grenzflächenspannung erniedrigt.
3. Makromoleküle (Stärke, Proteine, Gummi arabicum, PVA, insbesondere Blockpolymere) bilden die dritte Gruppe von Emulgatoren.Sofern sie geladen sind (Polyanionen, Polyelektrolyte), entstehen Oberflächenladungen und die Stabilisierung erfolgt zum einen durch elektrostatische Abstoßung. Zusätzlich treten sterische Wechselwirkungen auf, die bei nicht geladenen Makromolekülen die einzige Stabilisierungsmöglichkeit darstellen. Blockpolymere (z. B. aus Ethylenoxid und Propylenoxid) spielen technisch als Emulgatoren eine große Rolle, weil sie durch Veränderung der Größe der lipophilen und hydrophilen Blöcke den technischen Erfordernissen angepaßt werden können.
4. Eine Stabilisierung durch kolloide Festpartikel ist im Prinzip möglich, bisher aber technisch noch wenig genutzt.

Gute Stabilisatoren sollen noch eine Reihe weiterer Bedingungen erfüllen (Tab. 4), die vor allem zur Herstellung der Emulsionen notwendig sind (rasches Spreitungsvermögen, ausreichende Diffusionsgeschwindigkeit und Löslichkeit in Wasser bzw. Öl).

Tab. 4: Kriterien für die Eignung von Emulgatoren zur Stabilisierung von Emulsionen

1. Hohe Grenzflächenaktivität, Herabsetzung der Grenzflächenspannung
2. Aufbau geladener Grenzflächenfilme
3. Möglichkeit der sterischen Stabilisierung
4. Rasches Spreitungsvermögen an der Grenzfläche
5. Ausreichende Diffusionsgeschwindigkeit in einer der Phasen
6. Ausreichende Löslichkeit in der kohärenten Phase
7. Hohe Oberflächenviskosität und Elastizität des Emulgatorfilms (Verzögerung der Koaleszens)

58   II. Energetische Wechselwirkungen in Dispersionen und Emulsionen

Prinzipiell sollen möglichst viele der in der Tabelle 4 genannten Bedingungen erfüllt sein. In der Regel lassen sich jedoch alle Forderungen nur durch Emulgatormischungen erfüllen. So werden neben ionischen Tensiden nicht-ionische Tenside oder Blockpolymere zugesetzt, um die elektrostatische Stabilisierung durch die sterische zu verstärken. Der Zusatz nichtionischer Tenside und besonders von Blockpolymeren erhöht zudem die Viskosität des Oberflächenfilms.

8.3 HLB-Konzept

Die wichtigsten Emulgatoren sind amphiphile Moleküle oder Ionen, die einen hydrophilen und einen lipophilen (hydrophoben) Teil enthalten. Das Verhältnis des hydrophilen Charakters zum lipophilen ist für die Eignung als Emulgator oder als Destabilisator ausschlaggebend. Um dieses Verhältnis abzuschätzen, wurde 1951 von Griffin das HLB-Konzept (= *h*ydrophil/*l*ipophil *b*alance) entwickelt. Eine der pH-Skala nachgebildete HLB-Skala zeigt für HLB = 7 ein ausgewogenes Verhältnis der beiden Anteile. Stoffe mit HLB $\approx$ 7 sind ausgezeichnete Benetzungsmittel und machen hydrophobe Oberflächen für Wasser und hydrophile Oberflächen für Öl benetzbar. Kleinere HLB-Werte zeigen Verbindungen mit überwiegendem hydrophoben Rest an und eignen sich für die Stabilisierung von W/O-Emulsionen. Bei HLB > 7 überwiegt der hydrophile Einfluß. Emulgatoren mit HLB etwa 10–13 stabilisieren daher besonders gut O/W-Emulsionen (Tab. 5).

Tab. 5: Anwendungsmöglichkeiten von Emulgatoren in Abhängigkeit von ihrem HLB-Wert (Griffin (39))

HLB	Dispersion in Wasser	Anwendung
1– 4	–	–
3– 6	Schlecht	W/O-Emulsionen
6– 8	Milchige Dispersion	Benetzungsmittel
8–10	Stabile, milchige Dispersion	Benetzungsmittel O/W-Emulsion
10–13	Durchscheinend bis klare Dispersion	O/W-Emulsion
> 13	klare „Lösung"	O/W-Emulsion Solubilisierungsmittel

Der Vorteil des HLB-Konzepts liegt darin, daß sich der HLB-Wert eines Moleküls oder Ions aus Inkrementen für die einzelnen funktionellen Gruppen additiv abschätzen läßt („The Atlas HLB-System" (34), (35)). Über weitere Kenngrößen wie PIT (Phasenumkehrtemperatur) und CER (cohesive energy ratio) siehe z. B. (36).

8.4 Destabilisierung (Brechen) von Emulsionen

Die Destabilisierung von Emulsionen kann einmal durch *Koagulation* erfolgen und dann ähnlich ablaufen wie bei Dispersionen: die Tröpfchen aggregieren, bleiben aber durch ihre Schutzschichten voneinander getrennt. Bei der *Koaleszens* treten die Tröpfchen unter Durchbrechen der Schutzschichten zusammen und bilden eine kohärente Phase. Das in der Praxis häufig auftretende *Creaming* beruht auf einer spontanen Entmischung und Zusammenlagerung der größeren Tröpfchen auf Abstände des sekundären Minimums. Da das sekundäre Minimum flach ist, lassen sich die Tröpfchen wiederum mechanisch voneinander trennen, d. h. redispergieren.

Die Destabilisierung kann nach den an Dispersionen erläuterten Mechanismen erfolgen. Rein elektrostatisch stabilisierte Emulsionen lassen sich nach der DLVO-Theorie durch eine Erhöhung der Salzkonzentration brechen. In Gegenwart von ionischen Makromolekülen (Polyelektrolyte, Proteine) kann auch durch Wahl eines in der Nähe des isoelektrischen Punktes oder des pzc liegenden pH-Wertes die Stabilität herabgesetzt werden. Zum Brechen der Emulsion muß es dabei aber nicht kommen, wenn die sterische Stabilisierung ausreichend hoch ist.

Sterisch stabilisierte Emulsionen sind besonders schwer zu brechen. Ein Aussalzen hat in der Praxis oft wenig Erfolg, weil die notwendigen hohen Salzkonzentrationen in der wäßrigen Phase nicht verwirklicht werden können, vor allem wenn die Wasserphase schon viel Salz enthält. Zuweilen hat der Zusatz von O/W-Emulgatoren zu W/O-Emulsionen Erfolg. Als einziger Ausweg bleibt oft nur der Einsatz von Blockpolymeren oder Graftpolymeren, die nach dem Mechanismus in Abb. 17 die Tropfen miteinander „verbrücken" können und eine meist langsam ablaufende Destabilisierung initiieren.

Mechanisch kann das Brechen von Emulsionen durch Ausfrieren, Filtrieren, Zentrifugieren und Destillieren beschleunigt werden. Weiterhin können manche

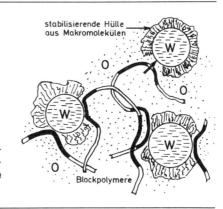

Abb. 17: Brechung einer sterisch stabilisierten Wasser/Öl-Emulsion, in dem geeignete Bereiche von Blockpolymeren in die schützende Makromolekülhülle eindringen

Emulsionen in starken elektrischen Feldern (Elektrophorese für O/W-Emulsionen, „droplet deformation" bei W/O-Emulsionen) gebrochen werden.

Allgemein werden O/W-Emulsionen, die sterisch und elektrostatisch stabilisiert sind, leichter zu brechen sein als W/O-Emulsionen, bei denen die sterische Wechselwirkung überwiegt. Die Brechung stabiler Emulsionen ist eines der in der Praxis schwierigsten Kapitel der Kolloidchemie!

9. Zusammenfassung

Dispersionen (Suspensionen) und Emulsionen entstehen durch Aufteilung einer festen (Dispersionen) oder flüssigen Phase (Emulsionen) in einer flüssigen Phase. Die Teilchen oder Tröpfchen würden ohne stabilisierende Oberflächenschichten spontan aggregieren: Dispersionen koagulieren, Emulsionen brechen. Stabilisierung kann durch Erzeugung von Oberflächenladungen oder durch sterische Wechselwirkung erfolgen. Die Stabilisierung durch Oberflächenladungen wird durch die DLVO-Theorie beschrieben. Einfache numerische Beispiele werden an Latexdispersionen erläutert. Ausführlich wird diskutiert, wie Veränderungen der Oberflächenstruktur die Stabilität beeinflussen. Aus der DLVO-Theorie und der Theorie der sterischen Stabilisierung lassen sich Faustregeln ableiten, die bei der Herstellung stabiler Dispersionen und Emulsionen zu beachten sind.

Literatur

(1) Small, D. M., Pure Appl. Chem. *53*, 2095–2103 (1981).
(2) Verwey, E. J. W. und Overbeek, J. Th. G., Theory of the Stability of Lyophobic Colloids. Elsevier Publ. Comp. Amsterdam – New York (1948).
(3) Hiemenz, P. C., Principles of Colloid and Surface Chemistry. Marcel Dekker, New York – Basel (1977).
(4) Van Olphen, H., An Introduction to Clay Colloid Chemistry. J. Wiley and Sons, New York (1977).
(5) Overbeek, J. Th. G., Pure Appl. Chem. *52*, 1151–1161 (1980).
(6) Persegian, V. A. und Ninham, B. W., J. Colloid Interf. Sci. *37*, 332–341 (1971).
(7) Persegian, V. A., in H. van Olphen und K. J. Mysels (ed.) Physical Chemistry, enriching topics from colloid and surface science, Theorex, La Jolla, Calif., 27–72 (1975).
(8) Ottewill, R. H. und Richardson, R. A., Colloid Polym. Sci. *260*, 708–719 (1982).
(9) Hogg, R. and Yang, K. C., J. Colloid Interf. Sci. *56*, 573–576 (1976).
(10) Lagaly, G. and Frey, E., J. Colloid Interf. Sci. *70*, 46–55 (1979).
(11) Mamur, A., J. Colloid Interf. Sci. *72*, 41–48 (1979).
(12) Frens, G. and Overbeek, J. Th. G., J. Colloid Interf. Sci. *38*, 376–387 (1972).
(13) Overbeek, J. Th. G., J. Colloid Interf. Sci. *58*, 408–421 (1977).
(14) Frens, G., Farad. Disc. *65*, 146–155 (1978).
(15) Lagaly, G., Schön, G. und Weiss, A., Kolloid Z. Z. Polymere, *250*, 667–674 (1972).
(16) Ottewill, R. H., Progr. Colloid Polymer Sci. *67*, 71–83 (1980).
(17) Stigter, D., Progress Colloid Polymer Sci. *65*, 45–52 (1978).

(18) Frens, G., Thesis, Universität Utrecht (1968).
(19) Lyklema, J., Pure Appl. Chem. *52*, 1221–1227 (1980).
(20) Usui, S., J. Colloid Interf. Sci. *44*, 107–113 (1973).
(21) Gregory, J., J. Colloid Interf. Sci. *51*, 44–51 (1975).
(22) Lyklema, J. in H. van Olphen and K. J. Mysels (ed.): Physical Chemistry, enriching topics from colloid and surface science, Theorex, La Jolla, Calif., 281–292 (1975).
(23) Lyklema, J. and de Wit, J. Electroanal. Chem. *65*, 443–452 (1975).
(24) Scamehorn, J. F., Schechter, R. S. and Wade, W. H., J. Colloid Interf. Sci. *85*, 463–501 (1982).
(25) Rupprecht, H. und Biedermann, M., Pharm. Ind. *35*, 215–217, 353–355, 640–642 (1973).
(26) Rupprecht, H. und Biedermann, M., Colloid Polymer Sci. *252*, 558–565 (1974).
(27) Rupprecht, H., Acta Pharm. Techn. *22*, 37–54 (1976).
(28) Matijevic, E., J. Colloid Interf. Sci. *43*, 217–245 (1973).
(29) Matijevic, E., J. Colloid Interf. Sci. *58*, 374–389 (1977).
(30) Reerink, H. and Overbeek, J. Th. G. Disc. Farad. Soc., *18*, 74–84 (1954).
(31) Ottewill, R. H. und Walker, T., Kolloid Z. Z. Polym. *227*, 108–116 (1968).
(32) Mathai, K. G. und R. H. Ottewill, Kolloid Z. Z. Polymere, *236*, 147–151 (1970).
(33) Sato, T. and Ruch, R., Stabilization of Colloidal Dispersions by Polymer Adsorption. M. Dekker, Inc., New York – Basel (1980).
(34) „The Atlas HLB-System" Bulletin LD 97, 3 M 5/71, ICI United States, Inc., Wilmington, Delaware.
(35) Becher, P. und Griffin, W. C., in: Detergents and Emulsifiers, Allured Publishing Comp., Ridgewood, New Jersey (1974).
(36) Prince, L. M., in: L. M. Prince (ed.), Mikroemulsions, theory and practise. Academic Press, New York (1977).
(37) Tadros, Th. F. und Lyklema, J., J. Electroanal. Chem. *17*, 267–275 (1968).
(38) Wiese, G. R. and Healy, T. W., J. Colloid Interf. Sci., *52*, 458–467 (1975).
(39) Griffin, W. C., J. Soc. Cosmetic Chemists *5*, 4 (1954).
(40) Duckworth, R. M. and Lips, A., J. Colloid Interf. Sci. *64*, 311–319 (1982).

Die beim Dispergieren flüssiger Zweiphasensysteme mit Rührwerken auftretende Zerteilung der Tropfen wird mit Hilfe der Turbulenztheorie erklärt. Die Tropfen werden durch Schubspannungen beansprucht, die von Mikrowirbeln im gerührten Behälter erzeugt werden, und zerfallen dann. Die Turbulenzintensität nimmt mit zunehmendem Abstand vom Rührorgan ab. Anhand von Dispergierversuchen mit verschiedenartigen Rührern wird die Abhängigkeit der Dispersität der Emulsion von der Art des Rührorgans und von der spezifischen Leistung gezeigt.

III. Rühren und Mischen als Grundoperationen in der Herstellung disperser Systeme (Grundlagen und Anwendung)

Von Klausdieter Kipke, Schopfheim

1. Einleitung

Dispergieren heißt formal das Zerteilen eines Stoffes in einzelne Partikel, welche als die disperse Phase bezeichnet werden, sowie das Verteilen dieser Partikel in einem Dispersionsmittel, der sog. kontinuierlichen Phase. Grundsätzlich können die Partikel, die in dem flüssigen Dispersionsmittel zu verteilen sind, fest, flüssig oder gasförmig sein.

Die Apparate, die hierfür in Frage kommen, sind je nach Aufgabenstellung entweder Rührwerksmühlen, Rührwerkskugelmühlen, Zahnkranz-Rotor/Stator-Dispergiermaschinen, Kneter, Extruder, Ultraschallhomogenisatoren, statische Mischer oder auch klassische Rührwerke mit entsprechenden Rührorgankonfigurationen (1).

Die sich bei einem Dispergiervorgang ergebenden Partikelgrößen liegen zwischen δ = 0,5–1000 µm, bei Zähigkeiten zwischen 1 mPa · s bis etwa max. 100 mPa · s. Dieser weite Einsatzbereich zeigt schon deutlich, daß je nach Aufgabenstellung meistens nur ein bestimmter Apparatetyp in Frage kommt, der für sich allein ein relativ enges Anwendungsspektrum besitzt.

Einleitung

Dieses Kapitel beschäftigt sich mit dem Dispergieren im flüssigen Zweiphasensystem, bei dem hauptsächlich Rührwerke mit entsprechenden Rührorganen zur Anwendung gelangen. Dispergierrührwerke findet man beispielsweise bei der Herstellung von Emulsions- oder Suspensionspolymerisationen, im großen Gebiet der Extraktion, bei der Herstellung von Cremes, Seifen, Wachsen, Farben oder in der Lebensmittelindustrie, um nur einige Beispiele zu nennen.

Das Rühren ist eines der ältesten und einfachsten Verfahren, um den Stoffaustausch zwischen mehreren nicht mischbaren Flüssigkeiten zu beschleunigen. Die Aufgabe des Rührers besteht darin, die disperse Phase in die kontinuierliche zu verteilen, meistens mit dem Ziel einer möglichst großen Phasengrenzfläche. Die Zerteilung der Tropfen erfolgt im vom Rührer erzeugten Strömungsfeld und den damit verbundenen Schubspannungsverteilungen im Rührbehälter.

Beim Dispergieren im flüssigen Zweiphasensystem unterscheidet man grundsätzlich zwei Fälle. Bei *Extraktionsvorgängen* beispielsweise reduziert man den Tropfen nur soweit, daß sich das disperse System mit relativ einfachen Mitteln im Settler wieder trennen läßt, z. B. durch Schwerkraft. Für die minimale Absetzgeschwindigkeit gilt für den Stokesschen Bereich die bekannte Beziehung:

$$v_{min} = (\varrho_c - \varrho_d) \cdot \frac{g \cdot \delta_{min}^2}{18 \cdot \eta_c} \qquad (1)$$

Sie ist somit proportional zum Quadrat des Tropfendurchmessers, d. h. der kleinste Tropfen bestimmt die Größe des Settlers. Aus diesem Grunde ist eine enge Tropfenverteilung erwünscht.

Reduziert man den Tropfendurchmesser dagegen so stark, daß das disperse System für eine gewisse Zeitspanne stabil bleibt, so spricht man bekanntlich von *Emulsionen*. Meistens liegen stabile Verhältnisse vor, wenn die Teilchengröße $\delta < 1\ \mu m$ ist. Durch Zusatz grenzflächenaktiver Emulgatoren kann man die Vereinigung kleiner Tropfen zu größeren verhindern. Die Herstellung von Emulsionen erfolgt im allgemeinen bei niedrigviskosen Stoffen unter etwa 0,1 Pa s in Rührgefäßen mit Ankerrührern oder INTERMIG-Rührern mit relativ großen Durchmesserverhältnissen. Für feindisperse Emulsionen, also nicht mehr sichtbare Tröpfchen, kann man Propeller- und Scheibenrührer einsetzen. Feinst disperse Emulsionen, d. h. Emulsionen, bei denen die feinsten Tröpfchen bereits Brownsche Molekularbewegungen ausführen, erzielt man mittels Dispergierscheiben oder Rotor/Statorkombinationen.

Bei vorliegender Rührergeometrie wird, wie später noch gezeigt wird, der Zerteilvorgang hauptsächlich durch die spezifische Leistung bestimmt. Die Auslegung von Dispergierrührwerken beinhaltet die Bestimmung des Leistungsbedarfs, Rührorgangeometrie und Anordnung im Behälter sowie das Scale-up-Verhalten.

2. Bezeichnungen

a	Volumenbez. Phasengrenzfläche	$[m^2/m^3]$
c_V	Volumenkonzentration der dispersen Phase	$[-]$
d_1	Behälterdurchmesser	$[m]$
d_2	Rührerdurchmesser	$[m]$
d_{32}	Sauterdurchmesser	$[m]$
E	Energiespektrum	$[m]$
k	Wellenzahl	$[m^{-1}]$
n	Drehzahl	$[s^{-1}]$
Ne	Newton-Kennzahl	$[Ne]$
P	Leistung	$[W]$
p	Kapillardruck	$[N/m^2]$
V	Behältervolumen	$[m^3]$
v	Absetzgeschwindigkeit	$[m/s]$
We	Weberzahl	$[-]$
$Re = n d_2^2 \cdot \varrho/\eta$	Reynoldszahl	$[-]$
δ	Tropfengröße	$[m]$
ε	Energiedissipation	$[m^2/s^3]$
η	Zähigkeit (dynamisch)	$[Pa\,s]$
Λ	Makromaßstab	$[m]$
λ	Mikromaßstab	$[m]$
$\upsilon = \eta/\varrho$	kin. Zähigkeit	$[m^2/s]$
ϱ	Dichte	$[kg/m^3]$
σ	Grenzflächenspannung	$[kg/s^2]$
τ	Schubspannung	$[N/m^2]$
$\sqrt{\overline{\Delta w'^2}}$	eff. Mittelwert der Differenzgeschwindigkeit	$[m/s]$

Indizes

c	kontinuierliche Phase
d	disperse Phase
max	maximal
min	minimal

3. Leistungsbedarf von Rührorganen

Beim Rühren mit einem rotierenden Rührorgan wird der mechanische Leistungsbedarf in hauptsächlich kinetische Energie der Flüssigkeit umgewandelt. Die Rührorganblätter werden umströmt, wobei Widerstandskräfte auftreten, die sich aus Druck- und Schubspannungskräften zusammensetzen. Integriert man diese lokalen Kräfte, so kann mit dem entsprechenden Durchmesser bei einer vorgegebenen Drehzahl die aufgenommene Leistung nach der folgenden bekannten Gleichung bestimmt werden:

$$P = Ne \cdot \varrho \cdot n^3 \cdot d_2^5 \qquad (2)$$

Der Ne-Wert oder die Newton-Kennzahl ist für jedes Rührorgan eine charakteristische Größe. Sie hängt hauptsächlich von der Reynolds-Zahl ab, was in *Abb. 1* graphisch für unterschiedliche Rührorgantypen dargestellt ist. Eine Abhängigkeit der Froude-Zahl kann immer dann vernachlässigt werden, wenn keine Trombe vorhanden ist.

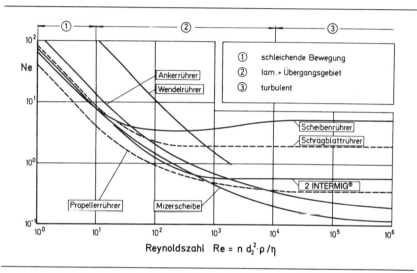

Abb. 1: Leistungsbeiwert Ne = $P/\rho n^3 d_2^5$ = f(Re)

Der Ne-Verlauf über der Reynolds-Zahl kann in folgende drei charakteristische Bereiche eingeteilt werden:

1. Re < 10
   Stokesscher Bereich (schleichende Bewegung).
   In diesem Bereich wirken nur Zähigkeitskräfte. Trägheitskräfte sind untergeordnet. Die Abhängigkeit des Ne-Wertes von der Reynolds-Zahl erfolgt analog dem Widerstandsgesetz nach der Beziehung Ne ~ Re^{-1}.
2. Bereich 10 < Re < 10^4
   Übergangsbereich (laminar).
   In diesem Bereich sind Trägheitskräfte nicht mehr zu vernachlässigen. Der Ne-Wert hängt nicht mehr in einfacher Weise von einem Potenzgesetz ab.

66   III. Rühren und Mischen als Grundoperationen in der Herstellung disperser Systeme

3. $Re > 10^4$
   Voll turbulenter Bereich.
   Die Zähigkeitskräfte sind untergeordnet klein, was gleichbedeutend ist, daß die Newton-Zahl nicht mehr von der Reynoldszahl abhängt (Ne = const).

Beim Dispergieren im flüssigen Zweiphasensystem setzt man zweckmäßigerweise für die Dichte bei der Leistungsbestimmung sowie für die Zähigkeit bei der Reynoldszahlermittlung die folgenden Werte ein:

$$\bar{\varrho} = \varrho_c + c_V \cdot \Delta\varrho \qquad (3)$$

$$\eta = \frac{\eta_c}{1 + c_V} \left(1 + \frac{1{,}5 \cdot \eta_d \cdot c_V}{\eta_d + \eta_c} \right) \qquad (4)$$

Hohe Ne-Werte bedeuten im allgemeinen, daß an den Rührerblättern hohe lokale Widerstandskoeffizienten auftreten. Der Widerstand ist immer dann besonders groß, wenn eine strömungsungünstige Profilierung des Rührerblattes vorliegt und es zu lokalen Ablöseerscheinungen kommt. Der Ne-Wert wird auch per Definition groß, wenn in Umfangsrichtung eine große Projektionsfläche vorhanden ist. Für Dispergierprozesse werden im allgemeinen Rührorgane ausgesucht, die relativ hohe Ne-Werte aufweisen, wie beispielsweise der Scheibenrührer oder der unter 45° angestellte Schrägblattrührer *(Abb. 2A)*. Betrachtet man die Entwicklung der letzten Jahre, so ist eigentlich darüber hinaus auch ein Trend zu strö-

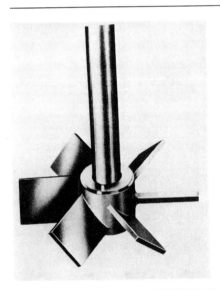
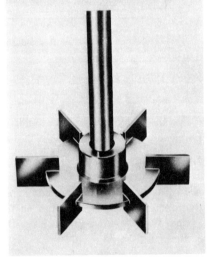

Abb. 2A: Rührorgane zum Dispergieren fl./fl.

3. Leistungsbedarf von Rührorganen   67

mungsgünstigeren Rührorganen festzustellen, die wegen des erforderlichen Leistungseintrages mit entsprechend hohen Umfangsgeschwindigkeiten arbeiten ($u < 25$ m/s). Hierzu gehören nach *Abb. 2 B* der Propeller, der INTERMIG-Rührer sowie die EKATO-MIZER-Scheibe.

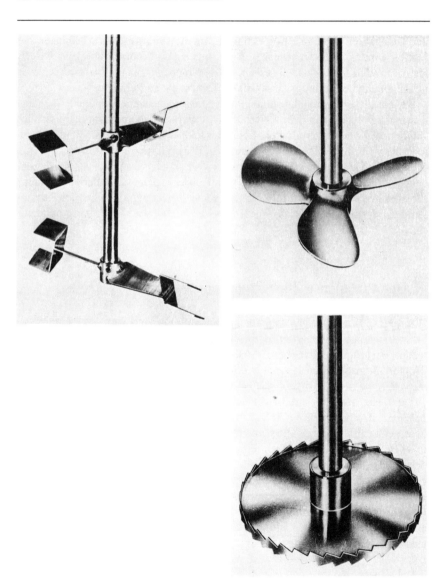

Abb. 2 B: Rührorgane zum Dispergieren fl./fl.

Die Leistungsaufnahme des Rührorgans ist also eine wesentliche Grundlage für den Zerteilvorgang der Tropfen. Weiterhin spielt aber auch eine wesentliche Rolle, wie diese Leistung in den Behälter eingebracht wird, nämlich konzentriert auf einen Punkt oder relativ gleichmäßig verteilt. Während im ersten Fall eine hohe lokale Dissipationsdichte in der Umgebung des Rührorgans erzielt wird, welche für den Zerteilvorgang in vielen Fällen optimal ist, wird im anderen Fall der Dissipationspegel relativ gleichmäßig im Behälter verteilt. Messungen des Schubspannungsfeldes in einem Behälter mit einem Scheibenrührer als Dispergierorgan ($d_2/d_1 = 0,3$) haben gezeigt, daß die lokale maximale Energiedissipation in Umgebung des Rührers ca. 300mal größer ist als im Behälter.

Welche dieser beiden Leistungseinbringungsmöglichkeiten optimal ist, hängt meistens sehr stark von dem verwendeten Stoffsystem ab und zwar hauptsächlich von seinem Koaleszenzverhalten. Bei hoher lokaler Energiedissipation in Rührorgannähe werden die Tropfen dort zunächst dispergiert. Außerhalb dieses Bereiches, wo die Dissipation erheblich geringer ist, kommt es eventuell zur Koaleszenz und anschließend durch die ebenfalls vom Rührer erzeugte Zirkulationsströmung zur erneuten Redispersion in Rührorgannähe. Insgesamt stellt sich im Reaktor somit ein dynamisches Gleichgewicht zwischen Zerteil- und Koaleszenzvorgängen ein.

4. Der turbulente Zerteilvorgang

Während das Zerteilen von Tropfen im laminaren Bereich hauptsächlich durch die Scherspannungen in zigarren- oder linsenförmige Tropfen erfolgt, die bei anhaltender Verformung in kleinere Tröpfchen zerbrechen, erfolgt das Zerteilen der Tropfen im turbulenten Bereich hauptsächlich durch die turbulenten Schubspannungen.

Turbulenz ist durch ihren stochastischen Charakter gekennzeichnet (3). Dies bedeutet, daß der zeitliche Ablauf turbulenter Strömungsvorgänge nicht vorausberechenbar ist. Man behilft sich daher mit statistischen Berechnungsmethoden und Größen sowie einer Einschränkung der allgemeinen Turbulenz auf die Sonderfälle der homogenen und der isotropen Turbulenz. Isotropie bedeutet, daß die turbulenten Schwankungsgrößen von jeder Änderung des zugrunde gelegten Koordinationssystems in Richtung Rotation oder Translation unabhängig sind. Obwohl in einem Rührkessel durch die vom Rührorgan erzeugten Umlaufströmung eine Hauptströmung und damit auch eine Richtung vorgegeben ist, versucht man dennoch in einer ersten Näherung mit Hilfe der isotropen Turbulenztheorie nach Kolmogoroff (4) erste Berechnungen durchzuführen.

Dabei geht man von der Vorstellung aus, daß das Rührorgan primär große Turbulenzelemente oder Wirbel erzeugt, die dem stationären Strömungsfeld überlagert werden. Dieses führt dann bei einem vorgegebenen Punkt im Strömungsfeld zu den bekannten turbulenten Schwankungsgeschwindigkeiten, welche als Überlagerung von verschiedenen Frequenzen der Wirbel mit unterschiedlicher Amplitude gedeutet werden können. Die Primärwirbel mit ihrem charakteristischen großen Durchmesser, dem Makromaßstab Λ geben ihre kinetische Energie an kleinere Wirbelelemente ab, was gleichzeitig mit einem Entzug von Energie aus der Hauptströmung verbunden ist. Dieser Transportmechanismus wird ausschließlich durch Trägheitskräfte bewirkt.

Die Zähigkeitskräfte haben dabei zunächst keinerlei Einfluß. Sind dagegen die Wirbel bereits sehr klein geworden, kommen mehr und mehr Viskositätseinflüsse zum Tragen. Die dabei von den größeren Wirbeln empfangene Energie wird dann vollständig in Wärme dissipiert. Die Größe der Wirbelelemente kann aus einer Messung der lokalen Schwankungsgeschwindigkeit über Frequenzen nach der Fourier-Analyse in Wellenzahlen umgeformt werden.

Je stärker der Zerfall der ursprünglichen Makrowirbel fortgeschritten ist, desto mehr und mehr „vergessen" die kleineren Wirbelelemente quasi, woraus sie einmal entstanden sind. Da die primäre Strömungsrichtung, die durch den Rührer im Behälter erzeugt wird, hauptsächlich für die großen Makrowirbel gültig ist, geht dieser Hauptströmungsrichtungseinfluß bei kleineren Wirbeln mehr und mehr verloren, so daß man mit relativ guter Näherung im Bereich kleiner Wirbel oder hoher Wellenzahlen von einer annähernd isotropen Turbulenz sprechen kann. Die Abmessung eines Dissipationswirbels kann nach Kolmogoroff (4) mit der Beziehung

$$\lambda = (\upsilon^3/\varepsilon)^{1/4} \tag{5}$$

angegeben werden. Dieser charakteristische Mikromaßstab λ der Turbulenz hängt also nur von der Energiedissipationsdichte sowie von der Zähigkeit der Flüssigkeit ab.

Die Größe des Makrowirbels Λ hängt dagegen hauptsächlich von der Geometrie des turbulenzerzeugenden Rührorgans ab. Beim klassischen Scheibenrührer beträgt beispielsweise $\Lambda = 0{,}08$ mal den Durchmesser des Rührers. Er ist somit unabhängig von der Dissipationsdichte ε sowie von der Zähigkeit η.

Die Zerteilvorgänge der Tropfen treten im allgemeinen im Mikrobereich auf. Aus diesem Grunde ist es sinnvoll, die Energieverteilung der kleinen Wirbel näher zu betrachten. Dies erfolgt üblicherweise in Form eines Energiespektrums (E) in Abhängigkeit von der Wellenzahl k, wie es in *Abb. 3* dargestellt ist (2). Man erkennt an diesem Bild, daß mit abnehmender Wirbelgröße und damit zunehmender Wellenzahl die Energie abnimmt, wobei auffällt, daß die Steigung im abfallenden Bereich unterschiedlich ist.

Man unterscheidet dabei zwei Bereiche, in denen folgende Abhängigkeit vorhanden ist:

$$E(k) \sim \varepsilon^{2/3} \cdot k^{-5/3} \quad \text{(Trägheitsbereich)} \tag{6}$$

$$E(k) \sim \varepsilon^2 \cdot \upsilon^{-4} \cdot k^{-7} \quad \text{(Dissipationsbereich)} \tag{7}$$

70   III. Rühren und Mischen als Grundoperationen in der Herstellung disperser Systeme

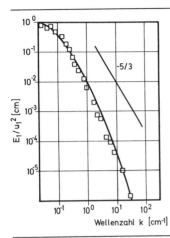

Abb. 3: Turbulentes Energiespektrum in einem Rührbehälter

Die Aufteilung der Mikroturbulenz in zwei Bereiche kann auch über die Schwankungsbewegungen im turbulenten Feld hergeleitet werden (5). Man geht dabei von der Annahme aus, daß an zwei um Δr auseinanderliegenden Punkten unterschiedliche Geschwindigkeiten vorliegen, wobei sich die Differenzgeschwindigkeit ständig nach Betrag und Richtung verändert.

Mit der Einführung des effektiven Mittelwertes:

$$\sqrt{\overline{\Delta w'^2}} = \sqrt{\overline{[w'(r) - w'(r + \Delta r)]^2}} \qquad (8)$$

der Kolmogoroffschen Länge λ sowie der charakteristischen Geschwindigkeit $W = (\varepsilon \cdot \nu)^{1/4}$ kann der Effektivwert $\sqrt{\overline{\Delta w'^2}}$ über dem dimensionslosen Abstand Δr aufgetragen werden. Bei isotroper Turbulenz ist Δr nicht an eine Orientierung im Raum gebunden.

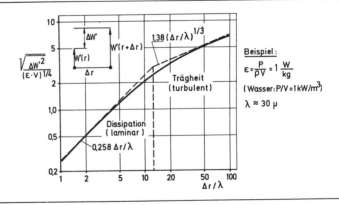

Abb. 4: Effektivwerte der Differenzgeschwindigkeit nach Schubert (Mikroturbulenz)

4. Der turbulente Zerteilvorgang

Auch hier sieht man nach *Abb. 4*, daß zwei Bereiche vorliegen. Im Bereich $0 < \Delta r < 5\lambda$ gilt die Beziehung

$$\sqrt{\overline{\Delta w'^2}} = 0{,}26 \cdot \sqrt{\varepsilon/\upsilon} \, \Delta r \quad (9)$$

wohingegen bei den größeren Wirbeln, also im Trägheitsbereich die Beziehung gilt:

$$\sqrt{\overline{\Delta w'^2}} = 1{,}38 \cdot (\varepsilon \cdot \Delta r)^{1/3} \quad (10)$$

Diese Zusammenhänge können vorteilhaft bei der rechnerischen Bestimmung des Tropfenzerteilvorgangs benutzt werden. So befinden sich beispielsweise Partikel, die in der Größenordnung von $10\lambda < \delta \ll \Lambda$ liegen, unter dem Einfluß der Schwankungsbewegung der turbulenten Wirbel im Trägheitsbereich. Ein Tropfen des Durchmessers δ mit dem Kapillardruck

$$p = \frac{4\sigma}{\delta} \quad (11)$$

steht nach *Abb. 5* im ständigen Gleichgewicht mit der angreifenden turbulenten Schubspannung aufgrund der unterschiedlichen Schwankungsgeschwindigkeiten auf der Ober- und Unterseite

$$\tau = \varrho \, \overline{w'^2} = \varrho \, 1{,}9 \cdot (\varepsilon \cdot \delta)^{2/3} \quad (12)$$

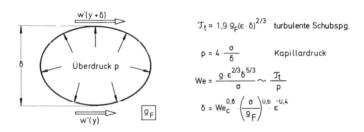

Abb. 5: Turbul. Zerteilmechanismus im Trägheitsbereich

Das Verhältnis dieser beiden Spannungen wird bekanntlich als Weber-Zahl bezeichnet.

$$We \sim \frac{\tau}{p} \sim \frac{\varrho \cdot \varepsilon^{2/3} \delta^{5/3}}{\sigma} \quad (13)$$

Überschreitet diese Kennzahl einen kritischen Wert, dann dominieren die turbulenten Schubspannungen über die stabilisierende Wirkung des Kapillardrucks und es kommt zum Zerteilen des Tropfens. Die Erfahrung zeigt, daß die kritische Weber-Zahl in der Größenordnung von $We = 0{,}37$ liegt (5).

Für die maximale Tropfengröße δ_{max} gilt somit für diesen Turbulenzbereich die Beziehung nach Gl. (13):

$$\delta_{max} = We_c^{0,6} \left(\frac{\sigma}{\varrho}\right)^{0,6} \cdot \varepsilon^{-0,4} \qquad (14)$$

Die Tropfen mit den Abmessungen $\delta < 10\lambda$ werden durch die Schubspannungen im Dissipationsunterbereich deformiert. In diesem Bereich gilt für die Schubspannung die Beziehung:

$$\tau = \eta \cdot \frac{d\sqrt{w'^2}}{d\,\Delta r} = \eta \cdot 0,26 \cdot \varepsilon^{1/2} \cdot v^{1/2} = 0,26 \cdot \varrho \cdot (\varepsilon \cdot v)^{1/2} \qquad (15)$$

Mit Gl. (14) und (11) folge somit für die Tropfengröße δ im laminaren Unterbereich

$$\delta \sim \frac{\sigma}{\varrho}(\varepsilon \cdot v)^{-1/2} \qquad (16)$$

5. Tropfengrößen

Die Umlaufströmung im Rührbehälter bewirkt, daß Zerteil- und Koaleszenzvorgänge zwischen den dispersen Teilchen in einem dynamischen Gleichgewicht stehen. Der Dispergiervorgang erfolgt durch stochastisch wirkende Turbulenz, daher ist im allgemeinen immer mit einer Tropfengrößenverteilung zu rechnen. Als charakteristischer Durchmesser wird bei Dispergierexperimenten hauptsächlich der mittlere oder der Sauterdurchmesser gewählt, der folgendermaßen definiert ist:

$$d_{32} = \frac{\Sigma n_i \delta_i^3}{\Sigma n_i \delta_i^2} \qquad (17)$$

Die volumenbezogene Austauschfläche ergibt sich zu

$$a = \frac{6 \cdot c_v}{d_{32}} \qquad (18)$$

Die Energiedissipationsdichte in einem Rührgefäß kann in erster Näherung proportional der massenbezogenen Rührleistung gesetzt werden:

$$\varepsilon = \frac{P}{\varrho \cdot V} \sim n^3 \cdot d_2^2 \qquad (19)$$

Setzt man diese Beziehung in Gl. (14) ein, so erhält man nach kurzem Umformen die Beziehung

$$d_{32} \sim n^{-1,2} \qquad (20)$$

Die Tropfengröße d_{32} wird demnach bei vorgegebenen Stoffdaten und Rührergeometrie ausschließlich über die spezifische Leistung gesteuert und zwar nach

Gl. (14) mit dem Exponenten −0,4. Dieser theoretische Wert wird auch häufig experimentell bestätigt. Allerdings gibt es, wie Glasser (10) gezeigt hat, experimentelle Werte des Exponenten zwischen −0,2 und −0,4. Dies kann auf unterschiedliche Meßmethoden zurückzuführen sein. Wahrscheinlicher ist aber, daß je nach verwendetem System mehr Koaleszenz- oder Zerteilvorgänge dominierend sind.

Shinnar (6) hat gezeigt, daß in einem turbulenten Strömungsfeld sogn. turbulenzstabilisierte Dispersionen auftreten. Dabei wird angenommen, daß der maximale Tropfendurchmesser entsprechend Gl. (14) proportional $(P/V)^{-0,4}$ ist.

Der minimale Tropfendurchmesser δ_{min} wird durch die Koaleszenz kleinerer Tropfen bestimmt, die mit einer entsprechenden Frequenz zusammenstoßen. Für diese Abhängigkeit von der spezifischen Leistung ergibt sich theoretisch ein Wert von

$$\delta_{min} \sim P/V^{-0,25} \quad (21)$$

Kleinere Tropfen als δ_{min} können nicht bestehen, da sie durch den Zusammenprall koaleszieren. Nach *Abb. 6* wird somit bei einem vorgegebenen Stoffsystem mit zunehmender spezifischer Leistung das erwartete Spektrum immer enger. Da das Koaleszenzverhalten sehr stark durch grenzflächenaktive Substanzen verändert werden kann, muß man eigentlich auch davon ausgehen, daß bei industriell durchgeführten Dispersionsvorgängen unterschiedliche Exponenten der spezifischen Leistung auftreten.

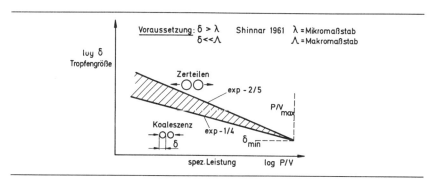

Abb. 6: Turbulenzstabilisierte Dispersionen

6. Rührorganeinfluß

Abbildung 7 zeigt die Abhängigkeit des Sauterdurchmessers d_{32} von der spezifischen Leistung für unterschiedliche Rührorgankonfigurationen für eine Dispersion von geschmolzenen Wachskugeln in heißem Wasser (7). Bei dieser Meßmethode können sehr schnell durch Siebanalyse Tropfengrößenverteilungen gemes-

74   III. Rühren und Mischen als Grundoperationen in der Herstellung disperser Systeme

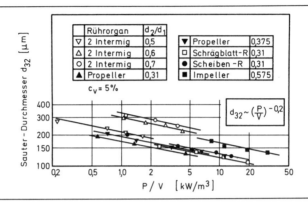

Abb. 7: Sauterdurchmesser in Carnaubawachs/Wasser

sen werden, nachdem durch plötzliches Abkühlen die Wachskügelchen zur Erstarrung gebracht worden sind. Das Prinzip des Einfrierens von dispergierten Wachströpfchen durch plötzliche Abkühlung wurde von Brooks (8) erstmalig verwendet. Aus dem Bild geht hervor, daß bei diesem verwendeten Stoffsystem eine P/V-Abhängigkeit mit dem Exponenten $-0{,}2$ vorliegt. Einen Exponenten von $-0{,}4$ erhält man lediglich, wenn man ohne Stromstörer arbeitet. Es liegt daher die Vermutung nahe, daß der gemessene Exponent auf Koaleszenzvorgänge im Schatten der Stromstörer zurückgeführt werden kann.

Aus dieser Abbildung sieht man deutlich, daß der INTERMIG mit dem Durchmesserverhältnis von 0,7 und 0,6 für Dispergiervorgänge ebenso ungeeignet ist wie der klassische Impeller-Rührer, wenn man die energetische Seite betrachtet.

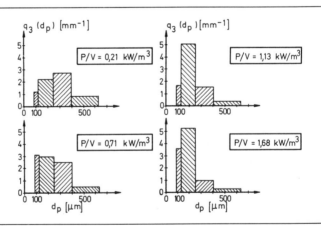

Abb. 8: Histogramme für 2 INTERMIG 05

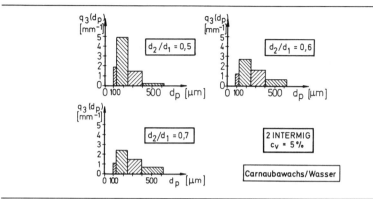

Abb. 9: Histogramme für INTERMIG

Am besten schneiden überraschenderweise der Propeller, der INTERMIG mit dem Durchmesserverhältnis 0,5, der Schrägblattrührer und der Scheibenrührer ab. Das Durchmesserverhältnis spielt offensichtlich eine dominierende Rolle. Es sollte für Dispergiervorgänge stets kleiner als 0,5 sein. Der Impeller mit dem Durchmesserverhältnis $d_2/d_1 = 0,575$ und der INTERMIG mit dem Durchmesserverhältnis 0,6 liegen nahezu auf einer Regressionsgeraden, obwohl der INTERMIG 2stufig arbeitet und somit über die Höhe gleichmäßiger dissipiert als der am Boden befindliche 1stufige Impeller. Betrachtet man die gemessene Tropfenverteilung in Abhängigkeit von der spezifischen Leistung, so wird nach *Abb. 8* der von Shinnar vorhergesagte Trend einer turbulenzstabilisierten Dispersion recht gut bestätigt. Man sieht sehr deutlich, daß mit zunehmender Leistung nicht nur erwartungsgemäß der mittlere Tropfendurchmesser zurückgeht, sondern daß auch die Verteilung immer enger wird.

Der Einfluß des Durchmesserverhältnisses auf die Tropfenverteilung ist in *Abb. 9* am Beispiel des 2stufigen INTERMIGs dargestellt. Es zeigt die Histogramme für unterschiedliche Durchmesserverhältnisse bei gleicher spezifischer Leistung. Mit abnehmendem Durchmesserverhältnis wird sowohl der mittlere Sauterdurchmesser kleiner, als auch das Spektrum enger.

Da das Dispergieren sowie das Koaleszieren in einem turbulenten Strömungsfeld erfolgt, ergibt sich aufgrund des stochastischen Charakters grundsätzlich immer eine Tropfengrößenverteilung. *Abbildung 10* zeigt die Verteilungsfunktion von Tropfengrößen für die unterschiedlichsten Rührorgankonfigurationen. Wie man sieht, können alle Ergebnisse durch eine normierte logarithmische Normalverteilung recht gut wiedergegeben werden, wobei auch hier die Rührorganform insgesamt nur einen untergeordneten Einfluß ausübt. Bei den dargestellten Meßergebnissen liegt die dimensionslose Standardabweichung bei $\sigma = 0,28$ und somit im Rahmen der bisher in der Literatur veröffentlichten Werte, die sich zwischen $\sigma = 0,14$ und $0,5$ bewegen (7). Nach Liepe (5) ist darüber hinaus offen-

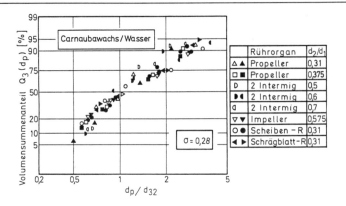

Abb. 10: Verteilungsfunktion der Tropfen

sichtlich kein Einfluß unterschiedlicher Tensidkonzentrationen auf die Normalverteilung festzustellen.

7. Konzentrationseinfluß

Erhöht man den Volumenanteil der dispersen Phase, so wird die Partikelgrößenverteilung nicht mehr nur durch Zerteilvorgänge bestimmt. Einerseits kommt es zu einer Dämpfung der Turbulenz, andererseits zu wachsender Koaleszenz. Diese beiden Effekte ergänzen sich gegenseitig und bewirken, daß die mittleren Partikeldurchmesser sich mit zunehmender Volumenkonzentration vergrößern. Anhand von theoretischen Überlegungen sowie einer Durchsicht der Literatur (2) stellt man fest, daß in den meisten Fällen folgende Abhängigkeit vorliegt:

$$d_{32} \sim 1 + C \cdot c_V \tag{22}$$

8. Zähigkeitseinfluß

Die meisten Untersuchungen für flüssig/flüssig-Dispersionen wurden im turbulenten Bereich untersucht, d. h. mit niedrigviskosen Flüssigkeiten und geringen Viskositätsunterschieden zwischen den beiden Phasen.

Untersuchungen von Arai (9) zeigten jedoch, daß bereits bei Viskositäten in der Größenordnung $\eta_d > 10$ mPa s deutliche Einflüsse auf den Tropfendurchmesser auftreten und zwar in Richtung zu größeren Tropfen. Dieser Sachverhalt ist für unterschiedliche Rührerdrehzahlen in *Abb. 11* graphisch dargestellt. Es wird

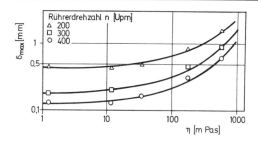

Abb. 11: Einfluß der Zähigkeit beim Dispergieren

davon ausgegangen, daß im Bereich höherer Viskositäten der dispersen Phase nicht mehr die Weber-Zahl maßgeblich ist, sondern eine Art modifizierte Reynolds-Zahl nach der Beziehung

$$\frac{\delta_{max}}{d_2} \sim \left[\frac{\varrho_c \cdot n \cdot d_2^2}{\eta_d} \right]^{-0,75} \qquad (23)$$

9. Scale-up Kriterien

Beim Hochrechnen von Ergebnissen von flüssig-flüssig-Dispersionen im Modellmaßstab auf die Großausführung wird meistens eine volumenbezogene konstante Phasengrenzfläche gefordert. Der Sauter-Durchmesser muß daher beim Hochrechnen konstant sein. Aus den im vorangegangenen Abschnitt angegebenen Gl. (14) + (21) kann man ersehen, daß bei konstanten Stoffgrößen der Sauter-Durchmesser nur von der spezifischen Leistung mit dem entsprechenden Exponenten abhängt. Da weitere Größen nicht enthalten sind, muß also beim Hochrechnen die massenbezogene spezifische Rührleistung im Modell- und im Großmaßstab konstant bleiben. Diese integrale Aussage ist für die Praxis im allgemeinen ausreichend, um Dispergierrührwerke zu dimensionieren. Es wird jedoch in (2) davon berichtet, daß offensichtlich von der Praxis her auch Hochrechnungen mit P/V < const. möglich sind.

10. Phasenbildung und Phasentrennung

Zu Beginn eines diskontinuierlichen Dispergiervorgangs liegen beide nicht mischbaren Flüssigkeiten übereinander geschichtet im Behälter vor, wobei der Rührer zunächst in Ruhe ist. Die Frage, welche dieser beiden Flüssigkeiten die disperse oder kontinuierliche Phase wird, kann nicht ohne weiteres beantwortet werden. Welche der beiden Flüssigkeiten die disperse Phase war, kann man relativ einfach erkennen: Nach Abstellen des Rührers kurz vor Erreichen der endgültigen Sedimentation, ist die horizontale Grenzfläche im allgemeinen auf der kontinuierlichen Phasenseite, während die tröpfelige Grenzfläche zur dispersen Phase zeigt, die normalerweise immer noch weiter koalesziert (11).

Im allgemeinen wird diejenige Flüssigkeit, welche den Rührer im Ruhezustand nicht umgibt, zur dispersen Phase, d. h. die den Rührer umgebende wird in den meisten Fällen zur kontinuierlichen Phase. Wenn beide Flüssigkeiten mit erheblich unterschiedlichen Volumenanteilen vorliegen, so wird im allgemeinen diejenige mit dem geringeren Volumenanteil dispers. Kompliziert wird es, wenn beide Volumenanteile größenordnungsmäßig gleich sind. In diesem Fall entscheidet die Drehzahl und die „Vergangenheit" der Dispersion darüber, welche Phase dispergiert wird. In solchen Fällen kann es durch Änderung der Drehzahl zur Phaseninversion kommen, einem relativ komplexen Vorgang, auf den hier nicht näher eingegangen werden kann.

Ein wesentlicher Punkt, warum viele Vorgänge beim Dispergieren flüssig/flüssig nicht einheitlich erklärt werden können, liegt sicherlich darin, daß sehr häufig Grenzflächeneffekte auftreten, deren Auswirkungen im Einzelnen bisher noch nicht endgültig geklärt sind (2). Da bekanntlich jedes reale System das Bestreben hat, seine potentielle Energie zu minimieren, bedeutet dieses beispielsweise bei der Oberflächenenergie, daß die Differential $dE = d(\sigma \cdot A)$ entweder durch eine Verringerung der Phasengrenzfläche dA oder durch Verringerung der Grenzflächenspannung $d\sigma$ erreicht werden kann.

Wenn die Grenzflächenspannung nur von der Temperatur des Systems abhängt, erfolgt eine Minimierung der Oberflächenenergie durch die Verkleinerung der Phasengrenzfläche dA, d. h. kleinere Teilchen sind immer bestrebt, durch Koaleszenz mit anderen Teilchen eine auf ihr Gesamtvolumen bezogene kleinere Oberfläche auszubilden.

Fügt man dagegen den beiden Flüssigkeiten eine dritte Komponente hinzu, oder geht wie im Extraktionsfall eine dritte Komponente von der einen auf die andere Phase über, so wird das System erheblich komplizierter, weil nun seine Oberflächenenergie auch durch Reduzierung der Grenzflächenspannung minimiert werden kann. In solchen Fällen bilden sich Absorptionsschichten an der Phasengrenzfläche aus, die die Grenzflächenspannung erniedrigen können. Diese Absorptionsschichten können dazu führen, daß die Tropfenzerteilung ebenso wie die Tropfenkoaleszenz erschwert werden, wobei gewisse „Alterungserscheinungen" der Phasengrenzfläche ebenfalls die Grenzflächenspannung beeinflussen (Marangoni-Effekte). Es ist leicht einzusehen, daß derartige Einflüsse zu unterschiedlichen funktionalen Zusammenhängen im Problemkreis Dispergieren flüssig/flüssig führen. Aus diesem Grunde wäre es empfehlenswert, wenn auf diesem Gebiet mehr Klarheit geschaffen wird.

11. Zusammenfassung

In der vorliegenden Arbeit wurde versucht, den Dispergiermechanismus beim Dispergieren mit Rührwerken zu erläutern und zwar mit Hilfe der Strömungsmechanik und der Turbulenztheorie. Die Ergebnisse zeigen, daß einige Gesetzmäßigkeiten relativ einfach erklärbar sind. Andererseits wird aber auch klar, daß speziell die z. T. noch unbekannten Grenzflächeneffekte anscheinend gesicherte Erkenntnisse in Frage stellen können.

Literatur

(1) Koglin, B., „Dispergieren von Stoffsystemen im Chemiebetrieb: Verfahren und Apparate". Maschinenmarkt, Vogel-Verlag, Würzburg, 86 (1980) Nr. 19, S. 346–349.
(2) Mersmann, A., H. Großmann, „Dispergieren im flüssigen Zweiphasensystem". Chem.-Ing.-Tech. 52, 621–628 (1980).
(3) Hinze, J. O., „Turbulence", McGraw Hill, New York (1975).
(4) Komolgoroff, A. N., „Sammelband zur statistischen Theorie der Turbulenz". Akademie-Verlag, Berlin (1958).
(5) Liepe, F., „Mechanische Verfahrenstechnik I", VEB Deutscher Verlag f. Grundstoffindustrie, Leipzig (1977).
(6) Shinnar, R., J. Church, „Predicting Particle Size in Agitated Dispersions". Ing. Eng. Chem. 52, 253–256 (1960).
(7) Kipke, K., „Tropfenverteilung in gerührten Flüssig/flüssig-Dispersionen". Verfahrenstechnik 15, 563–566 (1981).
(8) Brooks, B. W., „Drop Size Distribution in Agitated Liquid/Liquid Dispersion". Trans. I. Chem. Engng. (1979), Vol. 57.
(9) Arai, K., M. Konno, Y. Matunaga, S. Saito, J. Chem. Eng. Jpn. 10, 325/330 (1977).
(10) Glasser, D., D. R. Arnold, A. W. Bryson, A. M. S. Vieler, Minerals Sci. Engng. 8, 23 (1976).
(11) Nagata, S., „Mixing, Principles and Application", John Wiley & Sons, New York – London (1975).

Die Mahlung ist eine der wichtigsten Grundoperationen bei der Herstellung disperser Systeme. Bei der Beanspruchung von Partikeln im Zerkleinerungsprozeß verformen sich die Partikeln und es entsteht ein Spannungszustand, der von verschiedenen Parametern abhängig ist. Zusammen mit den Materialfehlern ist er für die Bruchauslösung und die Partikelzerstörung entscheidend.
Der Beitrag von Professor Schönert gibt einen Einblick in das Verhalten von Substanzpartikeln unter den bei der Trocken- und Naßmahlung einwirkenden Kräften.

IV. Einige grundsätzliche Überlegungen zur Mahlung

Von Klaus Schönert, Clausthal-Zellerfeld

1. Einleitung

Die Mahlung zu Pulvern, also die Fein- und Feinstzerkleinerung stellt i. a. eine schwierige Aufgabe dar; sie verbraucht viel Energie und verlangt hohe spezifische Investitionskosten. In manchen Fällen gelingt es nicht einmal, die gewünschte Feinheit zu erreichen, auch wenn keine Kosten gescheut werden. Die Hersteller bieten Mühlen unterschiedlicher Bauarten an, beispielsweise Prall- oder Rührwerksmühlen, und es stellt sich die Frage nach den Auswahlkriterien. Obgleich viele und nützliche Erfahrungen vorliegen, fehlt es häufig an genügend Kenntnissen über die Vorgänge. Deshalb sollen nachstehend einige prinzipielle Betrachtungen zum Mahlprozeß diskutiert werden.

Jeder Zerkleinerungsprozeß besteht aus einer Folge von Beanspruchungs- und Transportvorgängen. Bei genügend großer Beanspruchung werden die Partikeln zerstört; die Partikelzerstörung stellt den Elementarprozeß des Zerkleinerns dar. Zur Beanspruchung dienen Werkzeuge, die feststehen, sich wie z. B. die Prallleisten in Prallmühlen auf determinierten Bahnen bewegen oder frei im Raum bewegen wie die Kugeln in einer Rührwerksmühle. In manchen Mühlen übernehmen die Partikeln selbst die Aufgabe der Werkzeuge, z. B. bei Strahlmühlen. Immer bleibt die Wirkung auf Teilräume begrenzt, in welche die Partikeln hinein transportiert werden müssen. Dies geschieht durch Schwer- und Zentrifugalkraft sowie

Strömungskräfte, letztere gewinnen an Einfluß je feiner die Partikeln und je größer die Strömungsgeschwindigkeiten werden. Die Werkzeuge bewirken nun ihrerseits Strömungsvorgänge, die allerdings das Eindringen der Partikeln behindern; so verringert sich von einer bestimmten Feinheit ab die Wahrscheinlichkeit für eine effektive Beanspruchung.

2. Schema der Partikelzerstörung

Die Änderung des Dispersitätszustandes geschieht infolge Partikelzerstörungen; über diesen Vorgang sollten möglichst genaue Kenntnisse vorliegen. Betrachten wir dazu das vereinfachte Schema in Abb. 1.

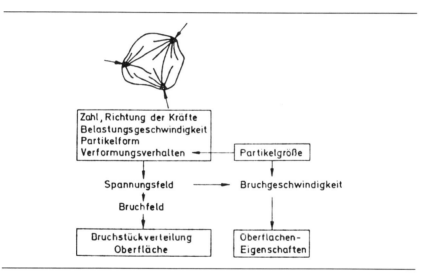

Abb. 1: Schema zum Vorgang „Partikelzerstörung"

Kräfte wirken auf eine Partikel, wobei es zunächst gleichgültig ist, ob dies durch Kontakte mit Werkzeugen oder mit anderen Partikeln geschieht. Die Partikel verformt sich, es entsteht ein Spannungszustand. Größe und Verteilung der Spannungen sind von vielen Parametern abhängig, von Zahl und Richtung der Kräfte, der Verformungsgeschwindigkeit, der Partikelform und vom Verformungsverhalten, das durch die Stoffunktion beschrieben werden kann. Zum Beispiel kann sich der Stoff elastisch oder elastisch-plastisch oder elastisch-viskos verhalten. Der Spannungszustand ist letztlich zusammen mit den Materialfehlern entscheidend für die Bruchauslösung und Partikelzerstörung.

3. Verformungsverhalten

Es läßt sich zwischen reversiblen und irreversiblen sowie zeitunabhängigen und zeitabhängigen Verhalten unterscheiden; daraus ergibt sich folgendes Ordnungsschema.

Als *elastisch* bezeichnet man ein Material, das sich reversibel und zeitunabhängig verformt. Der momentane Verformungszustand allein bestimmt die Spannungen, hingegen haben Zeitpunkt und Geschwindigkeit der Verformung keinen Einfluß, und es bleibt ohne Bedeutung, ob gerade eine zunehmende oder abnehmende Verformung betrachtet wird. Der einfachste Fall des elastischen Verformungsverhaltens wird durch das Hookesche Gesetz beschrieben, das Spannungen und Dehnungen linear miteinander verknüpft.

Verschwinden beim Entlasten die Verformungen nicht vollständig, so liegt ein irreversibles Verformungsverhalten vor. Ist dieses zudem zeitunabhängig, dann soll es als *elastisch-plastisch* bezeichnet werden. Hierbei ist zu beachten, daß im allgemeinen Sprachgebrauch die Bezeichnung „plastisch" verwendet wird, ohne auf die Zeitunabhängigkeit zu achten. Ein sogenannter ideal elastisch-plastischer Stoff dehnt sich elastisch bis zur Fließgrenze, die eine stoffspezifische Grenzspannung darstellt, und verformt sich bei weiterer Belastung ohne Spannungserhöhung. Nach der Entlastung bleibt eine Verformung zurück.

Aus der momentanen Dehnung allein kann die Spannung nicht bestimmt werden, sondern die Vorgeschichte geht ein. Allerdings spielt die Zeit keine Rolle. Die Energie, mit der die irreversible Verformung erzwungen wurde, dissipiert und erwärmt den Stoff.

Eine Zeitabhängigkeit liegt dann vor, wenn sich das Material bei konstanter Belastung zunehmend verformt, also wenn es kriecht, oder bei konstanter Verformung die Spannungen abbaut, also relaxiert. Dieses Verhalten findet man häufig bei makromolekularen Stoffen und wird als *elastisch-viskos* oder gebräuchlicherweise als *visko-elastisch* bezeichnet. Die Spannungen hängen von der Vorgeschichte ab, wobei auch die Zeit als unabhängige Variable eingeht. Bei dreidimensionalen Spannungsfeldern kann es vorkommen, daß das Spannungsmaximum erst bei der Entlastung auftritt.

Damit sind drei Grenzfälle für das Verformungsverhalten definiert: elastisches, elastisch-plastisches und viskoelastisches Verhalten. Reale Feststoffe zeigen i. a. eine Mischung dieser Fälle. Weiterhin gilt, daß sich das Verformungsverhalten mit der Temperatur und der Partikelgröße ändert. So kann es irreführend sein, von einem elastischen oder viskoelastischen Stoff zu sprechen. Je kleiner die Partikel wird, desto größer werden die plastischen Verformungsanteile, die sofort eine Temperaturerhöhung bewirken. Eine Quarzpartikel von einigen Mikrometer zerbricht nicht wie eine von einem Millimeter sondern wird plattgedrückt als bestünde sie aus Wachs. Der Begriff „sprödes Materialverhalten" ist üblich und nützlich. Darunter soll verstanden werden, daß sich eine Probe bis zum Bruch hauptsächlich elastisch verformt.

4. Beanspruchung durch Kontaktkräfte

Die für das Zerkleinern typische Druck-Schub-Beanspruchung und Prallbeanspruchung haben gemeinsam, daß Kontaktkräfte innerhalb sehr kleiner Kontaktflächen wirken. Beide Beanspruchungsfälle unterscheiden sich nur hinsichtlich Häufigkeit und Geschwindigkeit der Beanspruchung. Das Spannungsfeld ist überhaupt nicht vergleichbar mit den in der Materialprüfung üblichen Belastungsfällen wie der Zug-, Biege- oder Torsionsbeanspruchung. Das Kontaktproblem ist für den allgemeinen Fall noch nicht gelöst, sondern nur für kleine Verformungen und linear-elastisches Verformungsverhalten. Das Ergebnis wird als Hertz-Huber-Lösung bezeichnet; zwei wichtige Charakteristika:

- Unterhalb der Kontaktfläche befindet sich ein Gebiet, in dem nur Druck- und Schubspannungen entstehen. Dort kann kein Trennbruch hingegen aber inelastische Verschiebungen und Schubbrüche ausgelöst werden.
- Die maximale Druckspannung p_0 entsteht im Mittelpunkt der Kontaktfläche, die maximale Schubspannung τ_{max} darunter im Abstand von etwa dem halben Kontaktkreisradius und die maximale Zugspannung $\sigma_{z,max}$ am Rand des Kontaktkreises. Die beiden ersteren sind wesentlich größer als die maximale Zugspannung und verhalten sich wie etwa $p_0 : \tau_{max} : \sigma_{z,max} = 10 : 3 : 1$.

Da die Zerstörung spröder Materialien durch Zugspannungen erfolgt, können also im Kontaktvolumen große Schubspannungen vor Bruchauslösung erzeugt werden, so daß dort inelastische Verformungen entstehen, die bei üblichen Belastungen nicht zu beobachten sind. Wenn dies eintritt, dann verliert die Hertz-Huber-Lösung ihre Gültigkeit.

Für die nun eintretende Situation ist typisch, daß ein kegelförmiger Bereich in die Partikel hineingetrieben wird und in seiner Umgebung periphere Zugspannungen verursacht, die schließlich zur Zerstörung führen; die Eindringtiefe bestimmt den Zerstörungspunkt.

Oft wird diskutiert, ob eine Reibbeanspruchung wirkungsvoller als eine Druckbeanspruchung ist. Die Kontaktsituation der ersteren stellt sich als eine Überlagerung von Normal- und Tangentialkraft dar. Letztere erhöht einseitig die Zugspannung und fördert damit prinzipiell die Bruchauslösung. Wenn jedoch durch die inelastischen Verformungen, d. h. durch das Eindringen des kegelförmigen Gebietes, der Bruchpunkt bestimmt wird, dann kommt der Tangentialkraft, also der Reibbeanspruchung, keine wesentliche Wirkung zu. Sie unterstützt nicht die Zerstörung, sondern verbraucht nur Energie.

84 IV. Einige grundsätzliche Überlegungen zur Mahlung

5. Einfluß der Beanspruchungsgeschwindigkeit

In Prallmühlen treten Beanspruchungsgeschwindigkeiten bis zu 200 m/s auf, in Mahlkörpermühlen, bei denen die Beanspruchung durch Druck und Schub geschieht, nur bis zu einigen Metern pro Sekunde. Die Beanspruchungsgeschwindigkeit kann die Partikelzerstörung wegen dreier Effekte beeinflussen.

1. Es entstehen elastische Wellen, die lokale Spannungskonzentrationen verursachen. Der Welleneffekt gewinnt erst dann an Bedeutung, wenn die Stoßdauer kleiner als die Wellendurchlaufzeit ausfällt. Nach der Hertzschen Theorie hängt das Verhältnis beider Zeiten nicht von der Partikelgröße, sondern nur von den elastischen Konstanten und der Prallgeschwindigkeit ab, und dies auch nur sehr schwach mit der Potenz $v^{-0,2}$; für 100 m/s ergibt sich ein Wert von etwa fünf. Da bei so großen Geschwindigkeiten häufig inelastische Verformungen und Brüche auftreten, vergrößert sich die Stoßdauer merklich. Ein Welleneffekt braucht nicht berücksichtigt zu werden.

2. Bei viskosen Verformungsanteilen, die ja zeitabhängig verlaufen, vergrößert sich die Spannung mit zunehmender Beanspruchungsgeschwindigkeit. Die Größenordnung dieses Effektes läßt sich aus dem Verlauf der Relaxationsmodul-Kurve über der Zeit abschätzen. Bei Polypropylen erhöhen sich die Spannungen ungefähr auf das Doppelte, wenn die Beanspruchungsdauer von einer Sekunde auf zehn Mikrosekunden reduziert wird, wie es bei einer Prallbeanspruchung geschieht. Bei Polyethylen hoher Dichte ergibt sich ein Faktor von ca. 1,5.

3. Die Bruchausbreitung benötigt Zeit, die maximale Bruchgeschwindigkeit liegt im Bereich zwischen 0,2 und 0,3 jener der longitudinalen Wellen. Im Grenzfall kann die Stoßdauer nicht für den Bruchdurchlauf ausreichen. Dieser Effekt kann bei kleineren Prallgeschwindigkeiten Einfluß gewinnen, wenn die Energie gerade zur Bruchauslösung ausreicht.

6. Partikelfestigkeit

Bei der Beanspruchung unregelmäßig geformter kleiner Partikeln ergibt sich ein Belastungsdiagramm mit zackigem Verlauf, wobei jede Zacke ein Bruchereignis darstellt. Die erste größere Zacke zeigt nach ausführlichen Untersuchungen die Zerstörung der Partikel an, die zugehörige Kraft geteilt durch den Nennquerschnitt der Partikel wird als Kenngröße für die Festigkeit definiert und als Partikelfestigkeit bezeichnet.

Die Partikelfestigkeit von spröden Materialien steigt unterhalb ein Millimeter mit abnehmender Partikelgröße erheblich an. Die problemrelevante Festigkeit bleibt also nicht wie im Makrobereich konstant. Dies läßt sich durch die abnehmende Anzahl und Größe der Materialfehler erklären. Um einen Bruch auszulösen, müssen die Spannungen entsprechend erhöht werden. Dies verursacht jedoch größere inelastische Verformungen im Kontaktbereich, was weiterhin eine Vergrößerung der die Zerstörung auslösenden Kraft nach sich zieht. Ab einer bestimmten Feinheit nehmen die Zacken im Belastungsdiagramm an Höhe und Zahl ab, bis schließlich eine nahezu glatte Kurve aufgezeichnet wird. Eine Partikelfestigkeit läßt sich dann nicht mehr bestimmen, die Partikel wird nicht mehr zerstört, sondern verformt sich hauptsächlich inelastisch.

Die Kurven für die massenbezogene Brucharbeit verlaufen ähnlich wie jene der Partikelfestigkeit. Die massenbezogene kinetische Energie ist gleich $v^2/2$, aus der zunehmenden Brucharbeit folgt die Notwendigkeit, die Prallgeschwindigkeit zu erhöhen; 100 m/s entsprechen 5 J/g. Im Feinstbereich und bei überwiegend inelastisch verformenden Stoffen werden über 10 J/g und mehr benötigt. Da Umfangsgeschwindigkeiten über 120 bis 150 m/s nur in Sonderfällen realisiert werden, reicht der Energieaustausch bei einem Prallvorgang nicht aus. Die Partikel wird dann nur beschädigt und muß wiederholt beansprucht werden, um sie zu zerstören. Bei einer Prallmühle müssen Konstruktion und Materialstromführung diese wiederholte Beanspruchung sicherstellen.

7. Übergang spröd – plastisch

Bei vielen spröden Materialien wurde ein Übergang zum plastischen Verformungsverhalten gefunden, aus prinzipiellen Überlegungen müßte dies für alle Stoffe gelten. Die Erklärung dieses Effektes folgt aus den Darlegungen im vorangegangenen Abschnitt. Aus experimentellen Untersuchungen lassen sich die zugehörigen Partikelfestigkeiten zuordnen und daraus die wirksamen Spannungen abschätzen. Die Partikelfestigkeit bezieht die Kraft auf den Nennquerschnitt, der Kontaktbereich ist wesentlich kleiner. Eine plausible Annahme dürfte sein, daß er nur ein Zehntel des Nennquerschnitts ausmacht. Damit ergeben sich Spannungen in der Größenordnung der molekularen Festigkeit. Dies ist ein Hinweis, daß bei kleinen Partikeln von einigen Mikron kaum noch Materialfehler anzutreffen sind. Ein Bruch wird nicht mehr ausgelöst, statt dessen die Partikel plastisch verformt. Die Partikelzerstörung wird unterhalb des Übergangs erheblich erschwert; sie kann nur durch Biegen oder punkt- bzw. schneidenförmige Belastungen erreicht werden.

8. Mechanische Aktivierung

Durch mechanische Beanspruchung kann die Struktur der Materie geändert und die innere Enthalpie erhöht werden. Folgende Phänomene sind bekannt: Erhöhung der Dichte von Materialfehlern, Verzerrung der Gitterstruktur, Überführung in andere Modifikationen bis zur Amorphisierung und Reduzierung des Molekulargewichtes bei makromolekularen Stoffen. Zwei Vorgänge kommen als verursachende Mechanismen in Betracht: die inelastischen Verformungen bei hohem Spannungsniveau und der Bruchvorgang.

Wie bereits oben diskutiert können in kleinen Partikeln Spannungen in der Größenordnung der molekularen Festigkeit erzeugt werden. Der Schubspannungsanteil vermag dann Strukturänderungen zu erzwingen. Stoffe, die auch eine amorphe Modifikation besitzen, wie z. B. Quarz und Zucker, werden teilweise oder gänzlich amorphisiert. Die mechanische Aktivierung dieser Art tritt erst dann merklich auf, wenn sich Bruchvorgänge nicht mehr oder nur selten auslösen lassen, eine Fein- oder Feinstmahlung ist also vorauszusetzen.

In der Bruchzone an der Spitze eines Bruches entstehen ebenfalls Spannungen in der Größenordnung der molekularen Festigkeit, weiterhin wird dort durch inelastische Verformungen sehr viel Energie dissipiert. Bei schneller Bruchausbreitung steigt die Temperatur in der Bruchzone stark an, je nach Material um einige hundert oder tausend Grad. Beides, die großen Spannungen und hohen Temperaturen, modifizieren die Struktur. Auf Quarz- und Zuckerbruchflächen wurden Amorphisierungen festgestellt, bei PMMA findet man im Bruchflächenbereich kleinere Molekulargewichte. Wenn die mechanische Aktivierung durch den Bruchvorgang geschieht, dann bleibt sie auf die Oberfläche der Partikeln bestimmt. Dies wurde bei den makromolekularen Stoffen gefunden.

9. Einfluß des Mediums

Das umgebende Medium, z. B. Luft oder Wasser, beeinflußt einen Mahlprozeß; meistens handelt es sich dabei um Transport- oder Agglomerationseffekte. Oft wurde diskutiert, ob der Bruchvorgang selbst davon abhängt. Ausgangspunkt ist hierbei immer die Überlegung, daß eine neue Oberfläche geschaffen wird, hierbei die Grenzflächenenergie ins Spiel kommt und diese vom umgebenen Medium abhängt. Der Energiebedarf für die Bruchausbreitung übersteigt jedoch die Grenzflächenenergie um ein Mehrfaches, weil die inelastische Verformung in der Bruchzone den Energiebedarf bestimmt. Die obigen Überlegungen sind deswegen nicht zutreffend. Weiterhin verläuft die Bruchausbreitung schnell, das umgebende Medium kann nicht nachfolgen. Die Bruchausbreitung findet praktisch unter Ausschluß der Umgebung statt.

Adsorptionsschichten können in der Oberflächenschicht die Beweglichkeit von Versetzungen beeinflussen und damit eine gewisse Wirkung auf die Verformung im Kontaktbereich und bei der Bruchauslösung gewinnen. Für den Zerstörungsprozeß bleibt dies von untergeordneter Bedeutung.

10. Ausweichen der Partikeln infolge Strömungskräfte

Die Bewegung der Werkzeuge verursacht immer Strömungen, die von den Beanspruchungsbereichen weggerichtet sind und somit die Partikeln ausweichen lassen. In Mahlkörpermühlen wird bei der Kollision das Medium aus dem Kontaktbereich verdrängt und kann Partikeln mitschleppen. Ein Rotorwerkzeug verursacht starke Strömungsfelder, welche die Auftreffgeschwindigkeit reduzieren oder das Auftreffen verhindern. Eine exakte Darstellung des Problems müßte vom jeweiligen Strömungsfeld ausgehen und dann die Partikelbahnen berechnen. Dies dürfte nur für einfache Fälle möglich sein. Man kann jedoch die Situation beurteilen, indem der Beschleunigungsweg einer Partikel berechnet wird. Fällt dieser klein gegenüber den charakteristischen Abmessungen in der Mühle aus, so werden Ausweichbewegungen die Beanspruchung verhindern.

Die Theorie zeigt nun, daß ein unendlich langer Weg benötigt wird, um eine Partikel exakt auf die Geschwindigkeit des Strömungsmittels zu beschleunigen. Deshalb ist es sinnvoller, den Abbremsweg s in einem ruhenden Medium zu berechnen. Dieser hängt von den Dichten der Partikel ϱ_s und des Mediums ϱ_f sowie von der Anfangsgeschwindigkeit w_0, der dynamischen Zähigkeit η und der Partikelgröße x ab. Eine Annäherungsformel lautet:

$$s = (4/3)\{(\varrho_s/\varrho_f) + 0{,}5\}\, x\, W(Re_0)$$

Hierbei ist $Re_0 = w_0 \varrho_f x/\eta$ die Reynoldszahl mit der Anfangsgeschwindigkeit und $W(Re_0)$ eine Hilfsfunktion, die bei Re_0-Zahlen kleiner als eins den Wert $(Re_0/24)$ annimmt, dann gilt:

$$s = (1/18)\{(\varrho_s/\varrho_f) + 0{,}5\}\, x\, Re_0 \sim x^2 w_0$$

Es sollen zwei Beispiele betrachtet werden: für die Prallmahlung der Abbremsweg einer 15 μm-Partikel mit $w_0 = 100$ m/s in Luft und für die Naßmahlung in einer Kugelmühle der einer 100 μm-Partikel mit $w_0 = 1$ m/s in Wasser. In beiden Fällen ist $Re_0 = 100$ und die Hilfsfunktion W hat den Wert von etwa eins. Bei einer Partikeldichte von 3 g/cm^3 ergeben sich für die 15 μm-Partikel in Luft ein Abbremsweg von ca. 5 cm und für die 100 μm-Partikel im Wasser ca. 0,5 mm. Dies lehrt einmal, daß selbst sehr kleine Partikel in Luft noch große Beschleunigungswege besitzen und deshalb auf die Werkzeuge aufprallen können. Bei der Naßmahlung in Kugelmühlen bewegen sich die Partikeln praktisch mit dem Medium. Die Feststoffbeladung muß deshalb möglichst groß gewählt werden, über 20 Volumenprozent, um die Mahlkörperenergie auszunutzen.

11. Energieübertragung in Rotor-Prallmühlen

Die meisten Prallmühlen besitzen einen Rotor und einen ringförmigen Beanspruchungsraum mit Pralleisten. Die Guteinspeisung erfolgt zentral. Energie wird nur vom Rotor übertragen, die Beanspruchung erfolgt an Rotor und Stator. Da eine mehrfache Beanspruchung notwendig ist, müssen die Partikeln immer wieder von außen nach innen in den Laufkreis der Rotorwerkzeuge eindringen, was um so wahrscheinlicher wird je größer die radiale Partikelgeschwindigkeit ist. Aus einfachen Überlegungen resultiert für die Wahrscheinlichkeit folgende Formel:

$$W = 1 - \frac{B}{U}\left\{1 + \frac{x}{b}\left(1 + \frac{u}{v}\right)\right\}$$

Darin bedeutet U der äußere Kreisumfang des Rotorwerkzeuges, B die Gesamtbreite aller Schlagleisten, b die Breite einer Schlagleiste, u die Umfangsgeschwindigkeit und v die Radialgeschwindigkeit der Partikel. Das Verhältnis (u/v) entscheidet über den Einfluß der Partikelgröße; solange es in der Größenordnung von eins bis zehn bleibt, hängt die Wahrscheinlichkeit im Feinkornbereich kaum von der Partikelgröße ab, denn (x/b) dürfte wesentlich kleiner als 0,1 sein.

Beim ersten Durchgang durch den Rotor werden die Partikeln beansprucht und die entstehenden Bruchstücke nach außen beschleunigt. Sie treffen auf die Statorleisten und werden wiederum beansprucht. Reicht die Energie zur Zerstörung aus, so besitzen die Bruchstücke hinterher nur eine kleine Geschwindigkeit und können nicht in den Schlagkreis eindringen, sondern kommen nur mit der Außenseite des Schlägerkreises in Kontakt, werden mit etwas mehr tangentialer Geschwindigkeit nach außen geworfen, prallen zurück u.s.f. Schließlich reicht die Radialgeschwindigkeit aus, um wieder in den Schlagkreis einzudringen. So folgen einer erfolgreichen Beanspruchung am Stator jeweils mehrere ineffektive an Rotor und Stator.

Die Hochdruckhomogenisation ist ein Verfahren, das besonders für die Herstellung und Stabilisierung niedrigviskoser Zubereitungen mit geringem Emulgatorgehalt angewendet wird. Die mechanische Beanspruchung beim Homogenisieren und die erreichte Grenzflächenvergrößerung (bzw. erreichbare Tröpfchengröße) sind über die Leistungsdichte verknüpft. An Beispielen wird gezeigt, wie der spezifische Energiebedarf als wichtige Kenngröße für die Optimierung des Homogenisationsprozesses durch die Emulgatorkonzentration und den Gehalt an innerer Phase beeinflußt wird.

Dieser Beitrag gibt eine Einführung in dieses auf pharmazeutisch-kosmetischem Gebiet noch wenig gebräuchliche Verfahren und die erreichbaren Homogenisierergebnisse.

V. Emulgieren, Homogenisieren, Grenzflächenvergrößerung

Von Wolfgang Holley, Karlsruhe

1. Einleitung

Die International Union of Pure and Applied Chemistry (IUPAC) gibt für Emulsionen die folgende Definition: *„In an emulsion liquid droplets and/or liquid crystals are dispersed in a liquid"* (1).

Diese Definition enthält die Feststellung, daß die beiden Hauptbestandteile einer Emulsion, die beiden flüssigen – oder allenfalls teilkristallisierten – Phasen, nicht oder nur unwesentlich ineinander löslich sind. Man spricht allgemein von einer wäßrigen und einer öligen Phase. Nach der Lage der Phasen unterscheidet man die äußere (kontinuierliche, Matrix-) Phase und die innere (dispergierte) Phase. Ist die äußere Phase wäßrig, so liegt eine Öl-in-Wasser-Emulsion (O/W-Emulsion), andernfalls eine Wasser-in-Öl-Emulsion (W/O-Emulsion) vor.

Die genannte Definition berücksichtigt ferner, daß eine Emulsion Stoffe enthält, die ein System nichtmischbarer Flüssigkeiten zumindest temporär stabilisieren können,

- entweder durch den Einschluß einer Phase in Flüssigkristalle,
- oder durch Grenzflächenadsorption an der dispergierten Phase.

Diese Bestandteile werden allgemein als *grenzflächenaktive Stoffe* oder *Tenside*, in der speziellen Anwendung bei Emulsionen als *Emulgatoren* bezeichnet. Sie zeichnen sich durch einen Molekülaufbau aus hydrophilen und lipophilen Gruppen aus; daraus resultieren die Phänomene der Flüssigkristallbildung und der Anreicherung an Phasengrenzen.

Eine Stabilisierung der dispergierten Phase in flüssigkristallinen Aggregaten kommt nur für Fälle in Betracht, in denen der Emulgator in der äußeren Phase in hoher Konzentration und die innere Phase mit geringem Volumenanteil vorliegt. Als Orientierung sei angegeben, daß bei geeignetem Emulgator eine Stabilisierung der inneren Phase in Flüssigkristallen grob gesagt für mindestens gleiche Massenanteile von Emulgator und innerer Phase in Frage kommt. Außerdem bilden nicht alle Emulgatoren flüssigkristalline Phasen. In der Folge ist ausschließlich von Flüssigkeiten die Rede, von denen die eine in der anderen feinverteilt *in Form kugelförmiger Tröpfchen verschiedener Durchmesser* vorliegt; man spricht hier von polydispersen Systemen. Diese werden mit z. T. erheblichem Aufwand an mechanischer Energie erzeugt.

Der Emulgator stabilisiert in solchen Systemen den dispersen Zustand dadurch, daß er an Grenzflächen zwischen öliger und wäßriger Phase adsorbiert und durch die Bildung von „Layern" die Koaleszenz – d. h. ein Zusammenfließen der inneren Phase – verhindert. Diese Wirkung beruht auf der Ausbildung sterischer und elektrostatischer Barrieren zwischen den Tropfen der inneren Phase. Gleichzeitig wird durch die Anwesenheit grenzflächenaktiver Moleküle die Grenzflächenspannung zwischen kontinuierlicher und dispergierter Phase herabgesetzt. Bei mit mechanischer Energie geschaffener Grenzflächenvergrößerung zwischen nichtmischbaren Phasen spielen beide Emulgatorwirkungen, also die Schaffung von Koaleszenzbarrieren und die Senkung der Grenzflächenspannung, eine prozeßbestimmende Rolle.

2. Emulgieren und Homogenisieren als verfahrenstechnische Grundoperationen

Emulgieren und Homogenisieren zählen zu den Grundoperationen der Verfahrenstechnik; sie bewirken am behandelten Stoffsystem lediglich physikalische Veränderungen, insbesondere eine Vergrößerung der spezifischen (d. h. volumenbezogenen) Phasengrenzfläche.

Das Emulgieren besteht aus den Teilschritten

- Dosieren der Bestandteile
- Dispergieren der nichtmischbaren Flüssigkeiten
- Stabilisieren des mit mechanischer Energie geschaffenen dispersen Zustands durch grenzflächenaktive und/oder viskositätserhöhende Stoffe.

2. Emulgieren und Homogenisieren als verfahrenstechnische Grundoperationen

Bei praktisch allen Emulgierprozessen laufen zumindest die beiden letztgenannten Teilschritte Dispergieren und Stabilisieren gleichzeitig ab. Sehr häufig werden einzelne Zutaten, vor allem eine der beiden Hauptkomponenten Wasser oder Öl, während des mechanischen Dispergierens nach meist empirisch ermittelten Vorschriften zudosiert; somit fallen hier alle drei Vorgänge zeitlich zusammen.

Erfolgt das Dosieren der Bestandteile zeitlich und räumlich getrennt vom eigentlichen Dispergiervorgang, so müssen die Komponenten mindestens grob vermischt als sogenannte Rohemulsionen einer Dispergiermaschine zugeführt werden, welche die Endfeinheit der Emulsion erzeugt. Diesen Vorgang bezeichnet man als Homogenisieren. In diesem Prozeßschritt wird die Grenzfläche zwischen innerer und äußerer Phase nochmals vergrößert und die Dispersität gleichmäßiger.

Während das Herstellen der Rohemulsion mit vergleichsweise geringem Energieaufwand erfolgt, ist der Homogenisierschritt mit einem erheblichen Energieaufwand verbunden. Daher ist die Flüssigkeitszerkleinerung im Homogenisierbereich Schwerpunkt der folgenden Betrachtung.

Beim Dispergieren von Flüssigkeiten entsteht immer ein Tropfenkollektiv mit einer Tropfengrößenverteilung, das bezüglich seiner Eigenschaften charakterisiert werden muß. Deshalb sollen nachstehend zwei dafür wichtige Kenngrößen angegeben werden:

Grenzflächenbezogener Mittelwert $x_{1,2}$ (Sauterdurchmesser)

$$x_{1,2} = \int_{x_{min}}^{x_{max}} x \cdot q_2(x) \, dx \qquad (1)$$

Volumenbezogener Mittelwert $x_{1,3}$ (Volumenschwerpunkt)

$$x_{1,3} = \int_{x_{min}}^{x_{max}} x \cdot q_3(x) \, dx \qquad (2)$$

Beide Mittelwerte sind statistische Momente, deren allgemeines Bildungsgesetz

$$M_{k,r} = \int_{x_{min}}^{x_{max}} x^k \cdot q_r(x) \, dx \qquad (3)$$

lautet. Durch den Index $r = 0$ (Anzahl), 2 (Oberfläche) oder 3 (Volumen) wird die Normierungsbasis für die Verteilungsdichte $q_r(x)$ angegeben.

Mit Hilfe des Sauterdurchmessers kann die spezifische Phasengrenzfläche S_v eines Tropfenkollektivs angegeben werden; es gilt

$$S_v = \frac{6}{x_{1,2}} \qquad (4)$$

Der $x_{1,3}$-Wert kann physikalisch als Volumenschwerpunkt interpretiert werden. Das bedeutet, daß sich das Kollektiv Massenkräften gegenüber im Mittel wie eine Tropfenschar mit dem einheitlichen Durchmesser $x_{1,3}$ verhält. Diese Aussage gilt speziell für das Verhalten der Emulsion unter Wirkung der Erdbeschleunigung, der $x_{1,3}$-Wert ist z. B. die Kenngröße für die Beurteilung der Aufrahm- bzw. Sedimentationsstabilität. Nähere Hinweise zur Ermittlung der beiden Mittelwerte enthält DIN 66141. Die Grundlagen zur Dispersitätsanalyse findet man z. B. bei Rumpf (2) und in der dort zitierten Speziallliteratur.

3. Zusammenhang zwischen mechanischer Beanspruchung und Grenzflächenvergrößerung

Wie in Abschnitt 2 bereits angedeutet, liegen die Probleme der Grenzflächenvergrößerung beim Homogenisierschritt. Allgemein gesprochen: Beim Aufbruch von Flüssigkeitstropfen erreicht man im Laufe des Emulgierprozesses ein bestimmtes Tropfengrößenniveau, das jeweils nur durch weitere Erhöhung der mechanischen Beanspruchung unterschritten werden kann.

Betrachten wir zunächst eine konstante mechanische Beanspruchung:

Begrenzt wird das Aufbrechen der Flüssigkeitstropfen durch Grenzflächenkräfte, welche tangential zur Phasengrenzfläche gerichtet sind, und durch viskose Kräfte im Innern eines Tropfens. Man stellt deshalb fest, daß unter derselben mechanischen Beanspruchung eines Tropfenkollektivs das Dispergierergebnis von der Grenzflächenspannung zwischen der öligen und der wäßrigen Phase, γ, und von der Viskosität der inneren Phase, η_i, abhängt.

Nach Arai (3) ist dies aus dem Deformationsverhalten eines Tropfens unter Beanspruchung zu verstehen: Er vergleicht die Tropfenbeanspruchung mit dem Anstoßen eines mechanischen Schwinger/Dämpfer-Systems, wobei die Elongation einer Feder (Federkonstante entspricht Grenzflächenspannung) durch einen mechanischen Dämpfer (Reibungsglied, entspricht Viskosität der inneren Phase) in Frequenz und Amplitude beeinflußt wird. Da Tropfenaufbrüche erst jenseits von Mindestdeformationen erfolgen, wirken hohe Viskositäten der inneren Phase beim Dispergieren tropfenstabilisierend.

Deshalb sollte für Gleichungen, mit deren Hilfe man die Grenzflächenvergrößerung vorhersagen kann (Homogenisationsfunktionen) immer der Gültigkeitsbereich bezüglich η_i angegeben werden. Eine explizite Berücksichtigung des η_i-Einflusses in Homogenisationsfunktionen existiert nach Kenntnis des Autors bis heute nicht; manche Arbeiten verwenden einen Korrekturfaktor $(\eta_i/\eta_k)^k$. Zu beachten ist, daß die Araische Vorstellung zwangsläufig zu dem Schluß führt, daß das Dispergierergebnis auch von der Verweilzeit eines Flüssigkeitselements in einer Beanspruchungszone abhängen muß, und zwar aus rein mechanischen Gründen.

3. Zusammenhang mechanische Beanspruchung – Grenzflächenvergrößerung

Das Ergebnis eines Homogenisierprozesses hängt neben den genannten Parametern mindestens noch

- vom Volumenanteil φ der inneren Phase,
- von der Emulgatorkonzentration und
- von der (Zulauf-)Temperatur der Rohemulsion ab.

Die Gründe hierfür sind bis heute nicht vollständig geklärt; hier spielen parallel zur Dispergierung ablaufende Koaleszenzvorgänge sicher eine erhebliche Rolle, aber auch stoffspezifische Eigenschaften wie eine endliche Adsorptionsgeschwindigkeit des Emulgators dürften wichtige Einflüsse darstellen.

Eine zweite Überlegung gebührt dem Zusammenhang zwischen Dispergierergebnis und mechanischer Beanspruchung. Klammert man einmal das Problem der Beanspruchungszeiten aus – diese können bei der nachfolgend näher beschriebenen Hochdruckhomogenisation vom Betreiber ohnehin nur in sehr engen Grenzen variiert werden – so besteht in der Literatur weitgehend darüber Einigkeit, daß sich die statistische Theorie der isotropen Turbulenz von Kolmogoroff (4) und ihre Anwendung auf das Flüssig/flüssig-Dispergieren in turbulenter Strömung (Hinze (5)) weitgehend bestätigt. Danach besteht ein Zusammenhang zwischen der erreichbaren Tropfengröße und der Leistungsdichte in einer Dispergierzone. Unter Leistungsdichte versteht man die pro Zeit- und Volumeneinheit in der Dispergierzone dissipierte Energie.

Die erreichbare Tropfengröße ist der Durchmesser des größten Tropfens (x_{max}), der die Dispergierzone ohne weiteren Aufbruch passiert hat.

Es gilt theoretisch

$$x_{max} \sim \varepsilon^{-0,4} \quad (5)$$

Oft beobachtet man einen nahezu linearen Zusammenhang zwischen x_{max} und dem Sauterdurchmesser $x_{1,2}$, so daß man für Gleichung (5) auch schreiben darf

$$S_v \sim \varepsilon^{0,4} \quad (6)$$

Dispergierwirksam sind dabei Spannungszustände in der Flüssigkeit, die beim Umsetzen der Strömungsenergie in Wärme (Dissipation) durchlaufen werden. Existieren sehr hohe Zugspannungsspitzen in der Flüssigkeit, so kommt es unter bestimmten Voraussetzungen zu Kavitationserscheinungen. Dies scheint ein wichtiger Dispergiermechanismus bei der Hochdruckhomogenisation zu sein. Eine Berücksichtigung der Kavitation als Dispergiermechanismus leistet die Turbulenztheorie selbstverständlich nicht.

In der Zerkleinerungstechnik ist bei der Feststoffzerkleinerung die Angabe des spezifischen Energieverbrauchs (in kJ pro kg Zerkleinerungsgut) zum Erreichen einer bestimmten Oberflächenvergrößerung (Zerkleinerungsgrad) üblich.

Auf diese Kenngröße wird im Rahmen der Hochdruckhomogenisation im folgenden noch eingegangen. Man definiert für das Flüssig/flüssig-Dispergieren den Homogenisationsgrad

$$H = x_{1,2,0}/x_{1,2} . \quad (7)$$

94 V. Emulgieren, Homogenisieren, Grenzflächenvergrößerung

H gibt das Vielfache an um das die spezifische Phasengrenzfläche zwischen Roh- und Feinemulsion ansteigt.

4. Dispergierwirkung der Hochdruckhomogenisation für Öl/Wasser-Emulsionen

Eine in der industriellen Produktion von Emulsionen häufig eingesetzte Apparatur ist der Hochdruckhomogenisator.

Er besteht normalerweise aus einer Dreikolben-Hochdruckpumpe und einem Homogenisierkopf, in dem sich eine oder zwei Homogenisierdüsen befinden. Die Homogenisierdüse besteht aus einem zentrisch durchbohrten Zulaufstück (Ventilsitz) und einem mechanisch oder hydraulisch belasteten Ventilstempel. Im einfachsten Fall wird zwischen Stempel und Ventilsitz ein ebener Ringspalt gebildet (Flachdüse, vgl. Abb. 1), den die Flüssigkeit mit großem Druckgradienten zwischen ca. 20–800 bar durchströmt und in dem die Strömungsenergie dissipiert.

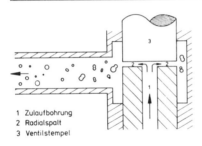

1 Zulaufbohrung
2 Radialspalt
3 Ventilstempel

Abb. 1: Schematische Darstellung der Flachdüse (Schnitt)

Der Hochdruckhomogenisator findet hauptsächlich bei der Herstellung niedrig- bis mittelviskoser Emulsionen Verwendung; bei höherviskosen Medien verwendet man meist rotierende Dispergiersysteme, da bei den Hochdruckkolbenpumpen dann eine aufwendige Ventilsteuerung notwendig wird.

Einfluß auf die Homogenisierwirkung kann der industrielle Anwender nur über die Einstellung des Homogenisierdrucks nehmen. Da die Durchsatzleistung in der Regel aus anderen Gesichtspunkten heraus festgelegt ist, bleibt zur Druckeinstellung nur die Variation der Stempelkraft, d. h. die Einstellung der Radialspalthöhe.

Zur Beschreibung der Dispergierwirkung für Öl/Wasser-Emulsionen benutzt Paech (6) eine Homogenisationsfunktion der Form

$$H = H_1 \cdot La^n ; \qquad (8)$$

4. Dispergierwirkung der Hochdruckhomogenisation für Öl/Wasser-Emulsionen

dabei bedeutet H den Homogenisiergrad, H_1 und n sind Anpassungsparameter und

$$La = \frac{\Delta p \cdot x_{1,2,0}}{\gamma} \qquad (9)$$

ist die aus dimensionsanalytischer Betrachtung abgeleitete Laplace-Zahl. Sie wird aus dem Homogenisierdruck Δp, dem Sauterdurchmesser in der Rohemulsion $x_{1,2,0}$ und der Grenzflächenspannung zwischen Öl und Wasser, γ, gebildet.

Paech (6) untersuchte die Abhängigkeit des Homogenisiergrades bzw. der Grenzflächenvergrößerung H beim Hochdruckhomogenisieren von Rohmilch und Rahm. Versuchsparameter waren der Durchsatz, die Temperatur, die Düsenform (fünf verschiedene Düsentypen), der Fettgehalt und der Homogenisierdruck. Wichtige Einflüsse auf das Homogenisierergebnis fand er nur für den Fettgehalt und den Druck. Den Einfluß des Fettgehalts φ konnte er mit Gleichung (8) nur durch Anpassen von H_1 *und* n an seine Meßergebnisse zufriedenstellend beschreiben. Der Druckeinfluß wird jedoch bei konstantem Fettgehalt sehr gut durch

$$H_1 = \text{constant}$$

$$n = 0{,}45$$

beschrieben. Über die Abhängigkeit des Homogenisierergebnisses von der Anfangstropfengröße macht die Arbeit von Paech (6) keine Aussage.

Um aus der Gleichung (8) eine erweiterte Aussage für das Dispergierverhalten zu gewinnen, wurde die von Paech bereits vorgeschlagene (jedoch nicht benutzte) Umformung des Anpassungsparameters H_1 in

$$La_1 := H_1^{-1/n}$$

vorgenommen; man erhält für Gl. (8)

$$H = (La/La_1)^n . \qquad (8a)$$

La_1 entspricht damit formal

$$La_1 = La(H = 1) ,$$

d. h. einer Laplace-Zahl, die keine Grenzflächenvergrößerung beim Hochdruckhomogenisieren der Rohemulsion erzeugt. Gleichung (8a) enthält also die physikalisch sinnvolle Aussage, daß zur weiteren Grenzflächenvergrößerung in einer Rohemulsion eine Laplace-Zahl

$$La > La_1$$

eingestellt werden muß. Dies ist äquivalent z.B. zu der Feststellung, daß eine Rohemulsion unverändert bleibt, wenn man sie bei einem Homogenisierdruck unterhalb eines Grenzwertes (aber $\Delta p > 0$) behandelt.

Unter Benutzung von Meßwerten aus der Arbeit von Kiefer (7) und eigener Ergebnisse konnte folgende Homogenisationsfunktion aufgestellt und damit der Paechsche Exponent bestätigt werden:

96 V. Emulgieren, Homogenisieren, Grenzflächenvergrößerung

$$H = \left(\frac{La}{La_1(x_{1,2,0})}\right)^{0,45}. \quad (10)$$

Für die Abhängigkeit $La_1(x_{1,2,0})$ wurde aus einem Datenfeld von ca. 50 Einzelmessungen der folgende quantitative Zusammenhang bestimmt:

$$La_1 = 6460 \, x_{1,2,0}^{-4/3} + 350 . \quad (11)$$

(Der Koeffizient 6460 besitzt die Dimension $\mu m^{4/3}$)

In Abb. 2 ist Gleichung (10) graphisch dargestellt.

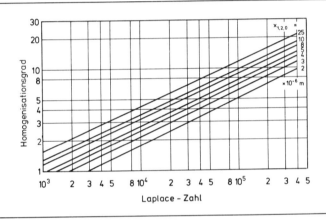

Abb. 2: Graphische Darstellung von Gleichung (10) und (11) (Hochdruckhomogenisationsfunktion)

Der Gültigkeitsbereich der Gleichungen (10) und (11) ist vorbehaltlich weiterer Experimente beschränkt auf
- Viskositätsbereich für die innere Phase (Öl): 20–60 mPa s (z. B. Speiseöle bei Raumtemperatur),
- Homogenisierdruck: 50–400 bar,
- Ölgehalt: 1–10% v/v,
- Emulgatorkonzentration: 0,1–1% (bezogen auf wäßr. Phase),
- O/W-Emulgatoren mit Alkylketten C_9–C_{12}
- Zulauftemperatur: 20–30 °C,
- Sauterdurchmesser der Rohemulsion: 1,5–25 μm.

Die Einschränkung auf Anfangstropfengrößen unter 25 μm ist für die praktische Anwendung nicht relevant: Bei gröberen Rohemulsionen entstehen nämlich im Ventilbereich der Hochdruckpumpe und in der Zulaufbohrung ohnehin Tropfenkollektive im Sauterdurchmesserbereich um 25 μm. Deshalb sollte man bei der

4. Dispergierwirkung der Hochdruckhomogenisation für Öl/Wasser-Emulsionen

Berechnung der Grenzflächenvergrößerung an gröberen Rohemulsionen generell von einer spezifischen Grenzfläche vor der Behandlung von

$$S_v = \frac{6}{25 \cdot 10^{-6}} \, m^2/m^3 = 2{,}4 \cdot 10^5 \, m^2/m^3$$

ausgehen. Ergänzend sei angemerkt, daß der Energieaufwand für die Erzeugung von $x_{1,2} = 25 \, \mu m$ (bei Ölen im genannten Viskositätsbereich) im Vergleich zur Homogenisierenergie jederzeit vernachlässigbar ist.

Beispiel:
Eine O/W-Rohemulsion besitzt einen Sauterdurchmesser von $x_{1,2,0} = 5 \, \mu m$; sie soll zur Erzeugung der fünffachen spez. Grenzfläche bei Raumtemperatur hochdruckhomogenisiert werden. Welcher Homogenisierdruck ist anzuwenden? (Stoffdaten: Grenzflächenspannung Öl/Wasser $\gamma = 5 \cdot 10^{-3}$ N/m = 5 dyn/cm, Viskosität des Öles $\eta_i = 30 \cdot 10^{-3}$ Pa s = 30 cP)
Aus Gleichung (11) erhält man für $x_{1,2,0} = 5 \, \mu m$

$$La_1 = 1106 \, .$$

Einem Verfünffachen der spezifischen Phasengrenzfläche entspricht

$$H = 5, \text{ bzw.}$$

$$x_{1,2} = 1 \, \mu m \text{ in der Feinemulsion.}$$

Gleichung (10) lautet umgeformt

$$La/La_1 = H^{1/0{,}45} \text{ bzw.}$$

$$La = La_1 \cdot H^{2{,}22} \, .$$

In Zahlen: $\quad La = 1106 \cdot 5^{2{,}22} = 39\,539 \, .$

Dieser Wert der Laplace-Zahl kann auch graphisch aus Abbildung 2 bestimmt werden.

Mit der Definition der Laplace-Zahl aus Gleichung (9) erhält man

$$\Delta p(x_{1,2,0}/\gamma) = 39\,539 \text{ bzw.}$$

$$\underline{\Delta p \qquad\qquad = 3{,}95 \cdot 10^7 \, Pa = 395 \, bar \, .}$$

4.1 Abschätzung weiterer Einflüsse

Zwei weitere Parameter, die die Gültigkeit von Gleichung (10) und (11) einschränken, sollen hier erörtert werden:

- Volumenanteil der inneren Phase φ,
- Emulgatorkonzentration C_E.

Es kommt dabei im folgenden lediglich auf die Abschätzung der Größenordnung der genannten Einflüsse an.

4.1.1 Volumenanteil der inneren Phase

Wegen des mit steigendem Ölgehalt zunehmenden Koaleszenzeinflusses ist mit einem Absinken der Effektivität der Homogenisation zu rechnen, d. h. mit einem zunehmend kleineren Exponenten n.

Paech (6) hat dies in seiner Arbeit auch gefunden, jedoch variiert bei ihm auch der Koeffizient H_1, so daß keine eindeutige Abschätzung des Einflusses von φ möglich ist. Die alleinige Angabe der Grenzflächenvergrößerung H führt außerdem in der Praxis zu einer unvollständigen Information, da der Volumenschwerpunkt des Tropfenkollektivs bei hohen Ölgehalten sehr stark in Richtung großer Tropfen verschoben werden kann, ohne daß sich dies in der spezifischen Grenzfläche stark bemerkbar macht.

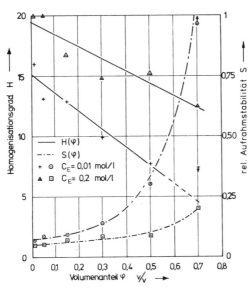

Abb. 3: Homogenisationsgrad und relative Aufrahmstabilität in Abhängigkeit vom Anteil der inneren Phase für zwei Emulgatorkonzentrationen (Homogenisierbedingungen: 250 bar; innere Phase Sojaöl, 52 mPa s; Emulgator: Lauryläthylenoxid (10), Emulgatorkonzentration auf wäßr. Phase bezogen)

In Abbildung 3 (Symbole für Emulgatorkonzentration $C_E = 0{,}01$ mol/l) ist für eine Rohemulsion mit $x_{1,2,0} = 25$ µm das Homogenisierergebnis in Abhängigkeit vom Ölgehalt gezeigt, und zwar werden als Homogenisierergebnis

- die Grenzflächenvergrößerung H und
- das Verhältnis der Volumenschwerpunkte $S = x_{1,3}/x_{1,3,0}$ zwischen Roh- und Feinemulsion (rel. Aufrahmstabilität)

bei gleichen Homogenisierbedingungen angegeben. S gibt die Verbesserung der Aufrahmstabilität beim Homogenisieren an (S = 1 bedeutet: Roh- und Feinemul-

4. Dispergierwirkung der Hochdruckhomogenisation für Öl/Wasser-Emulsionen 99

sion besitzen dieselbe Aufrahmstabilität; für S < 1 erhält man eine aufrahmstabilere Feinemulsion).

Man erkennt eine näherungsweise lineare Abnahme der Grenzflächenvergrößerung H mit steigendem Ölgehalt, und zwar zwischen 1–50% um etwa den Faktor 2. Dies bedeutet dennoch eine wesentlich bessere Energieausnutzung beim Feinemulgieren von Emulsionen mit höherem Anteil an innerer Phase.

Die Aufrahmstabilität verschlechtert sich allerdings beträchtlich. Zwischen 50 und 70% Ölgehalt führt das Homogenisieren sogar zu einer Verschlechterung der Aufrahmstabilität gegenüber der Rohemulsion (S > 1).

Bei der Betrachtung ist also die Grenzflächenvergrößerung streng getrennt von der Stabilitätseigenschaft der Emulsion zu sehen.

4.1.2 Einfluß der Emulgatorkonzentration

Für Emulgatorkonzentrationen oberhalb 1% w/v, bezogen auf die wäßrige Phase, verlieren die Gleichungen (10) und (11) zunehmend an Gültigkeit und führen zur Unterschätzung des Homogenisierergebnisses. Für eine Emulgatorkonzentration von 12% kann die Abweichung aus Abbildung 3 abgelesen werden; der Homogenisationsgrad wird um 30–40% besser. Die Verschlechterung von H mit zunehmendem Ölgehalt ist ebenfalls geringer; insbesondere erhält man auch bei 70% Öl eine stabile Feinemulsion. Die relative Aufrahmstabilität ist gegenüber der Feinemulsion mit 0,6% Emulgator wesentlich verbessert.

Die Begründung für dieses Emulgierverhalten wird in der Adsorptionskinetik des Emulgators vermutet; dieser scheint bei hohen Konzentrationen zur schnelleren Stabilisierung der geschaffenen neuen Grenzfläche in der Lage zu sein.

4.2 Energetische Betrachtung

Zum Abschluß soll eine Betrachtung des spezifischen Energiebedarfs zur Grenzflächenvergrößerung mittels Hochdruckhomogenisation erfolgen.

Allgemein ist der spezifische Energiebedarf E_s definiert als die pro Masseneinheit dispergierter Phase verbrauchte Energie zum Erreichen eines bestimmten Homogenisationsgrades. Es gilt also

$$E_s = \frac{\Delta p \, \dot{V}}{\dot{V} \, \varrho_{Öl} \varphi} = \frac{\Delta p}{\varrho_{Öl} \varphi} \, . \qquad (12)$$

Diese Kenngröße ist geeignet, um alternative Dispergierverfahren zu vergleichen; dabei sind gleiche Anfangs- und Endtropfengrößen zu betrachten.

Für die hier anstehende Frage ist es sinnvoll, den spezifischen Energiebedarf z. B. für gleiche Nutzleistungen (Δp = const.) und verschiedene Ölgehalte bzw. verschiedene Emulgatorkonzentrationen zu untersuchen. Der Energieverbrauch wird deshalb auf die insgesamt in einem Volumenelement der Emulsion erzeugte Phasengrenzfläche bezogen:

100 V. Emulgieren, Homogenisieren, Grenzflächenvergrößerung

$$E_g = \frac{\Delta p \, \dot{V}}{\dot{V} \, \varphi \, \Delta S_v} \tag{13}$$

mit

$$\Delta S_v = 6(1/x_{1,2} - 1/x_{1,2,0}) = 6/x_{1,2,0}(H - 1) ,$$

insgesamt

$$E_g = \frac{\Delta p}{\varphi(6/x_{1,2,0})(H - 1)} . \tag{13a}$$

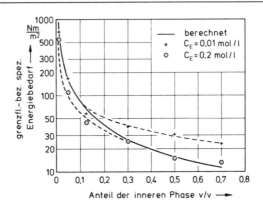

Abb. 4: Grenzflächenbezogener spezifischer Energieaufwand bei der Hochdruckhomogenisation in Abhängigkeit vom Anteil der inneren Phase für zwei Emulgatorkonzentrationen (Homogenisierbedingungen wie in Abbildung 3)

Abbildung 4 zeigt den grenzflächenbezogenen Energieverbrauch beim Hochdruckhomogenisieren in Abhängigkeit vom Volumenanteil der inneren Phase. Parameter in dieser Darstellung ist die Emulgatorkonzentration ($C_E = 0,6\%$ und $C_E = 12\%$). Die durchgezogene Kurve beschreibt die nach Gleichung (10) und (11) berechneten Werte, die unterbrochenen Linien kennzeichnen den gemessenen Verlauf. Dabei wird klar, daß für die niedrige Emulgatorkonzentration eine gute Übereinstimmung im Bereich niedriger Ölgehalte existiert; bei hohen Ölgehalten hingegen wird der grenzflächenbezogene Energiebedarf um bis zu 50% unterschätzt.

Für die hohe Emulgatorkonzentration wird dagegen der Energiebedarf bei niedrigem Ölgehalt überschätzt, und zwar um bis zu 30% (logarithmischer Maßstab!). Dagegen besteht hier im Bereich hoher Ölgehalte eine gute Übereinstimmung.

Der Anteil der inneren Phase und die Emulgatorkonzentration haben also einen entgegengesetzten Einfluß auf den Homogenisiergrad. Aus energetischer Sicht kann eine Erhöhung des Emulgatorgehalts die nachteilige Wirkung von φ auf den nach Gleichung (10) berechneten spezifischen Energiebedarf kompensieren.

5. Schlußbemerkungen

Das wissenschaftliche Interesse an der Hochdruckhomogenisation bezog in den letzten Jahren seine Motivation vor allem aus der Tatsache, daß die Zerkleinerungsmechanismen im Radialspalt der Hochdruckdüse nach wie vor als ungeklärt angesehen werden müssen. Neben der Beanspruchung durch turbulente Schub- und Normalspannungen wird als wirksamer Mechanismus das Auftreten sogenannter Jet-Streams beim Implodieren von Kavitationsblasen genannt. Partiell hat zwar die Konstruktion von Düsen unter dem Gesichtspunkt der Kavitationsverstärkung Verbesserungen erbracht; ein echter Durchbruch besonders in bezug auf eine wesentliche Verringerung des spezifischen Energieverbrauchs ist allerdings nicht erfolgt.

Die industriell häufig angewandten zweistufigen Homogenisatoren benutzen in der zweiten Stufe einen Drucksprung deutlich unter dem in der ersten Düse und i. a. deutlich unter 50 bar. Die leichte Verbesserung des Homogenisierergebnisses wird z. B. von Treiber (8) mit der Gegendruckwirkung auf die erste Stufe begründet, d. h. die zweite Düse wäre auch durch ein einfaches Nadelventil zu ersetzen.

Aus eigenen – allerdings noch nicht abgeschlossenen – Untersuchungen zeichnet sich eine wesentliche Verbesserung des Homogenisierergebnisses bei zweistufiger Behandlung ab, wobei allerdings die erste Stufe mit niedrigem, hingegen die zweite Stufe mit hohem Druckgradienten zu fahren ist.

Danksagung

Den Herren A. Anbarci und M. Fotouhi danke ich sehr herzlich für ihren Einsatz bei der Durchführung der hier dargestellten Messungen.

Literatur

(1) International Union of Pure and Applied Chemistry. Manual on Colloid and Surface Science, Butterworth 1972.
(2) Rumpf, H., Mechanische Verfahrenstechnik. In: Chemische Technologie Hrsg. Karl Winnacker und Leopold Küchler, Bd. 7; 3. Auflage München: Carl Hanser Verlag 1975.
(3) Arai, K., M. Konno, Y. Matunaga and S. Saito, Effect of dispersed phase viscosity on the maximum stable drop size for breakup in turbulent flow. J. Chem. Eng. Jap. 10, 325 (1977).
(4) Kolmogoroff, A., Sammelband zur statistischen Theorie der Turbulenz. Berlin, Akademie-Verlag 1958.
(5) Hinze, J. O., Am. Inst. Chem. Eng. 1, 289 (1955).
(6) Paech, W., Untersuchungen zur Hochdruckhomogenisation von Milch. Diss. Univ. Karlsruhe 1972.
(7) Kiefer, P., Der Einfluß von Scherkräften auf die Tröpfchenzerkleinerung beim Homogenisieren von Öl-in-Wasser-Emulsionen in Hochdruckhomogenisierdüsen. Diss. Univ. Karlsruhe 1977.
(8) Treiber, A., Zum Einfluß der Kavitation bei der Hochdruckhomogenisation von Öl-in-Wasser-Emulsionen. Diss. Univ. Karlsruhe 1979.

Der Autor schöpft in seiner Darlegung aus dem reichen Erfahrungsschatz seiner langjährigen Praxis in der industriellen Fertigung von Salben. Nach der Erläuterung der Anforderungen an halbfeste Zubereitungen im Hinblick auf den mikrobiellen Status aus arzneimittelrechtlicher Sicht und aus der Sicht der Selbstkontrolle werden die Maßnahmen zum Erreichen und Erhalten des aseptischen Zustandes in Entwicklung und Herstellung von Salben dargestellt.

VI. Keimfreie Herstellung von Salben

Von Heinz-Jörg Langner, Berlin

1. Geschichte der sterilen Salben

Die Salbe*[)] (Unguentum) gehört zu den ältesten der heute noch gebräuchlichen Arzneiformen.

Auf Tontafeln sind in sumerischer Keilschrift Salbenrezepturen aus Mesopotamien überliefert, die rund 2000 Jahre v. Chr. angewendet wurden (1). In dieser nunmehr 4000jährigen Geschichte wurden Salben aus pflanzlichen oder tierischen Wirksubstanzen, die in Fette inkorporiert wurden, empirisch entwickelt. Erst in den letzten Jahrzehnten begann man sich wissenschaftlich mit den physikalischen Gesetzmäßigkeiten bei der Herstellung von Salben zu beschäftigen, um die Wirkstoff-Freisetzung und Stabilität zu optimieren. Hinzu kam in jüngster Zeit eine immer kritischere Beurteilung von Nebenwirkungen bei Arzneimitteln, so daß auch für Salben aus medizinischer Sicht neue Qualitätsmerkmale ins Gespräch kamen. Dazu gehört die mikrobielle Qualität, d. h. die Limitierung von Keimzahlen oder die Forderung nach Abwesenheit von pathogenen Keimen bis zu Sterilitätsforderungen bei bestimmten Indikationsgebieten.

In den 60er Jahren wurden Beobachtungen bekannt, daß durch kontaminierte topische Arzneimittel beim Patienten Infektionen auftreten können. Diese Erkenntnis löste eine weltweite Diskussion aus über mikrobielle Qualitätsnormen für Arzneimittel, bei denen bisher keine Sterilität gefordert war.

---

*[)] Nachfolgend als Oberbegriff für alle topischen, halbfesten Zubereitungen gebraucht.

Die Ergebnisse dieser Diskussionen von Expertengruppen der Arzneibuchkommissionen finden ihren Niederschlag in Empfehlungen oder Anforderungen der Pharmakopöen und Gesundheitsbehörden.

Aufgrund immer neuer Ergänzungen und der Auslegungsschwierigkeit von Empfehlungen ist es nicht leicht, international einen Überblick zu behalten. Aus heutiger Sicht stellen sich die Forderungen an die mikrobielle Qualität von Salben wie folgt dar.

2. Anforderungen an die mikrobielle Qualität von Salben

Konkrete Forderungen stellen die wichtigsten Pharmakopöen bei Augensalben (Oculenta).

Das DAB 8 fordert Sterilität und Lagerung in höchstens 5 g fassenden Tuben mit Applikationsspitze (2).

Ebenso fordern z. B. die USP, BP, Ph. Helv. Sterilität, um nur einige zu nennen. Die Keimfreiheit bei Augensalben ist wohl allgemein als Forderung anerkannt und heute „Stand des Wissens".

Bei Dermatika-Präparaten bestehen in den skandinavischen Ländern mikrobielle Qualitätsanforderungen aufgrund der Ph. Nordica, die neben der Ph. Eur. weiter gültig ist. Bestimmte Dermatika-Gruppen (z. B. Kortikoid-Salben) oder einzelne Präparate müssen danach steril sein oder dürfen einen Keimgehalt von 100/g bei Abwesenheit bestimmter Leitkeime nicht überschreiten (3).

In die USP XX ist kürzlich durch das Second Supplement, gültig ab 01. 05. 1981, für diverse Kortikoid-Salben und -Cremes die Forderung nach Abwesenheit von Staph. aureus und Ps. aeruginosa aufgenommen worden.

Die Ph. Eur. enthält in der 2. Ausgabe (1981) der englischen Version die Forderung, daß eine Zubereitung, die besonders zur Anwendung auf großen, offenen Wunden oder stark geschädigter Haut bestimmt ist, steril sein sollte (4).

Die Auslegung dieses Textes, der sicherlich nicht vor 1985 in einer deutschen Fassung in der Bundesrepublik Gültigkeit erlangen wird, diskutiert man zur Zeit kontrovers. Es gibt unterschiedliche Meinungen, welche Indikationen unter die Beschreibung „stark geschädigte Haut" fallen und ob in diesem Fall überhaupt eine Sterilität notwendig ist. Außer diesen wenigen echten konkreten Forderungen gibt es in einigen Ländern *Empfehlungen* zur mikrobiellen Qualität von Dermatika, die man z. T. aus den GMP-Richtlinien ableiten kann, die aber auch in einigen Pharmakopöen enthalten sind. So findet man z. B. in der USP XX im Teil „General Information" die Empfehlung, daß die Bedeutung von Mikroorganismen in nicht-sterilen pharmazeutischen Produkten überprüft werden sollte im Hinblick auf das Anwendungsgebiet, die Zusammensetzung des Produktes und mögliche Schädigung des Benutzers (5).

VI. Keimfreie Herstellung von Salben

Außerdem wird für alle Emulsionen wegen der günstigen Wachstumsbedingungen für Mikroorganismen in der Wasserphase eine ausreichende Konservierung empfohlen (6).
Das DAB 8, der Deutsche Arzneimittel Codex, Ph. Eur. deutsche Ausgabe, Japonica IX und Ph. Int. enthalten keine Aussagen zu diesem Thema.

Vorschläge zur Einteilung der Arzneimittel in verschiedene Kategorien						
Produkte	Fédération Internat. Pharmaceutique (FIP), Pharm. Acta Helv. 51 Nr. 3 (1976)		Pharm Eur. Dokument PA/Ph/Exp. 1 CMIT (76) 3, 7th rev. Annex		Arbeitsgruppe Mikrobiologie des BPI und der DAB-Kommission 1982	
	Kategorien und Anforderungen					
Injektabilia	1 a	steril	1	steril	1	steril
Ophthalmika	1 b	frei von vermehrungsfähigen Keimen in 1 g oder ml		steril		steril
Präparate für bestimmte Körperhöhlen, andere Sterilpräparate	–			steril		steril
Präparate zur lokalen Anwendung auf verletzter Haut (Dermatika) Nasen-, Rachen-, Ohrenpräparate	2	$\leq 10^2$ Keime/g oder ml, Enterobakterien, Ps. aeruginosa, Staph. aureus nicht nachweisbar	2	$\leq 10^2$ aerobe Mikroorganismen/g oder ml, frei von Enterobakterien, Ps. aeruginosa, Staph. aureus	–	
Präparate, die für große offene Wunden und für stark geschädigte Haut bestimmt sind	–		–		2 a	≤ 10 aerobe Mikroorganismen/ml oder g, frei von E. coli, Ps. aeruginosa, Staph. aureus
Präparate für topische oder andere lokale Anwendung, die nicht der Sterilitätsprüfung entsprechen müssen	–		–		2 b	$\leq 10^2$ aerobe Mikroorganismen/ml oder g, frei von E. coli, Ps. aeruginosa, Staph. aureus
Oralia und alle übrigen Präparate	3	$\leq 10^3$–10^4 aerobe Bakterien/g oder ml, $\leq 10^2$ Hefen und Schimmelpilze/g oder ml, frei von Enterobakterien, Ps. aeruginosa, Staph. aureus in 1 g oder ml	3	$\leq 10^3$–10^4 aerobe Bakterien/g oder ml, $\leq 10^2$ Hefen, Schimmelpilze und Enterobakterien, frei von E. coli in 1 g oder ml, frei von Salmonellen in 10 g oder ml	–	
Flüssige Oralia	–		–		3 a	$\leq 10^2$ aerobe Bakterien/ml oder g, frei von E. coli, Salmonellen, Ps. aeruginosa in 1 ml oder 1 g
Feste Oralia und alle übrigen Präparate	–		–		3 b	$\leq 10^3$–10^4 aerobe Bakterien/g, $\leq 10^2$ Hefen und Schimmelpilze/g, frei von E. coli und Salmonellen in 1 g

Abb. 1: Vorschläge zur Einteilung der Arzneimittel in verschiedene Kategorien

3. Mikrobielle Anfälligkeit der Rezeptur und aseptische Herstellung 105

In den letzten 10 Jahren wurden von verschiedenen Fachausschüssen Vorschläge zur Einteilung der Arzneimittel in verschiedene Kategorien gemacht, für die dann in bezug auf die mikrobielle Qualität bestimmte Forderungen erhoben werden sollten.

Eine Übersicht mit drei z. Zt. zur Diskussion stehenden Einteilungsmöglichkeiten ist in Abb. 1 dargestellt.

Keiner dieser Vorschläge wurde jedoch bisher in die Ph. Eur. aufgenommen. Erfahrungsgemäß erwarten aber manche Gesundheitsbehörden, daß Empfehlungen und Richtlinien generell befolgt werden, auch wenn sie noch im Entwurfsstadium sind.

Das bedeutet, daß der Produzent von Arzneimitteln in einer Zeit der Diskussionen um den mikrobiellen Standard von Dermatika selbst eigenverantwortlich entscheiden muß, welche Keimzahlen er für jedes seiner Präparate aus therapeutischer Sicht und aus Stabilitätsgründen zulassen kann, soweit nicht konkrete Forderungen vorliegen. Und er muß das den Behörden gegenüber auch vertreten.

Die Gründe für eine aseptische Herstellung sind wie folgt zusammengefaßt:
1. Konkrete arzneimittelrechtliche Sterilitätsforderungen, z. B.:
- bei Augensalben,
- bei bestimmten Dermatika-Gruppen (z. B. Kortikoid-Salben) in den Skandinavischen Ländern,
- bei Zubereitungen für große offene Wunden oder stark geschädigte Haut im Geltungsbereich der englischen Version der Ph. Eur.
2. Freiwillige Sterilitätsforderung des Herstellers, z. B.:
- bei Indikationen, bei denen aus therapeutischer Sicht des Herstellers Sterilität erwünscht ist,
- wenn bei einer mikrobiell anfälligen Zubereitung durch Vermehrung von Mikroorganismen die Stabilität des Produktes gefährdet ist oder wenn eine Keimzahllimitierung gefordert wird.

3. Einfluß der mikrobiellen Anfälligkeit der Rezeptur auf den Erfolg der aseptischen Herstellung

Ob eine Rezeptur mikrobiell anfällig, mikrobistatisch oder sogar mikrobizid ist, kann den Erfolg einer aseptischen Herstellung entscheidend beeinflussen.

In Abb. 2 sind die wichtigsten Abschnitte von der Entwicklung bis zur Anwendung einer keimfreien Salbe gezeigt und die Risiken der mikrobiellen Qualität in Abhängigkeit von der Anfälligkeit dargestellt.

In dieser Tabelle sind 6 verschiedene Herstellungs- und Anwendungsschritte für eine keimfreie Salbe dargestellt und zwar alternativ für eine mikrobiell anfällige und eine antimikrobiell wirksame Rezeptur.

VI. Keimfreie Herstellung von Salben

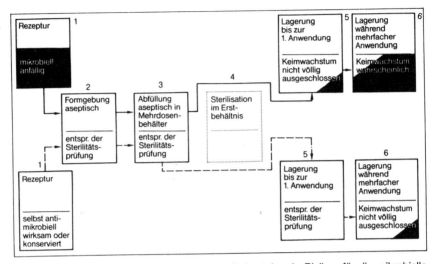

Abb. 2: Beim gegenwärtigen Stand der Technik bestehende Risiken für die mikrobielle Qualität keimfreier Salben von der Herstellung bis zur Anwendung in Abhängigkeit von ihrer Anfälligkeit

Schritt 1:

Mikrobiell anfällig können z. B. Alt-Präparate sein, zu deren Entwicklungszeit die mikrobielle Qualität noch nicht zur Diskussion stand, oder Produkte, die nicht ausreichend oder aus medizinischen Gründen gar nicht konserviert sind. Oder es treten neue Keimarten auf, die zum Zeitpunkt der Konservierungsbelastungstests nicht relevant waren, oder die durch spätere Anpassung sich günstige Wachstumsbedingungen geschaffen haben. Antimikrobiell wirksam können Zubereitungen von selbst aufgrund ihrer Zusammensetzung sein oder wenn sie ausreichend konserviert sind.

Schritt 2:

Die aseptische Formgebung ist heute technisch so weit gelöst, daß Stichproben der Charge unmittelbar nach Herstellung der Sterilitätsprüfung entsprechen. Das Problem ist aber, daß eine als steril befundene Charge einzelne Keime enthalten kann, die unter der Erfassungsgrenze des Prüfverfahrens liegen oder die aufgrund der Methode gar nicht erfaßt werden können. Eine aseptische Herstellung ist ja gerade dadurch gekennzeichnet, daß je nach thermischer Belastbarkeit nur einzelne Herstellungsstufen sterilisiert oder anderen Entkeimungsmaßnahmen wie z. B. der Keimfiltration unterworfen werden können. Dazwischen können Kontaminationslücken liegen. Im Gegensatz zu einer mechanischen oder chemischen Verunreinigung können sich aber anfangs nicht nachweisbare Mikroorganismen vermehren, wenn sie geeignete Wachstumsbedingungen finden.

3. Mikrobielle Anfälligkeit der Rezeptur und aseptische Herstellung

Schritt 3:

Der nächste Schritt, die aseptische Abfüllung in Mehrdosisbehältnisse wie z. B. Tuben oder Dosen, sollte daher bei einer anfälligen Rezeptur möglichst unmittelbar nach der Formgebung erfolgen, bevor durch Vermehrung zufälliger Einzelkeime die Charge massiv verkeimt ist. Bei einer antimikrobiell wirksamen Rezeptur besteht diese Gefahr nicht. Stichproben entsprechen unmittelbar nach der aseptischen Abfüllung der Sterilitätsprüfung.

Schritt 4:

Auf den 4. Schritt, die Sterilisation einer Salbe im Erstbehältnis, wird an anderer Stelle noch eingegangen, da sie bis auf einige Ausnahmefälle bisher nicht angewendet wird.

Schritt 5:

Bis zur Öffnung des Behältnisses bei der ersten Anwendung lagert ein Fertigarzneimittel u. U. Monate oder sogar Jahre. Zu diesem Zeitpunkt kann eine anfällige Rezeptur durch Wachstum der beim Sterilitätstest nicht erfaßten Mikroorganismen stark verkeimt sein, während eine antimikrobiell wirksame Rezeptur immer noch der Sterilitätsprüfung entspricht.

Schritt 6:

Während mehrfacher Anwendung kann ein Salbenbehältnis längere Zeit beim Arzt oder Patienten lagern.
  Bei jeder Entnahme wird der Inhalt durch Luft- oder Hautkeime kontaminiert. Eine anfällige Rezeptur kann bei günstigen Vermehrungsbedingungen in dieser Zeit stark verkeimen. Die Erfahrungen darüber sind sehr unterschiedlich. Bei Tuben ist offenbar das Risiko wesentlich geringer als bei Dosen oder Schraubgläsern. Bei einer antimikrobiell wirksamen Rezeptur ist natürlich die Verkeimungsgefahr sehr viel geringer. Doch völlig auszuschließen ist sie nicht, da Konservierungsmittel selektiv auf bestimmte Mikroorganismen wirken und daher ein absoluter Schutz gegen jede Verkeimung nicht gegeben ist.
  Diese Graphik soll zeigen, daß beim heutigen Stand der pharmazeutischen Technologie und Verpackung in Mehrdosenbehältnisse keimfreie Salben zwar herzustellen sind, aber *nur* eine antimikrobiell wirksame Rezeptur den Schutz vor zufälligen Kontaminationen bei der Herstellung und vor unvermeidbaren Kontaminationen bei der mehrfachen Entnahme während der Anwendung gewährleistet. Dieser Schutz kann allerdings wegen der selektiven Wirkung der Konservierungsmittel das Risiko nicht völlig abdecken. Wenn man aus therapeutischen Gründen auch dieses Restrisiko ausschließen möchte oder eine Konservierung

VI. Keimfreie Herstellung von Salben

nicht vornehmen will, gibt es theoretisch zwei zusätzliche Maßnahmen, die aber bisher kaum angewendet wurden:
die aseptische Abfüllung in Einzeldosisbehälter und die Sterilisation des Produktes im Erstbehältnis. Diese beiden Schritte sollen nun in das Fließschema eingebaut und dieser theoretisch mögliche Herstellungsablauf diskutiert werden (Abb. 3).

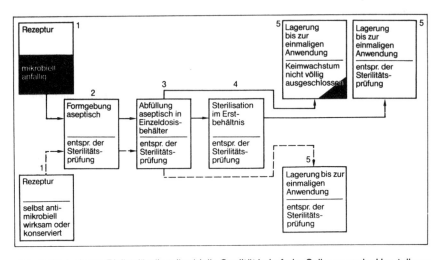

Abb. 3: Reduziertes Risiko für die mikrobielle Qualität keimfreier Salben von der Herstellung bis zur Anwendung durch in der Zukunft theoretisch mögliche Technologie

Schritt 3–5:

Bei einer aseptischen Abfüllung in Einzeldosisbehälter (Schritt 3) würde das Produkt genauso wie bei einer Abfüllung in Mehrdosenbehälter der Sterilitätsprüfung entsprechen. Eine mikrobiell anfällige Rezeptur würde während der Lagerung bis zur Anwendung nur steril bleiben, wenn keine zufällige Kontamination während der Herstellung eingetreten ist (Schritt 5). Das Risiko des Wachstums einzelner, zunächst nicht nachweisbarer Keime bleibt bei diesem Verfahren also bestehen. Es ist nur auszuschalten durch Sterilisation im Erstbehältnis (Schritt 3, 4, 5).

In jedem Falle würde aber eine Kontamination durch mehrmalige Entnahme entfallen.

Eine antimikrobiell wirksame Rezeptur würde in einem Einzeldosisbehälter bis zur Anwendung steril bleiben, wenn sie ausreichend vor zufälligen Kontaminationen bei der Herstellung geschützt ist (Schritt 3–5). Das Resümee dieser beiden Fließschemen ist folgendes: Es ist kaum möglich, eine mikrobiell anfällige Rezeptur trotz aseptischer Formgebung und Abfüllung in Mehrdosenbehälter über die gesamte Anwendungszeit steril zu halten.

Bei einer antimikrobiell wirksamen Rezeptur gelingt es nur, wenn sie gegenüber den Mikroorganismen mikrobizid ist, die bei der Herstellung zufällig oder bei der Anwendung zwangsläufig hineingelangen.

Die mikrobiellen Qualitätsforderungen machen zwar keine direkte Aussage, zu welchem Zeitpunkt der Standard eingehalten werden soll. Aus den Empfehlungen einiger Pharmakopöen zur Konservierung und aus den Forderungen, Belastungstests zu bestehen, kann man aber ableiten, daß der mikrobielle Standard während der gesamten Anwendungszeit eingehalten werden sollte. Aufgrund der aufgezeigten Schwierigkeiten sollten die Diskussionen der Expertengruppen bei der Festlegung von mikrobiellen Standards in der Zukunft vor allem aus therapeutischer Sicht zu einer einheitlichen Meinung in der Frage führen, ob überhaupt und bei welchen Indikationsgebieten eine Sterilität oder Keimlimitierung bei Dermatika erforderlich ist und ob sie höher zu bewerten ist als das Risiko der Nebenwirkungen durch Konservierungsmittel (z. B. durch Sensibilisierung).

Wenn eine sichere Sterilität oder ein begrenzter Keimgehalt bei anfälligen Rezepturen ohne Konservierung aus medizinischen Gründen über die gesamte Anwendungszeit gefordert würde, muß die Technologie der Einzeldosisbehälter und der Sterilisation im Erstbehältnis weiterentwickelt werden.

Im folgenden wird auf die Probleme bei den einzelnen Herstellungsschritten keimfreier Salben aus der Sicht eines industriellen Herstellungsbetriebes genauer eingegangen, und zwar auf

- die mikrobielle Anfälligkeit der Rezepturen und deren Konservierung,
- die aseptische Formgebung,
- die aseptische Abfüllung und
- die Sterilisation im Erstbehältnis.

4. Konservierung

4.1 Definition

Unter chemischer Konservierung versteht man den Zusatz von Konservierungsmitteln, die in der minimalen Hemmkonzentration (MHK) im Produkt mikrobistatisch und in höherer Konzentration mikrobizid wirken.

4.2 Prüfung der mikrobiellen Anfälligkeit durch Belastungstests

Schon in der Entwicklungsphase einer neuen Salbenrezeptur muß die mikrobielle Anfälligkeit geprüft werden, um eine Konservierung rechtzeitig einplanen zu können. Mit Hilfe des Konservierungsbelastungstests wird die Lebensfähigkeit gewisser Testorganismen in der Arzneiform geprüft. Das Präparat wird nach unterschiedlichen Methoden mit einer definierten Menge von Testkeimen artifiziell kontaminiert und die Keimzahl in vorgeschriebenen Zeitabständen verfolgt (z. B. nach USP XX, FIP, BP 80). Ein derartiger Test ist weder im DAB 8 noch in der Ph. Eur. vorhanden und wird von der Expertengruppe der Ph. Eur. immer noch beraten.

Ein Belastungstest gibt aber nur eine Aussage über das Verhalten der eingesetzten Testkeime (z. B. nach USP XX: Staph. aureus, E. coli, Ps. aeruginosa, Candida albicans, Asp. niger.). Wenn in einem Punkt Mikroorganismen gefunden werden, die sich besonders gut vermehren (z. B. Umgebungskeime der Produktion), müssen diese aus dem Produkt isolierten Keime zusätzlich in den Belastungstest einbezogen werden. Derartige produktspezifische Keime, die häufig gramnegativ sind und gegenüber den eingesetzten Konservierungsmitteln resistent sein können, treten manchmal bei pharmazeutischen Dermatika und noch häufiger bei Kosmetika auf. Aufgrund der Ergebnisse der Belastungstests ist zu entscheiden, ob eine chemische Konservierung erforderlich ist.

4.3 Behördliche Auflagen für die Konservierung

Die Aussagen der Pharmakopöen über die Notwendigkeit einer Konservierung von Salben sind nicht einheitlich. So fordern z. B. Ph. Eur. und USP XX die Konservierung von Augensalben, das DAB 8 stellt den Zusatz frei.

Für Dermatika ist nach DAB 8 und Ph. Eur. die Konservierung freigestellt, die USP XX fordert sie für Emulsionen (S. 1025). Trotz der unterschiedlichen Auflagen der Pharmakopöen kann man sagen, daß die Konservierung mikrobiell anfälliger Dermatika ebenso wie auch entsprechender Kosmetika heute Stand der pharmazeutischen Technologie ist.

Die Gesundheitsbehörden fordern bei der Registrierung einer konservierten Zubereitung die Begründung für die Notwendigkeit der Konservierung, für die Höhe der Dosierung des Konservierungsmittels sowie den Nachweis der Wirksamkeit über die gesamte Haltbarkeitsdauer, wenn ein mikrobieller Standard vorgeschrieben ist. Dabei darf das Konservierungsmittel keine Wechselwirkungen mit anderen Inhaltsstoffen oder dem Erstbehältnis eingehen. Eine schädigende Wirkung auf den Patienten darf durch den Konservierungsstoff über ein nach den Erkenntnissen der Wissenschaft vertretbares Maß hinaus nicht ausgeübt werden (8).

4.4 Einsatz von Konservierungsmitteln

Die Konservierung von Dermatika ist ein eigenes umfangreiches Thema, zu dem es ausführliche Literatur gibt (7, 9, 10, 11, 12).

Auf einige grundlegende Punkte soll näher eingegangen werden.

4.4.1 Zubereitungen

Zubereitungen sind besonders mikrobiell anfällig, wenn sie für das Wachstum verfügbares Wasser enthalten (z. B. O/W-, besonders aber W/O-Emulsionen) und wenn die Wasserphase einen günstigen pH-Wert für das Wachstum der anwesenden Mikroorganismen hat, wenn eine oder mehrere Komponenten von den vorliegenden Mikroorganismen metabolisiert werden können und keine antimikrobiell wirksamen Bestandteile enthalten sind.

Einen nicht unwesentlichen Einfluß hat auch die Form des Erstbehältnisses, indem freier, feuchter Luftraum (z. B. bei Schraubgläsern), bei Pilzen oder große Oberfläche bei Aerobiern für gute Wachstumsbedingungen sorgen können.

4.4.2 Konservierungsmittel

Früher, als Emulsionen vorwiegend aus Komponenten hergestellt wurden, die keine guten Wachstumsbedingungen für Mikroorganismen bildeten, war man mit den altbekannten Konservierungsmitteln ausreichend bedient. Jahrzehntelang schienen die PHB-Ester alle Erwartungen zu erfüllen, und sie wurden bei dermatologischen Präparaten und Kosmetika vorwiegend und schon fast routinemäßig eingesetzt, und man ersparte sich aufgrund der Erfahrungen vielfach die Prüfung auf Effektivität. Mit Einführung moderner Emulgatoren, Verdickungsmittel und Lösungsvermittler ist die Konservierung aufgrund der möglichen Wechselwirkungen komplizierter geworden.

Aber immer noch stehen die PHB-Ester bei der Konservierung von Dermatika an der Spitze der Häufigkeit der Anwendung.

Die wichtigsten, heute für Dermatika eingesetzten Konservierungsmittel sind:

● p-Hydroxybenzoesäuremethylester	0,18%
+ p-Hydroxybenzoesäurepropylester	0,02%
● Benzalkoniumchlorid	0,05–0,10%
● Chlorhexidindiacetat	0,05–0,10%
● Sorbinsäure und Salze	ca. 0,20%
● Phenyl-Hg-Verbindungen	ca. 0,002%

Ein ideales Konservierungsmittel bzw. System ist aber heute noch nicht gefunden. Es müßte folgende Anforderungen erfüllen:

- keine toxischen oder hautreizenden Effekte,
- keine Sensibilisierungswirkung,
- breites Wirkungsspektrum gegen Bakterien und Pilze,
- wirksam in niedriger Konzentration und weitem pH-Bereich,
- gut löslich in der wirksamen Konzentration,
- kompatibel mit den übrigen Bestandteilen der Formulierung und den Primärpackmitteln,
- stabil während der gesamten Haltbarkeitszeit des Präparates,
- indifferent in Geruch und Farbe.

VI. Keimfreie Herstellung von Salben

Abgesehen davon, daß es vermutlich kaum gelingen wird, Konservierungsmittel zu entwickeln, die ein universelles Wirkungsspektrum besitzen, so ist das zweite Hauptproblem die Hautverträglichkeit.

4.4.3 Medizinische Probleme

Viele der bekannten Konservierungsmittel können in Abhängigkeit von der Dosis Allergien auslösen, wobei die PHB-Ester statistisch gesehen an der Spitze stehen. Die allergische Reaktion kann durch längere Anwendung (über mehrere Wochen) oder durch Interferenzen des Konservierungsmittels mit anderen Produktbestandteilen entstehen. Als dritte Möglichkeit kommt eine bereits vorhandene Allergie infrage, die durch andere Produkte z. B. Kosmetika oder Haushaltschemikalien, die dasselbe Konservierungsmittel enthalten, erworben wurde.

Um allergische Reaktionen möglichst gering zu halten, werden aus medizinischer Sicht folgende Forderungen gestellt, die aber in der Praxis selten gleichzeitig verwirklicht werden können (13):

- möglichst geringe Konzentration des Konservierungsmittels im Präparat und
- möglichst nur eine Substanz anstelle einer Kombination einsetzen,
- Produkte, die hautreizend sind, möglichst nicht konservieren,
- anstelle weniger, weit verbreiteter Stoffe möglichst viele verschiedenartige einsetzen.

Natürlich wäre es aus der Sicht der Dermatologen wünschenswert, auf chemische Konservierung ganz zu verzichten. Der Wunsch nach Keimfreiheit bzw. Keimarmut bei gleichzeitigem Fehlen von Konservierungsmitteln läßt sich aber heute bei mikrobiell anfälligen Dermatika nicht verwirklichen, solange noch keine Sterilisation im Erstbehältnis möglich ist und Mehrdosenbehälter gebräuchlich sind. Auch ein oft gemachter Vorschlag, bei der Entwicklung eines Präparates mehrere Konservierungsmittel alternativ vorzusehen und bei Auftreten von Allergien zu wechseln, scheitert an den strengen Zulassungsanforderungen und daran, daß bisher nur relativ wenig verschiedene Konservierungsstoffe für pharmazeutische Dermatika gebräuchlich sind.

5. Aseptische Formgebung

5.1 Voraussetzungen für eine aseptische Formgebung

Bei einer aseptischen Herstellung gibt nur die Gesamtheit aller Maßnahmen eine ausreichende Sicherheit für den mikrobiellen Befund bei der Endanalyse. Dazu gehören z. B.:

- Einsatz keimarmer Rohstoffe,
- Personalhygiene und -schulung,
- Raumreinigungsprogramm,
- Limitierung der Raumluftkeimzahlen,
- Optimierung des Herstellungsverfahrens und Einsatz geeigneter technischer Anlagen,
- Wirksame Reinigung und Sterilisation der Anlagen,
- Prozeßkontrollen
- Einsatz geeigneter Lagerbehälter.

Die Technik der aseptischen Herstellung von Salben im industriellen Maßstab ist heute in der Lage, Halbfertigware zu produzieren, die unmittelbar nach der Herstellung der Sterilitätsprüfung entspricht.

Bei den verschiedenen Herstellern sind – falls die Notwendigkeit einer aseptischen Herstellung eintrat – im allgemeinen die vorhandenen Produktionsanlagen technisch so weiterentwickelt worden, daß die Asepsislücken geschlossen wurden. Auf diese Weise werden zwar im Verfahren ähnliche, aber in der technischen Ausführung sehr unterschiedliche Prozeßanlagen eingesetzt.

Im folgenden wird als Beispiel für eine mögliche Lösung eine Anlage zur aseptischen Herstellung von Salben beschrieben, mit der im Hause Schering gearbeitet wird.

5.2 Beschreibung einer Herstellungsanlage für keimfreie Salbenherstellung

Ziel war es, eine Anlage zu installieren, mit der bei Bedarf alle Salbentypen des Programms aseptisch herzustellen waren. Es handelt sich sowohl um Einphasenfettsalben mit gelösten und suspendierten Wirkstoffen als auch um W/O- und O/W-Cremes mit suspendierten, thermolabilen Wirkstoffen, die in der kalten Zubereitung suspendiert werden mußten.

Die Grundeinrichtung (Abb. 4) für die vorgegebenen Formulierungen besteht aus einer Schmelzanlage für die Fettphase, die über Rohstoff-Fördersysteme beschickt wird. Flüssige Hilfsstoffe werden aus Lagertanks und halbfeste Hilfsstoffe aus Fässern direkt in den Schmelzkessel eingewogen, der auf einer Bodenwaage steht.

Durch die Installation der Misch- und Homogenisieranlage im Stockwerk darunter erreicht man einen günstigen vertikalen Materialfluß und durch räumliche Trennung einen höheren Sauberkeitsstandard in der Umgebung des Mischers.

Das gereinigte Wasser wird von einer zentralen Aufbereitungsanlage über einen Mengenzähler und einen Wärmetauscher in den Mischer gegeben. Die Ausführung der Misch- und Homogenisierwerkzeuge in Salbenmischern ist sehr vielfältig und deren Eignung für bestimmte Rezepturen muß jeweils getestet werden. In diesem Fall besitzt der Mischer einen Rahmenrührer mit wechselnder Drehrichtung, der die Wandung abschabt und als Homogenisator eine hochtourige Stiftmühle.

114 VI. Keimfreie Herstellung von Salben

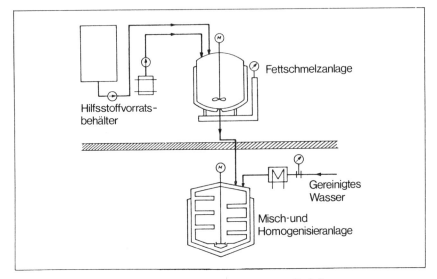

Abb. 4: Grundausrüstung einer Chargenherstellungsanlage für Salben

Obwohl diese Rührerausführung besonders bei hochviskosen Produkten weniger effektiv als ein Planetenrührwerk ist, entschied man sich wegen der sicheren Abdichtungsmöglichkeit der Rührerwelle für diesen Typ. Der Einsatz eines Dreiwalzenstuhles ist natürlich bei der aseptischen Salbenherstellung nicht mehr möglich. Man kann ihn wohl generell als obsolet betrachten, da bei modernen Mischern im in-line-System eine ausreichende Homogenität und Luftfreiheit erreichbar ist.

Wie sich der Einfluß der mikrobiellen *Qualitätsanforderungen* auf diese Grundeinrichtung der Anlage erweiternd auswirkt, ist in Abb. 5 dargestellt.

Man sieht hier wieder die Hilfsstoffvorratsbehälter mit den Leitungen zur Fettschmelzanlage. Die Fettphase wird in die Misch- und Homogenisieranlage über ein Vorfilter und über ein Sterilfilter gegeben. Das gereinigte Wasser wird ebenfalls sterilfiltriert. Der Mischer besitzt eine Spezialöffnung für die aseptische Wirkstoffzugabe unter Laminar flow (abgekürzt: LF), auf die später noch genau eingegangen wird.

Die Entleerung kann in geschlossenem Zustand mit einer Pumpe in sterilisierte Lagerbehälter vorgenommen werden, die unter Laminar flow angeschlossen werden können.

Die gesamte Anlage von der Fettschmelzanlage bis zur Beschickungsleitung der Lagerbehälter ist als geschlossenes System dampfsterilisierbar.

Durch die Herstellungsmöglichkeit im geschlossenen System und die Sicherung der beiden Asepsislücken durch örtliche Laminar flow-Einheiten ist eine aseptische Herstellung möglich, ohne daß in Sterilräumen gearbeitet werden muß. Die

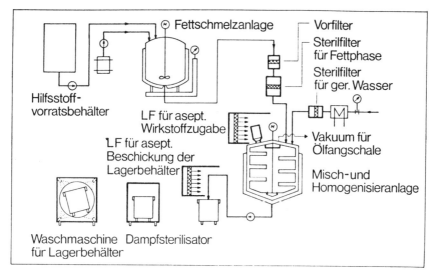

Abb. 5: Chargenherstellungsanlage für aseptische Salbenfertigung im geschlossenen System

Mischanlage ist aufgestellt in einem Arbeitsraum mit reduzierter Keimzahl durch Belüftung über Feinfilter.

In Abb. 6 sind verschiedene Konzeptvarianten zur Erzeugung reiner Luft in Produktionsräumen dargestellt (14).

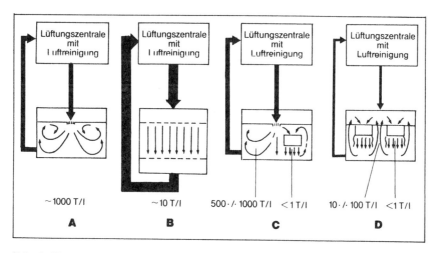

Abb. 6: Verschiedene Konzeptvarianten der Reinraumtechnik mit Richtwerten der zu erwartenden Reinheit (nach Hortig, 1977)

116 VI. Keimfreie Herstellung von Salben

Bei der Variante A handelt es sich um einen sogen. konventionellen Sterilraum. Man erreicht nach Hortig durch Keimfiltration der Luft und turbulente Strömung eine Reinheit von 1000 T/l. In der Praxis liegt die Keimzahl bestimmt mit der Filtermethode unter 50/m^3.

Die Variante B stellt einen kompletten LF-Raum mit down-flow dar, wie er heute bei der Herstellung von Injektabilia häufig konzipiert ist. Diese Lösung hat eine sehr hohe Luftumwälzung und damit einen hohen Energiebedarf.

Bei der Variante C ist die Raumluft partikel- und keimreduziert und an den kritischen Stellen werden LF-Geräte eingesetzt, die ihre Luft aus dem Raum beziehen. Der hier geschilderte Salbenmischer ist in einem der Variante C ähnlichen Raum installiert. Noch kostengünstiger ist zwar die Variante D, bei der die Raumbelüftung über örtliche LF-Geräte erfolgt. Dadurch entfallen auch die Probleme bei der Überwachung der zentralen Luftaufbereitung und des Kanalsystems. Für das Konzept der geschilderten Anlage eignet sich aber besser die Variante C, weil zur Wärmeabfüllung mehr Luftwechsel erforderlich ist und die LF-Geräte ortsbeweglich sein sollen.

Im folgenden wird die Zugabe der mikronisierten Wirkstoffe in den Misch- und Homogenisierkessel beschrieben.

Der übliche Weg bei der nicht aseptischen Herstellung ist die Zugabe des Wirkstoffes als Anreibung. Man suspendiert ihn je nach Emulsionstyp in einem flüssigen Anteil der Fett- oder Wasserphase. Bei der aseptischen Herstellung muß diese

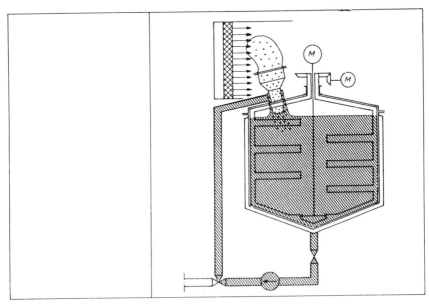

Abb. 7: Einbringung von pulverförmigen Wirkstoffen in Salben unter aseptischen Bedingungen

Anreibung entweder dampfsterilisiert werden oder die Bestandteile müssen einzeln entkeimt und unter aseptischen Bedingungen verarbeitet werden. Der erste Weg setzt einen hitzebeständigen Wirkstoff in einer wäßrigen Anreibung voraus und der zweite birgt ein Kontaminationsrisiko beim handling. Es wurde daher als 3. Alternative die aseptische Zugabe von Wirkstoffen in Pulverform entwickelt. Dieses Verfahren ist als Schnittzeichnung in Abb. 7 dargestellt.

Der Polyethylenbeutel mit sterilem Wirkstoff wird in einen sterilisierten Spezialtrichter eingespannt, der unter Laminar flow in eine Mischeröffnung eingeführt wird. In diese Öffnung, die ein doppelwandiges Rohr darstellt, wird gleichzeitig Salbe im Umlauf gepumpt, die das hineinrieselnde Pulver schlauchförmig umschließt. Dadurch wird verhindert, daß der Pulverstaub im Mischer sich an Deckel und Rahmenrührer festsetzt. Dieses Verfahren eignet sich jedoch nur bei Rezepturen, bei denen der Wirkstoffgehalt gering ist (etwa 1% oder darunter) und der Wirkungsgrad des Homogenisators bei günstiger Viskosität der Grundlage eine ausreichende Verteilung des Wirkstoffes in Pulverform gewährleistet.

5.3 Prozeßkontrollen

Um die einzelnen Prozeßschritte zu steuern und nicht dem Zufall zu überlassen, sind außer den Eingangsuntersuchungen der Rohstoffe und der Endkontrolle des Produktes eine Vielzahl von Prozeß-Kontrollen notwendig, die in den Chargenunterlagen dokumentiert werden müssen.

Anhand des Fließschemas der schon beschriebenen Salben-Herstellungsanlage werden einige Beispiele für Prozeß-Kontrollen stichwortartig aufgezählt, ohne auf Häufigkeit und genaue Ausführung in diesem Rahmen einzugehen, da beides vom Produkt und der jeweiligen Technologie abhängig ist (Abb. 8).

Die eingezeichneten Ziffern bedeuten folgende Prozeß-Kontrollen:

1. Nach der chemischen, physikalischen oder mikrobiologischen Eingangsuntersuchung der Wirk- und Hilfsstoffe zusätzliche Identitätsreaktionen der abgewogenen Anteile vor der Verarbeitung.
2. Reinigungskontrolle der gesäuberten Anlage und der leeren Lagerbehälter.
3. Kontrolle der Dampfsterilisation der gesamten Anlage mit Thermo-Schreibern.
4. Funktionsprüfungen von Waagen und Flüssigkeitszählern und deren Kalibrierung.
   Funktionsprüfungen der Staubabsaugvorrichtungen.
   Kontrollausdrucke der Gewichtsmengen.
5. Überwachung der Prozeß-Temperaturen durch Thermo-Schreiber.
6. Funktionsprüfungen von Sterilfilterkerzen und regelmäßige mikrobiologische Untersuchung des gereinigten Wassers.
7. Produktspezifische Untersuchungen:
   z. B. Überwachung der Homogenisierzeiten, pH-Messungen, Messung der

118 VI. Keimfreie Herstellung von Salben

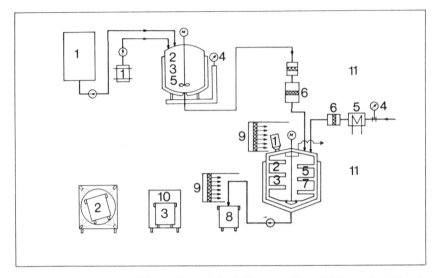

Abb. 8: Beispiele für Prozeß-Kontrollen bei der Salbenherstellung (Erklärung der Ziffern im Text)

Viskosität oder Spreitung, mikroskopische Überprüfung der gleichmäßigen Verteilung von suspendierten Wirkstoffen, des Luftgehaltes und der Emulsionsqualität.
8. Enduntersuchung des Produktes chemisch, physikalisch und mikrobiologisch.
9. Funktionsprüfungen der Laminar flow-Einheiten.
10. Funktionsprüfung des Dampfsterilisators.
11. Umgebungsuntersuchungen in Form von Raumluftkeimzahlbestimmungen.

6. Aseptische Abfüllung

6.1 Mehrdosenbehältnisse

Eine aseptisch hergestellte Salbe sollte möglichst unmittelbar nach der Herstellung in Erstbehältnisse gefüllt werden. Damit verringert man besonders bei mikrobiell anfälligen Rezepturen das Risiko der Kontamination bei Lagerung und Transport und das Risiko der Vermehrung einzelner zufälliger Keime zu Kolonien, die dann bei der Abfüllung über die gesamte Charge verteilt werden.

Die Tubenfüllmaschine sollte für eine aseptische Arbeitsweise konstruiert sein. Aufgrund einer erst allmählich steigenden Nachfrage sind aber geeignete Sonderkonstruktionen noch nicht auf dem Markt, sondern die Maschinenhersteller rüsten ihre Standard-Maschinen auf Wunsch des Kunden zusätzlich mit einigen

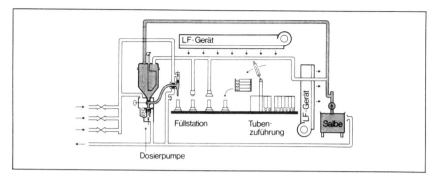

Abb. 9: Aseptische Tubenfüllung unter Laminar flow

technischen Details aus, die dann eine aseptische Abfüllung ermöglichen. Als Beispiel wird eine für die aseptische Arbeitsweise weiterentwickelte Anlage vorgestellt. Abbildung 9 zeigt die Füll- und Verschließmaschine als Fließschema.

Die Anlage ist so konstruiert, daß die produktführenden Teile von der Pumpe zur Entleerung des Lagerbehälters über den Vorratsbehälter, die Dosierpumpe bis zur Fülldüse als geschlossenes System dampfsterilisiert werden können.

Der Lagerbehälter wird unter Laminar flow geöffnet und mit einer sterilisierten Folgeplatte verschlossen. Mit Hilfe der angeschlossenen Pumpe wird die Salbe in die sterilisierte Anlage gefördert.

Eine kritische Stelle jeder Füllmaschine ist die Dosierpumpe, die normalerweise über ihre Kolbendichtungen ein Kontaminationsrisiko darstellt. In diesem Fall ist die Pumpe von einem ausdampfbaren Gehäuse umgeben, so daß während der Sterilisation der Kolben aus dem Zylinder gezogen werden kann. Dadurch werden die Dichtungen von allen Seiten sicher sterilisiert. Während des Abfüllvorganges kann dann das Gehäuse steril belüftet werden.

Die Leertuben werden steril angeliefert. Als sichere Methode hat sich die Strahlensterilisation mit γ-Strahlen bewährt, die von Spezialfirmen durchgeführt wird. Die in Folie eingesiegelten Kartons werden an der Maschine unter Laminar flow geöffnet. Da heute noch die Anlieferung von Leertuben in Stegkartons weit verbreitet ist, müssen diese Kartons mit einem geeigneten Tubenzuführgerät entleert werden. Dieser Arbeitsschritt wird ebenso wie das anschließende Füllen und Verschließen der Tuben unter Laminar flow durchgeführt.

Die verschlossenen Tuben können dann ohne weitere Schutzmaßnahmen weiter verpackt werden.

6.2 Einzeldosisbehältnisse

Wenn eine Rezeptur gegenüber der mikrobiellen Kontamination bei mehrmaliger Entnahme aus dem Erstbehältnis anfällig ist und jede entnommene Teilmenge steril sein muß, käme als Alternative ein Einzeldosisbehältnis infrage.

Bis auf seltene Ausnahmen z. B. bei Ophthalmika, haben sie sich bei Salben noch nicht durchgesetzt. Es besteht gerade bei Dermatika die Schwierigkeit, bei den unterschiedlich großen zu behandelnden Hautflächen die Einzeldosis festzulegen.

Nur in dem Maße, wie medizinische Gründe ein derartiges Einzeldosisbehältnis zwingend erforderlich machen, werden Packungsformen und -materialien sowie Verpackungsverfahren entwickelt werden. Dabei müßte aber eine Vergrößerung der Packung und eine Verteuerung des Produktes in Kauf genommen werden.

7. Sterilisation im Erstbehältnis

Da eine Hitzesterilisation von Salben im Erstbehältnis im allgemeinen nicht möglich ist und eine Strahlensterilisation in der Bundesrepublik nach § 7 AMG nicht zulässig ist, hat sich dieser Herstellungsschritt bei der aseptischen Salbenherstellung noch nicht durchgesetzt.

Der § 7 AMG gibt aber die Möglichkeit, durch Rechtsverordnung die Verwendung ionisierender Strahlen bei der Herstellung von Arzneimitteln zuzulassen, soweit dieses nach den wissenschaftlichen Zwecken geboten und für die Gesundheit von Mensch und Tier unbedenklich ist (15).

Seit rund 10 Jahren wird an einer Änderung der Arzneimittel-Bestrahlungsverordnung in der Richtung gearbeitet, daß die Bestrahlung unter bestimmten Voraussetzungen zugelassen werden sollte. Eine neue Verordnung ist aber bisher noch nicht erlassen worden.

In Zukunft wird man eine Strahlensterilisation von Salben im Erstbehältnis nur dann in Erwägung ziehen, wenn aus medizinischen Gründen ein mikrobiell anfälliges Produkt ohne Konservierung steril angewendet werden muß und wenn die arzneimittelrechtlichen Voraussetzungen gegeben sind.

Die umfangreichen analytischen und toxikologischen Untersuchungen, die für jedes mit Strahlen behandelte Produkt erforderlich wären und die hohen Mehrkosten bilden aber eine große Hemmschwelle für die meisten Hersteller, sich schon heute mit diesem Verfahren zu beschäftigen.

8. Zusammenfassung

Es wurde ein Überblick über die Problematik der keimfreien Herstellung von Salben aus der Sicht der industriellen Fertigung gegeben.

Nach der Schilderung der Anforderungen an die mikrobielle Qualität von Salben wurden in einem Fließschema die einzelnen Herstellungs- und Anwendungsschritte und die mikrobielle Qualität im Laufe des Anwendungszeitraumes dargestellt.

Im einzelnen wurden dann behandelt:

- die mikrobielle Anfälligkeit der Rezepturen und deren Konservierung,
- die aseptische Formgebung und Abfüllung am Beispiel einer Anlage,
- den Stand der Abfüllung in Einzeldosisbehältnisse und
- die Sterilisation im Erstbehältnis.

Die pharmazeutische Industrie befindet sich in einer Zeit, in der weltweit rechtsverbindliche Standards für die mikrobielle Qualität von Dermatika entstehen. Aus den schon vorhandenen Forderungen und aus den Empfehlungen und Entwürfen der Fachkommissionen der Pharmakopöen ist zu erkennen, daß es Sterilitätsforderungen oder Keimzahlgrenzen in Abhängigkeit vom Anwendungsgebiet geben wird. Dabei sollten die Anforderungen nicht über die echten medizinischen Erfordernisse hinausgehen und der Stand der Technik sowie die Kostenentwicklung im Auge behalten werden.

In jedem Fall wird die keimfreie Herstellung von Salben in erheblichem Umfang zunehmen, nicht nur bei sterilen Produkten sondern auch bei mikrobiell anfälligen Rezepturen, die nicht konserviert werden können.

Literatur

(1) Kallinich, G., Schöne alte Apotheken, München (1977), 14.
(2) Deutsches Arzneibuch 8. Ausgabe 1978, Deutscher Apotheker Verlag – Govi-Verlag, Stuttgart – Frankfurt 1978, 121–122.
(3) Ph. Nord. Add. (31. 12. 1970), 603–604.
(4) Ph. Eur., Second Edition, Part II, 132, engl. Ausgabe 1981.
(5) USP XX (1980), 1019.
(6) USP XX (1980), 1025.
(7) Wallhäußer, K. H., Pharm. Ind. 43 (1981).
(8) Eichner, K., Angaben zur Konservierung nach § 22 AMG, 1976, Concept Heidelberg, Nr. 4/1981, 2. Jahrg., 9–12.
(9) Wallhäußer, K. H., Sterilisation – Desinfektion – Konservierung, G. Thieme Verlag, Stuttgart 1978.
(10) Konservierung pharmazeutischer und kosmetischer Produkte, Referate des Symposiums, Concept Heidelberg, Nr. 4/1981, 2. Jahrg.
(11) Wallhäußer, K. H., Was versteht man unter einer ausreichenden Konservierung gegen einen mikrobiellen Verderb bei Kosmetika? Parfümerie und Kosmetik, 62. Jahrg., Nr. 6/81.
(12) List, P. H., Arzneiformenlehre, 3. Aufl., Wissenschaftliche Verlagsgesellschaft, Stuttgart 1982, 375–385.
(13) Ippen, H., Die Prüfung konservierter Produkte auf Hautverträglichkeit, Concept Heidelberg, Nr. 4/1981, 2. Jahrg., 44.
(14) Hortig, H. P., Überblick über den derzeitigen Entwicklungsstand auf dem Gebiet der Reinraumtechnik, Acta Pharmaceutica Technologica, APV-Informationsdienst, Suppl. 3/1977, Deutscher Apothekerverlag, Stuttgart.
(15) Kistner, G., Zur Situation der Behandlung von Arzneimitteln und Lebensmitteln, medizinischem Gerät und Verpackungsmaterial mit ionisierenden Strahlen in der Bundesrepublik, Concept Heidelberg, Nr. 3/1981, 2. Jahrg., 54.

Prozeßanlagen bieten die Möglichkeit, mehrere Verfahrensschritte im gleichen Ansatzkessel gleichzeitig oder unmittelbar nacheinander durchführen zu können. Sie sind damit sehr gut für die Herstellung von Salben, Suspensionen und Emulsionen geeignet. Neben der Beschreibung der Hauptelemente von Prozeßanlagen wird besonders die Kühlung bei der Emulsionsherstellung behandelt. Dieser Verfahrensschritt beansprucht den größten Teil der Herstellungszeit. Maßnahmen, ihn zu verkürzen, führen durch Verminderung des Aufwandes an Zeit und Energie zu rationellerer Produktion.

VII. Die Eignung verschiedener Prozeßanlagen für die rationelle Herstellung von Emulsionen

Von Henning Asche, Basel

1. Einleitung

Das vielfältige Formenspektrum der dispersen Präparate umfaßt flüssige, halbfeste und sogar feste Emulsionen und Suspensionen. Überraschenderweise entsprechen nun trotz der Verschiedenartigkeit der Darreichungsformen die im industriellen Herstellungsprozeß einander folgenden Verfahrensschritte den gleichen Grundoperationen. In der Regel kann man den Ablauf folgendermaßen gliedern:

- Wärmetransport beim Aufheizen oder Schmelzen,
- Mischen und Lösen,
- Dispergieren der nicht miteinander mischbaren Phasen (Emulgieren und Suspendieren),
- Homogenisieren,
- Entlüften und
- Wärmetransport bei Abkühlen.

Aus Abbildung 1 ist ersichtlich, daß diese Verfahrensschritte – von geringfügigen Ausnahmen abgesehen – tatsächlich bei allen dispersen Darreichungsformen ablaufen. Es ist daher verständlich, daß Apparaturen, die die Ausführung der verschiedenen Grundoperationen erlauben, als Universalgeräte für die Fabrikation des gesamten Formenspektrums eingesetzt werden können.

1. Einleitung

Verschiedene Maschinenhersteller haben sich mit der Konstruktion derartiger Universalgeräte beschäftigt, und es gibt jetzt mehrere Ausführungen, die sich allerdings trotz prinzipieller Ähnlichkeit konstruktiv mehr oder weniger stark unterscheiden.

Anstatt die verschiedenen, häufig auch als Prozeßanlagen bezeichneten Apparaturen im einzelnen zu besprechen oder zu qualifizieren, soll nachstehend aus dem Blickwinkel des Benutzers auf gewisse konstruktive und funktionelle Unterschiede hingewiesen werden. Anhand von Beispielen werden spezielle Fragen, wie die Optimierung und Kontrolle des Herstellungsprozesses, die Probleme bei der Ansatzvergrößerung in verschieden dimensionierten Apparaturen sowie die Möglichkeiten zur Verminderung des Energieeinsatzes und zur Beschleunigung des Prozesses durch Verkürzung der Abkühlungszeit behandelt.

	HEIZEN	RÜHREN, MISCHEN, QUELLEN	EMULGIEREN, SUSPENDIEREN	HOMOGENISIEREN	ENTLÜFTEN	KÜHLEN
GELE		x		x		
SUSPENSIONEN		x	x	x	x	
EMULSIONEN	x	x	x	x	x	x
CRÈMES	x	x	x	x	x	x
SALBEN	x	x	(x)	(x)	x	x
PASTEN	(x)	x	x	x	x	(x)
SUPPOSITORIEN	x	x	x	x	x	

Abb. 1: Verfahrensschritte bei dispersen Arzneiformen

124 VII. Eignung von Prozeßanlagen für die Herstellung von Emulsionen

2. Beschreibung der Prozeßanlagen

Die Entwicklung der Prozeßanlagen begann vor etwa 25 Jahren und führte zum allmählichen Ersatz der damals fast ausschließlich für die Crèmeherstellung verwendeten Planetenmischer. In den herkömmlichen Mischern erfolgte lediglich die Emulgierung und Kühlung des Produktes im normalerweise nicht hermetisch geschlossenen Mischkessel. Die Homogenisierung wurde daran anschließend mit einem Rotor-Stator Durchlaufhomogenisator oder einer Salbenwalze durchgeführt. Eine eventuell erforderliche Entlüftung des Präparats mußte ebenfalls am Ende der Herstellung, d. h. bei der höchsten Viskosität des Produktes, vorgenommen werden.

Durch die Ausstattung der Prozeßanlagen mit druck- und vakuumfesten Deckeln und den Einbau von hochtourig laufenden Homogenisatoren zur Ergänzung der mit den langsam laufenden Rührern erzielten Mischwirkung können mehrere Vorteile erreicht werden.

Der geschlossene Deckel vermindert die Exposition des Präparates gegenüber der Raumluft und die damit gegebene Kontaminationsgefahr. Gleichzeitig wird der Wasserverlust durch Verdampfung aus dem stark gerührten heißen Präparat weitgehend vermieden.

Die nicht mehr außerhalb des Kessels durchzuführenden Homogenisierungs- und Entlüftungsschritte machen zusätzliche Apparaturen entbehrlich und reduzieren den Platzbedarf. Es vermindert sich aber besonders auch die Häufigkeit der Manipulation des Präparats und die Kontaminationsgefahr durch die mit der Herstellung beschäftigten Personen. Schließlich führt die Möglichkeit, den Zeitpunkt und die Dauer der Homogenisierung und der Entlüftung im Herstellungsprozeß frei wählen zu können, zur Rationalisierung des Arbeitsablaufs und zur Verkürzung des Herstellungsprozesses insgesamt.

Bei der Betrachtung der Arbeitsschritte zur Herstellung einer Emulsion steht am Anfang das Schmelzen bzw. Aufheizen der Fett- und der Wasserphase und die Auflösung der erforderlichen Formulierungsbestandteile, um die Phasen für die Emulgierung vorzubereiten. Diese Operationen müssen bei korrekter Herstellung außerhalb der Prozeßanlage erfolgen, damit die Phasen vor der Emulgierung koliert oder filtriert werden können. Die Heizung der Apparatur dient lediglich dazu, die Emulgiertemperatur einzustellen, damit eine Überhitzung bzw. eine vorzeitige Erstarrung an der Kesselwandung vermieden werden. Die Heizung mit Dampf bzw. mit einem Dampf-Wasser-Gemisch ist dabei wegen der leichteren Temperaturregulierung einer elektrischen Heizung vorzuziehen.

Im Innenraum des Kessels befindet sich ein Rührer. Dieser hat neben seiner Mischfunktion auch die Aufgabe, die Kesselwand abzustreifen und damit die Ablagerung eines erstarrten Films während der Abkühlungsphase zu verhindern. Dieser Rührer kann als Planetenrührwerk, als gegenläufiges Rührwerk mit konzentrischen Achsen und waagerechten als Strombrecher dienenden Fingern oder als Ankerrührer ausgeführt sein. Wegen der weiteren in den Kessel eintauchenden

Elemente der Anlage wird meistens die Form des Ankerrührers gewählt, da sie sich der Form des Kessels besonders gut anpassen läßt und im Kesselinneren genügend Platz für Einbauten läßt.

Das langsam laufende Rührwerk ist bezüglich Mischwirkung von der Viskosität des Produktes abhängig. Während Planetenrührwerke bis hin zu hohen Viskositäten einen guten Mischeffekt und Temperaturausgleich bieten, nimmt die Effizienz der Mischung bei den vorwiegend tangential wirkenden gegenläufigen Rührern und Ankerrührern mit der Viskositätszunahme stark ab. Dies gilt besonders für Salben und Crèmes nach ihrer Verfestigung. Hier sind zusätzliche Maßnahmen erforderlich, um die vollständige Umwälzung, die gleichmäßige Abkühlung und ein homogenes Endprodukt zu erhalten. Bei gegenläufigen Rührern ist hierfür die Bedienung des Homogenisators mit axialer Förderung des Produktes nötig. Bei Ankerrührern dienen nicht nur die zentralen Einbauten als Strombrecher, sondern es sind axial wirkende Mischspiralen oder Propellerrührer oder radial wirkende Zahnscheibenrührer eingebaut, um die Umwälzung des Produktes sicherzustellen.

Zum Dispergieren, d. h. zum Emulgieren und Suspendieren sowie zum Homogenisieren, dient ein hochtouriger Homogenisator. Er ist meistens als Turbinenrührer mit Rotor und Stator ausgeführt und kann sowohl im Behälterboden eingebaut als auch von oben durch den Behälterdeckel in das Produkt eingetaucht sein. Letztere Bauweise ist bei Apparaturen mit Ankerrührern zu finden. Sie besitzt gleichzeitig die Vorteile, daß Wellendurchführungen im produktberührten Teil des Kessels unnötig sind, daß durch Änderung des Abstandes zwischen Rotor und Stator die Wirksamkeit der Turbine beeinflußt werden kann und daß der Kessel ohne feste Einbauten austauschbar gestaltet werden kann.

Anstelle der Mischturbine kann auch eine Zahnkolloidmühle eingebaut werden, deren Einsatz sich besonders für die Dispergierung von Feststoffaggregaten in Suspensionen eignet. Für die Erzeugung der für die Emulgierung und Suspendierung erforderlichen Turbulenz ist bei Geräten mit Kolloidmühlen allerdings ein zusätzliches Rührwerk nötig, das – wie bereits erwähnt – als Propeller- oder Zahnscheibenrührer ausgeführt sein kann (Abb. 2).

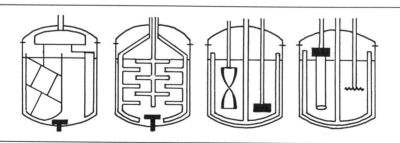

Abb. 2: Anordnung von Rührer und Homogenisator in verschiedenen Prozeßanlagen (schematisch)

Bei der Emulgierung und zwar besonders bei der kontinentalen Methode, der sog. Phasenumkehr-Methode (Vorlage der später inneren Phase der Emulsion mit den Emulgatoren und Einarbeitung der später äußeren Phase unter intensiver Durchmischung, wobei das System in den gewünschten Emulsionstyp umschlägt), ist es besonders wichtig, daß der Kopf des Homogenisators tief genug eintaucht, damit er von Anfang an laufen und die für die Emulgierung nötigen Scherkräfte auf das System einwirken lassen kann. Je nach Fabrikat und Größe der Anlagen beträgt das minimale Nutzvolumen, d. h. die kleinste zu bearbeitende Menge, 25% bis zu 50% des gesamten Nutzvolumens. Da man die ungünstigsten Verhältnisse häufig bei den kleinen Apparaturen findet, ist hierauf besonders bei Versuchen im Pilot-Maßstab zu achten, bei denen nicht immer die volle Kapazität der Anlage ausgenutzt werden soll. Schwierigkeiten treten besonders bei der Herstellung von O/W-Lotionen mit kleiner Lipidphase auf, wenn das Phasenumkehr-Verfahren angewendet werden soll.

Als weiteren Einbau in den Kessel von Prozeßanlagen findet man den Temperaturfühler, der – sofern er nicht in einen anderen Bestandteil integriert ist – wegen der auftretenden Scherbelastung von einem soliden Stahlrohr geschützt wird.

Große Bedeutung hat die Anordnung der Öffnung für die Zuführung der 2. Phase einer Emulsion oder der Pulveranteile für die Suspendierung in Suspensionen und Pasten. Durch das Einziehen unter Vakuum lassen sich das Schäumen und die Einarbeitung von Luft sowie die Staubentwicklung im Arbeitsraum vermindern oder vermeiden. Um die sofortige Dispergierung zu ermöglichen, muß die Öffnung in der Nähe des Homogenisators angebracht sein, oder das Zuführungsrohr kann in einen Holm des Homogenisators integriert sein, aus dem das Material unmittelbar in die Mischturbine fließt.

Die Möglichkeit, im verschlossenen Kessel während des Betriebs den Druck zu vermindern, erlaubt es, sowohl die Einarbeitung von Luft in das Präparat zu verhindern als auch das Präparat nachträglich zu entlüften.

Unter Vakuum dehnen sich die eingeschlossenen Luftbläschen aus und steigen langsam an die Oberfläche, wo sie zerplatzen. Der Zerfall des gebildeten Schaums erfolgt rascher, wenn das Aufsteigen durch die Betätigung vertikal nach oben fördernder Rührer erleichtert wird. Bei zu langsamem Zerfall der Luftblasen kann sonst die Ausdehnung des Ansatzes so weit gehen, daß das Fassungsvermögen des Kessels überschritten wird, wenn man sich nicht mit einer unvollständigen Entlüftung oder einer durch schwachen Unterdruck übermäßig verlängerten Entlüftungszeit zufrieden geben will. Als interessante Alternative kann hier die Kombination der eingebauten Kolloidmühle mit einem Dünnschicht-Entlüftungskopf genannt werden, wie er auch in separat aufzustellenden Pastenentlüftern eingesetzt wird.

Als letztes konstruktives Merkmal soll auf die Möglichkeit hingewiesen werden, den Kessel der Anlage austauschbar zu machen. Gerade unter dem Aspekt des rationellen Einsatzes kann hier Zeit gespart werden, wenn z. B. das Präparat eine weitere Homogenisation (mit Zwangspassage) durchlaufen muß, oder wenn die

Abfüllung direkt aus dem Ansatzkessel als Vorratsbehälter erfolgen kann. Hier kann bei Vorhandensein eines zweiten Kessels die Fabrikation ohne Unterbruch fortgesetzt werden.

3. Einsatz und Betriebsbedingungen von Prozeßanlagen

Man muß in der Regel davon ausgehen, daß ein Betrieb mit Prozeßanlagen eines Fabrikats, ggf. in verschiedenen Größen, ausgestattet ist. Dieses Prinzip, das auch die Pilot-Plant Apparaturen betrifft, wird nur dann durchbrochen, wenn die Anlagen veraltet sind oder wenn sie sich für die Herstellung eines bestimmten Präparats nicht eignen. Die Konzentration auf einen Maschinentyp hat auch bei Betrieben mit Fabrikationsstätten im Ausland große Vorteile, weil sich die geringsten Schwierigkeiten bei der Übernahme von Herstellungsvorschriften aus dem Stammhaus ergeben, und die größte Gewähr für gleichmäßige Eigenschaften der an verschiedenen Orten gefertigten Produkte geboten ist.

Voraussetzung für die Übertragbarkeit der Verfahren ist die gleiche Größe der Anlagen oder aber die Systemähnlichkeit bei Apparaturen verschiedener Größe. Letzteres gilt ganz besonders für die Ansatzvergrößerung aus dem Pilot-Maßstab in den Produktions-Maßstab, das sog. Scaling Up, und für die Versuche, Fabrikationsschwierigkeiten mittels Pilot-Anlagen zu überwinden (Scaling Down). Zur Frage der Systemähnlichkeit, d. h. besonders zur geometrischen Ähnlichkeit und zur mit Hilfe der Reynolds-Zahl berechenbaren dynamischen Ähnlichkeit kann u. a. auf die Ausführungen von Brandau (1) verwiesen werden.

Da die eigentliche Herstellung des Präparates in der Prozeßanlage im Idealfall ohne Zugriff von außen abläuft, sind galenische In-Process-Kontrollen nach den einzelnen Verfahrensschritten wegen deren häufig gleichzeitiger Durchführung nicht ohne weiteres möglich.

Die Überwachung des Herstellungsprozesses muß daher weitgehend durch die genaue Einhaltung der Herstellungsbedingungen erfolgen, d. h. durch die Überwachung der Prozeßvariablen. Hierdurch ist es möglich, bei einem validierten Herstellungsverfahren ein von Ansatz zu Ansatz in seinen Eigenschaften gleichartiges, den Spezifikationen für die Schlußkontrolle entsprechendes Präparat zu erhalten.

Unsere Versuche mit einer O/W-Emulsionscrème wurden im Pilot-Maßstab in Prozeßanlagen vom Typ Molto-Mat Universal (MMU, O. Krieger, Muttenz) mit 20 l, 50 l und 100 l Fassungsvermögen durchgeführt (Abb. 3).

Bei einer Betrachtung der Ähnlichkeit dieser Apparaturen hat sich gezeigt, daß der MMU 50 und der MMU 100 einander in der Bauart entsprechen. Der lineare Vergrößerungsmaßstab für Kessel und Rührelemente beträgt 1,213. Der MMU 20 weist dagegen völlig verschiedene konstruktive Elemente auf und kann nicht mit den größeren Anlagen verglichen werden. Sein Nutzen bei Versuchen zur Ansatzvergrößerung ist daher fraglich.

128 VII. Eignung von Prozeßanlagen für die Herstellung von Emulsionen

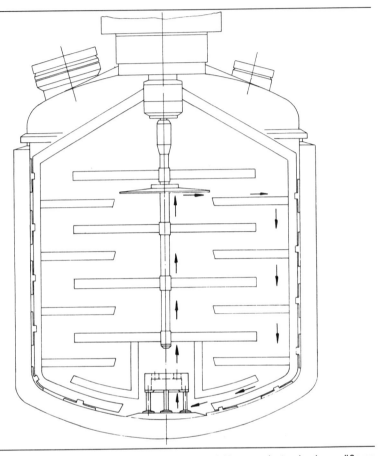

Abb. 3: Anordnung von gegenläufigem Rührwerk und Homogenisator in den größeren Prozeßanlagen vom Typ Molto-Mat Universal (Prallteller hoch eingestellt)

Um die im Rahmen einer Validierung des Verfahrens festzulegenden Prozeßparameter zu identifizieren, wurden die Verfahrensschritte und -bedingungen zusammengestellt, von denen ein Einfluß auf die Produkteigenschaften erwartet werden konnte. Folgende Variable wurden festgestellt:
- Art der Zugabe der zweiten Phase
- Temperatur der beiden Phasen bei der Vereinigung
- Abkühlungsgeschwindigkeit
- Umdrehungszahl und Dauer des Rührerbetriebs
- Umdrehungszahl und Dauer des Homogenisatorbetriebs
- Stellung des Homogenisator-Pralltellers
- Stärke und Zeitpunkt des Vakuumeinsatzes zur Entlüftung
- Entnahmetemperatur

3. Einsatz und Betriebsbedingungen von Prozeßanlagen

Die galenische Prüfung der Versuchsansätze erfolgte nach der Herstellung und einer 24stündigen Ruhephase nach den üblichen Kriterien:
- Visuelle Begutachtung zwischen Glasplatten
- Visuelle Begutachtung zwischen Papier
- Spreitbarkeit (Konsistenz)
- Viskosität
- Wasserabgabe
- Dichte (Luftgehalt)

Da sich die Durchführung eines vollen multifaktoriellen Versuchsplans weder zeitlich noch wirtschaftlich wegen des Materialeinsatzes rechtfertigen ließ, wurde nach Vorversuchen eine Gruppe kritischer Bedingungen identifiziert, die in konventioneller Weise (Ein-Faktor-zur-Zeit Methode) untersucht wurden. Andere Bedingungen wurden bei den bisher üblichen Betriebsbedingungen konstant gehalten, entweder weil eine Beeinflussung der Produkteigenschaften unwahrscheinlich war oder, weil ihre Änderung das Verfahren unwirtschaftlicher gemacht hätte (Verlängerung der Herstellung, Verkleinerung des Ansatzvolumens usw.)

Für die Herstellungsprotokolle wurde ein spezielles Blatt verwendet, das es ermöglicht, außer den Angaben zur Identifizierung des Ansatzes die variablen Parameter in Abhängigkeit von der Zeit darzustellen (Abb. 4).

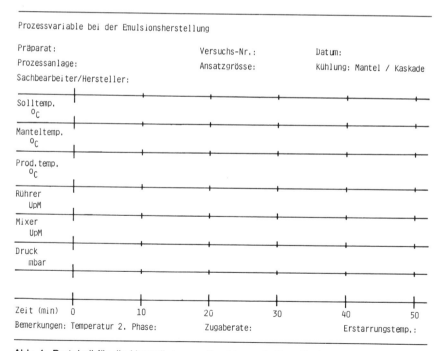

Abb. 4: Protokoll für die Herstellung von Emulsionen in Prozeßanlagen

130　VII. Eignung von Prozeßanlagen für die Herstellung von Emulsionen

4. Bedeutung der Betriebsbedingungen

In den durchgeführten Versuchen wurden die ersten beiden der vorstehend genannten Bedingungen konstant gehalten. Die *Zugabe der zweiten Phase* erfolgte bei allen Versuchen durch Einsaugen der Wasserphase in die Fettphase unter Vakuum bei laufendem Rührer und Homogenisator zur Sicherstellung der einwandfreien Phasenumkehr.

Die *Temperatur der Fett- und Wasserphase* wurde bei allen Ansätzen bei 70–75 °C konstant gehalten.

Es wurde festgestellt, daß die *Abkühlungsgeschwindigkeit* eine der kritischen Bedingungen ist und sich auf die Produkteigenschaften auswirkt. Eine allmähliche Abkühlung durch stufenweise Senkung der Kühlwassertemperatur führt zu besseren Produkteigenschaften als eine rasche Abkühlung. Im Großansatz ist die Verlängerung des Kühlprozesses jedoch aus wirtschaftlichen Gründen begrenzt und meist auch unnötig. Auffällig ist die geringe Steuerungsmöglichkeit der Kühlwassertemperatur bei den kleinen Anlagen (MMU 20 und MMU 50). Bei der üblichen Kühlung mit der Kaskade sinkt die Kühlwassertemperatur sehr rasch auf die

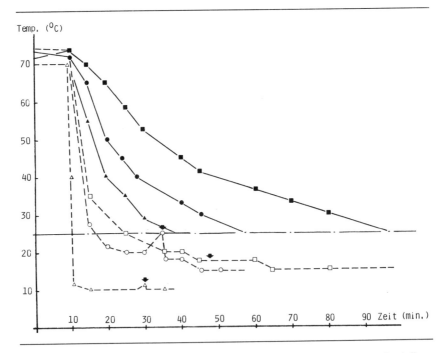

Abb. 5: Abkühlungskurve (volle Symbole) und Verlauf der Kühlwassertemperatur (offene Symbole) für Crèmeansätze zu 100 kg (■), 50 kg (●) und 20 kg (▲). Der Pfeil bei den Kühlwasser-Temperaturkurven zeigt, wo die Kühlung auf 0 °C eingestellt wurde.

4. Bedeutung der Betriebsbedingungen

Temperatur des Leitungswassers von 10–20 °C ab, ohne sich durch die eingestellte Solltemperatur beeinflussen zu lassen. Abbildung 5 zeigt von 3 verschieden großen Ansätzen jeweils die Abkühlungskurve des Produktes und den Verlauf der Kühlwassertemperatur bei einheitlich eingestelltem Sollwert von 30 °C. Die Abbildung läßt außerdem die von der Größe der Anlage abhängige Dauer der Kühlung bis zum Erreichen der Temperatur von 25 °C erkennen.

Die *Umdrehungszahl des Rührers* erwies sich ebenfalls als Parameter, der sich auf die Produkteigenschaften auswirkt. Die konzentrisch angeordneten gegenläufigen und mit horizontalen Fingern versehenen Rührarme müssen mit hoher Geschwindigkeit laufen, um zu verhindern, daß sich durch den raschen Abfall der Manteltemperatur ein erstarrter Salbenfilm auf der Kesselwand ablagert.

Während der ersten Phase der Abkühlung, solange die Crème noch flüssig ist, bewirkt der Rührer eine für den Temperaturausgleich ausreichende Turbulenz. Nach der Verfestigung ist dann allerdings die Mischungseffizienz zu gering, und es treten Temperaturdifferenzen von ca. 3 °C zwischen Kesselmantel und Kesselmitte beim MMU 50 auf.

Beim *Homogenisatorbetrieb* sind neben der Umdrehungszahl besonders der *Zeitpunkt* und die *Dauer* von Bedeutung. Es wurden die folgenden Möglichkeiten evaluiert:
- Betrieb nur am Anfang zur Emulgierung
- Betrieb während der gesamten Herstellung bis nach der Erstarrung
- Betrieb am Anfang während der Emulgierung und in der Phase der Erstarrung zur Homogenisierung

Die erste Alternative erwies sich als ungeeignet, da das Fehlen der Homogenisatorwirkung während der Erstarrung zu einem inhomogenen Produkt führte.

Beim Vergleich der zweiten und der dritten Alternative konnte kein deutlicher Unterschied in den Produkteigenschaften gesehen werden. Zur Energieersparnis und zur Vermeidung der Wärmezufuhr durch den ununterbrochen laufenden Homogenisator haben wir daher den Betrieb des Homogenisators gemäß Alternative 3 auf 2 Phasen, die Emulgierung und die Homogenisierung, zu je 10 Minuten Dauer beschränkt.

Als optimaler Zeitpunkt für die Homogenisierung hat sich das Durchschreiten der *Erstarrungstemperatur* erwiesen. Die Temperatur, bei der eine Crème sich während der Abkühlung verfestigt, läßt sich leicht als produktspezifische Kennzahl bestimmen und zur Steuerung des Prozesses verwenden. Die im Zeitpunkt der Erstarrung durch den Homogenisator bewirkte Dispersität wird fixiert, und die nachträgliche Vergröberung der Emulsion wird damit verhindert.

In unseren Versuchen hat es sich als optimal erwiesen, den Homogenisator 5 °C oberhalb der Erstarrungstemperatur einzuschalten. Während des 10minütigen Betriebs wird der Temperaturausgleich im Kessel bewirkt, und die Erstarrungstemperatur wird deutlich unterschritten.

Voraussetzung für ein gutes Resultat bei der Homogenisierung ist aber auch die korrekte *Position des Pralltellers*. Der den vertikal nach oben gerichteten Produktstrom radial und abwärts in eine Umlaufbahn lenkende Prallteller muß nahe der Produktoberfläche befestigt sein, damit die Umwälzung des gesamten Ansatzes sichergestellt ist. Wenn er, um das Spritzen am Anfang der Emulgierung zu vermeiden, tief gestellt wurde, sind bei gefülltem Kessel weder der Temperaturausgleich in der letzten Phase der Abkühlung noch eine akzeptable Homogenisierung zu erreichen (vgl. Abb. 3).

Der zur *Entlüftung der Crème* am Ende der Herstellung erforderliche Aufwand kann vermindert werden, wenn man den zur Einsaugung der Wasserphase erzeugten Unterdruck im geschlossenen Kessel beibehält. Dadurch werden nicht nur die Einarbeitung von Luft während der Emulgierung sondern auch die Verdunstung von Wasser aus der noch heißen Emulsion unter Kontrolle gehalten. Durch starkes Evakuieren nach der Homogenisierung erhält man dann ein weitgehend luftfreies Präparat.

Versuche zur *Entnahme der Crème* bei erhöhter Temperatur führten nicht zu Produkten mit befriedigenden Eigenschaften, obwohl die gewählten Temperaturen von 35 °C und 30 °C deutlich unter der Erstarrungstemperatur von 41 °C liegen.

Insgesamt haben sich bei den durchgeführten Versuchen
- die Abkühlungsgeschwindigkeit,
- die Umdrehungszahl des Rührers,
- der Zeitraum des Homogenisierens und die Position des Pralltellers,
- die Stärke des Vakuums zum Entlüften und
- die Produkttemperatur bei der Entnahme

als wesentliche, die Produkteigenschaften beeinflussende Parameter erwiesen. Ihre produktspezifische Optimierung unter Berücksichtigung der Erstarrungstemperatur des Präparates ist daher für die Ausarbeitung und Validierung des Herstellungsverfahrens notwendig.

5. Verkürzung der Abkühlungszeit

In den verschieden großen Versuchsansätzen waren folgende Zeiten für die Abkühlung von 70 °C auf 25 °C erforderlich:
- 25 Minuten für 20 kg Ansätze,
- 45 Minuten für 50 kg Ansätze und
- 90 Minuten für 100 kg Ansätze.

In der Produktion liegt der Erfahrungswert für 500 kg Ansätze bei 180 Minuten, obwohl sich bei der Vergrößerung der Ansätze das Verhältnis von Ansatzvolumen zu Kühlfläche verschlechtert. Bei Erhöhung der Ansatzgröße von 50 auf 500 kg (1 : 10) vergrößert sich die Mantelfläche lediglich im Verhältnis 1 : 5. Die Ursache für die Diskrepanz liegt vermutlich im wesentlich größeren Kühlwasserdurchsatz bei den Produktionsanlagen.

5. Verkürzung der Abkühlzeit

Angesichts des Zeitbedarfs von 3 Stunden ist nicht zu übersehen, daß bei der Herstellung einer Crème im Betriebsmaßstab der Hauptanteil der Maschinenbelegungszeit auf die Abkühlung des Präparats entfällt. Maßnahmen, die die Verkürzung der Abkühlungszeit zur Folge haben, führen daher zur Verminderung des Aufwandes an Zeit und Energie und zu rationellerer Produktion.

Es wurden mehrere Verfahren der Niedertemperatur-Emulgierung vorgeschlagen. Erwähnt seien hier das energiesparende Verfahren der *„Low Energy Emulsification"* (2) und das *„Cryo-Mix"-Kaltemulgierverfahren* (3).

Alle diese Verfahren setzen voraus, daß die Bestandteile der Fett- und der Wasserphase bei der Verarbeitungstemperatur geschmolzen oder gelöst vorliegen. Dies ist besonders schwierig zu erreichen bei der Verwendung von hoch schmelzenden Wachsen und anderen strukturgebenden Bestandteilen der Fettphase und bei Einsatz der heiß zu lösenden Parabene als Konservierungsmittel in der Wasserphase. Es hat natürlich keinen Zweck, die Phasen bei einer höheren Temperatur vorzubereiten und nur ihre Vereinigung bei tiefer Temperatur vorzunehmen, da damit keine Energieersparnis und auch kein Zeitgewinn zu erreichen sind.

Das von Lin propagierte, als *Low Energy Emulsification* bezeichnete Verfahren der energie- und zeitsparenden Emulgierung besteht in der Herstellung einer konzentrierten Emulsion aus erhitzten Phasen auf konventionelle Weise und ihre anschließende Verdünnung mit einem zurückbehaltenen, nicht erhitzten Teil der äußeren Phase.

Um dieses Verfahren in Prozeßanlagen anwenden zu können, muß das bereits erwähnte minimale Nutzvolumen berücksichtigt werden. Wenn nämlich die Stammemulsion mit Hilfe des Homogenisators die für die Qualität des Endproduktes kritische Phasenumkehr durchlaufen haben soll, bevor der restliche Anteil der äußeren Phase hinzugefügt wird, verbleiben bei Emulsionen mit kleiner innerer Phase im günstigsten Fall etwa 50% der Ansatzgröße für den Zusatz bei niedriger Temperatur. Bemerkenswert ist auch die Tatsache, daß die von Lin angeführten Beispiele für O/W-Emulsionen in allen Fällen kleine Fettphasen und Wassergehalte von 75–90% aufweisen, also flüssige, auf Verdünnung wenig empfindlich reagierende Lotionen darstellen. Bei pharmazeutischen O/W-Emulsionscrèmes mit höherem Lipidanteil ist nicht nur die zurückzuhaltende Wassermenge geringer, sondern es kommt hinzu, daß der Zusatz der gesamten Wasserphase oberhalb der Erstarrungstemperatur abgeschlossen sein sollte, damit die Homogenisierung im günstigsten Temperaturbereich vorgenommen werden kann. Die Verdünnung bei einer tieferen Temperatur führt erfahrungsgemäß häufig zu Präparaten mit niedriger Konsistenz. Der zu erzielende Zeit- und Energiegewinn ist also bei Crèmes mit erhöhter Lipidphase verhältnismäßig klein, wenn nicht mit Formulierungen gearbeitet wird, die speziell für dieses Verfahren entwickelt wurden.

Das *Cryo-Mix Verfahren* sieht vor, die gesamte Wasserphase kalt durch eine spezielle Zuleitung direkt in den Kopf des Homogenisators zu führen und dort mit der heißen Fettphase unter Temperaturausgleich zu dispergieren. Auch bei diesem Verfahren muß entweder die Fettphase so groß sein, daß der ordnungsgemäße Betrieb des Homogenisators vom Beginn der Wasserzugabe an möglich ist, oder es muß mit einem erhitzten Teil der Wasserphase eine genügend große Voremulsion hergestellt werden, bevor das Einziehen der kalten Wasserphase beginnen kann. Wie wichtig es auch bei diesem Verfahren ist, den Zusatz der Wasserphase oberhalb der Erstarrungstemperatur zu beenden, wird durch die Befunde von Brandau bestätigt (1), der festgestellt hatte, daß eine im Produktionsmischer hergestellte Crème nicht die aufgrund der Vorversuche erwarteten Eigenschaften zeigte, weil ihre Temperatur durch den Kaltwasser-Zusatz zu rasch gesunken und eine vorzeitige Phasenumkehr eingetreten war. Als Korrekturmaßnahme mußte die Temperatur der Wasserphase auf 35 °C erhöht werden, wodurch ein erheblicher Teil der Rationalisierung verloren ging.

6. Ausblick

Ein weiterer Weg, den Herstellungsprozeß durch Verkürzung der Abkühlungszeit rationeller zu gestalten, ist die Verbesserung des Wärmeaustauschs durch Verwendung eines externen Kühlers.

Bei diesem Verfahren bleiben die einzelnen Grundoperationen zwar in einer Anlage zusammengefaßt, die Emulgierung, Kühlung und Homogenisierung erfolgen jedoch wieder nacheinander und nicht mehr gleichzeitig wie in den Prozeßanlagen. Bei solchen halbkontinuierlichen Anlagen können trotz großer durchgesetzter Mengen kleinere, energiesparende Motoren eingesetzt werden, da nicht jeweils der ganze Ansatz gleichzeitig umgewälzt oder homogenisiert werden muß.

Die Erwähnung dieses Verfahrens kann als Hinweis dafür angesehen werden, daß die vor gut 25 Jahren begonnene Ära der Prozeßanlagen trotz des enormen Fortschritts, den sie für die Herstellung von Salben, Crèmes und flüssigen Emulsionen gebracht hat, ihren Höhepunkt möglicherweise bereits überschritten hat.

Danksagung

Herrn Apotheker G. Imanidis danke ich für die Durchführung der vorstehend referierten Experimente während eines Praktikums im Rahmen der Nachdiplomausbildung „Industrielle Pharmazie" der Universität Basel.

Literatur

(1) Brandau, R., Acta Pharm. Technol. 27, 77 (1981).
(2) Lin, T. J., Cosmetics & Toiletries 95, 51 (1980).
(3) Funke, K., Seifen, Öle, Fette, Wachse 98, 457 (1972).

Pharmazeutische Salben, Cremes und Emulsionen werden üblicherweise im absatzweisen Betrieb hergestellt. Eine kontinuierliche oder teilkontinuierliche Herstellung ist bis heute die Ausnahme. Ausgehend von den Prinzipien der kontinuierlichen Dispergierung gibt Koglin in seinem Referat einen Überblick über die Möglichkeiten der kontinuierlichen und teilkontinuierlichen Herstellung von flüssigen und halbfesten pharmazeutischen Suspensionen und Emulsionen. Die entscheidenden Parameter werden anhand der Dimensionsanalyse diskutiert. Die Dimensionsanalyse liefert wichtige Hinweise für eine Maßstabsvergrößerung. Es konnte gezeigt werden, daß die kontinuierliche Emulsionsherstellung technische und wirtschaftliche Vorteile gegenüber dem chargenweisen Betrieb bietet.

VIII. Kontinuierliche Herstellung von Salben, Cremes und Emulsionen

Von Bernd Koglin, Leverkusen

1. Beanspruchungsmechanismen der Dispergierung

Die Dispergierung ist der entscheidende Verfahrensschritt bei der Herstellung von flüssigen und halbfesten Suspensionen und Emulsionen. Zur Dispergierung muß dem Stoffsystem Energie zugeführt werden, um die Anziehung zwischen agglomerierten Partikeln, die Kohäsion von Flüssigkeiten oder die Festigkeit von Feststoffen zu überwinden. In Abb. 1 sind die Beanspruchungsmechanismen der Dispergierung entsprechend den von Rumpf (1) definierten Beanspruchungsmechanismen der Zerkleinerung wiedergegeben.

Primärpartikeln oder Agglomerate können zwischen zwei Flächen eine Druckbeanspruchung oder eine Scherbeanspruchung erfahren. Dies erfordert bei großer Feinheit der beanspruchten Partikeln sehr enge Spaltweiten zwischen den beanspruchenden Flächen, praktisch deren Berührung. Bei höheren Partikelkonzentrationen kann die Beanspruchung einer Partikel zwischen den Oberflächen der benachbarten Partikeln erfolgen.

Die Beanspruchung an einer Fläche beim Prall der Primärpartikeln oder Agglomerate auf eine Fläche der Dispergiermaschine oder beim Stoß mit anderen Primärpartikeln oder Agglomeraten ist für die Dispergierung in Gasen als kontinu-

VIII. Kontinuierliche Herstellung von Salben, Cremes und Emulsionen

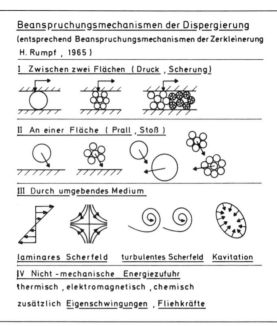

Abb. 1: Beanspruchungsmechanismen der Dispergierung

ierlicher Phase von Bedeutung (2). Feine Partikeln, die in Flüssigkeiten suspendiert sind, werden durch deren Zähigkeit in der Regel auf so kurzen Wegen abgebremst, daß Prall und Stoß für die Dispergierung keine Rolle spielen. Die wichtigste Beanspruchung leistet in diesem Fall das umgebende Medium. Im laminaren Scherfeld kann die Dispergierung durch den ständigen Wechsel zwischen Überdruck auf der angeströmten Seite und Unterdruck auf der gegenüberliegenden Seite eines rotierenden Agglomerates erzwungen werden (3). Die Beanspruchungszahl (4), die angibt, wie oft sich ein Agglomerat in der laminaren Scherströmung während der Beanspruchungszeit um seine Achse gedreht hat, ist die dominierende Kenngröße für den Desagglomerationsprozeß, dessen Mechanismus die Ablösung von Primärteilchen oder von kleinen festeren Aggregaten von der Agglomeratoberfläche ist. Die Schubspannung hat dabei in einem weiten Bereich keinen Einfluß auf die Desagglomeration (5). Flüssige Tropfen werden in laminaren Scherströmungen durch die angreifenden Schubspannungen verformt und brechen bei hinreichend starker und hinreichend lang anhaltender Verformung in kleinere Tropfen auf. In einer ebenen hyperbolischen Strömung werden Tropfen leichter zerteilt als in einer Couette-Strömung. Die Dispergierung von Primärpartikeln im laminaren Scherfeld gelingt nur, wenn das Verhältnis der Viskositäten von disperser und kontinuierlicher Phase nicht zu stark von eins abweicht (6). Im turbulenten Scherfeld wird die erreichbare Dispersionsfeinheit weitgehend unabhängig von der Art und den Abmessungen der Dispergiervorrichtung durch die volumenbezogene Dispergierleistung ε bestimmt. Diese ist definiert als die pro Zeit und pro Volumen der Dispergierzone eingetragene mechanische Energie.

Die statistische Theorie der Turbulenz liefert bei Anwendung auf Emulsionen einen Durchmesser d_{max} der Tröpfchen, die bei einer bestimmten volumenbezogenen Dispergierleistung ε gerade nicht mehr zerteilt werden können (6, 7). Zur Dispergierung können auch Druckwellen (Schall, Ultraschall) führen, die durch das umgebende Medium übertragen werden. Übertreffen die auftretenden Zugspannungen den äußeren Druck und den Kohäsionsdruck einer Flüssigkeit, so entstehen kleine Hohlräume (Kavitation), bei deren anschließendem Kollabieren an der Grenzfläche sehr hohe Leistungsdichten auftreten können.

Die Liste der Beanspruchungsmechanismen wird durch nicht-mechanische Energiezufuhr vervollständigt. Alle genannten Beanspruchungsmechanismen können unterstützt oder ergänzt werden durch Eigenschwingungen der Partikeln und Fliehkräfte, die an den Partikeln angreifen. Beispielsweise können die Fliehkräfte aufgrund der Rotation der Partikeln bei laminaren Scherströmungen mit hohen Schergefällen und niedrigen Zähigkeiten in die Größenordnung der Schubspannung kommen (3).

2. Kontinuierliche Dispergierapparate

Der gesamte Dispergierprozeß besteht aus den Teilschritten des Mischens beider Phasen und des Zerteilens der dispersen Phase in der kontinuierlichen Phase. Wir unterscheiden zwischen diskontinuierlichen, teilkontinuierlichen und kontinuierlichen Dispergierverfahren nach der Verfahrensweise beim Mischprozeß und beim Prozeß des Zerteilens oder des Dispergierens im engeren Sinne (Abb. 2). Bei den diskontinuierlichen Verfahren werden die Teilprozesse des Verteilens oder Mischens und des Zerteilens oder eigentlichen Dispergierens absatzweise durchgeführt. Dabei kann der Kreislauf durch die Dispergierzone intern oder extern erfolgen. Eine entsprechende Anlage mit absatzweiser Mischung, bei der wir aber die Dispersion durch die Dispergierzone kontinuierlich in einen Vorratskessel fördern, bezeichnen wir als teilkontinuierlich, im Gegensatz zur kontinuierlichen Anlage, bei der auch die Mischung beider Phasen kontinuierlich durchgeführt wird.

Bei den diskontinuierlichen Dispergierverfahren mit externem Kreislauf durch die Dispergierzone sowie bei den teilkontinuierlichen und kontinuierlichen Dispergierverfahren werden kontinuierliche Dispergierapparate eingesetzt.

Bei allen Apparaten zur Dispergierung von Partikeln in *Flüssigkeiten* ist die Beanspruchung durch dieses umgebende Medium von Bedeutung für den Dispergierprozeß. Bei einem Teil der Apparate wird zusätzlich die Beanspruchung zwi-

138 VIII. Kontinuierliche Herstellung von Salben, Cremes und Emulsionen

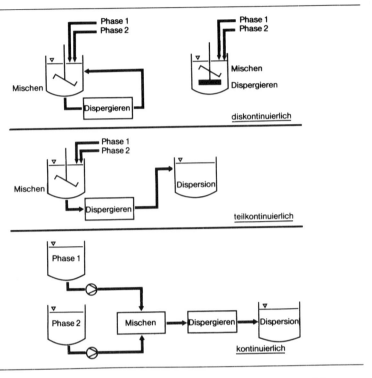

Abb. 2: Diskontinuierliche, teilkontinuierliche und kontinuierliche Dispergierverfahren

schen zwei Flächen genutzt. Die Anwendungsbereiche beider Klassen von Dispergierapparaten lassen sich roh folgendermaßen unterteilen: Apparate, in denen auch die Beanspruchung zwischen zwei Flächen von Bedeutung ist, werden bevorzugt zur Desagglomeration in Suspensionen eingesetzt. Derartige kontinuierliche Apparate sollen im folgenden zuerst skizziert werden. Hierzu zählen Walzenstuhl, Kolloidmühle, Kugelmühle und Rührwerksmühle. Apparate, in denen nur die Beanspruchung durch das umgebende Medium genutzt wird, werden bevorzugt zum Emulgieren eingesetzt. Hierzu zählen Zahnkranz-Rotor/Stator-Maschinen, Ultraschallhomogenisatoren und Hochdruckhomogenisatoren. Ein Abriß derartiger Apparate wird im zweiten Teil gegeben.

2.1 Beanspruchung zwischen zwei Flächen und durch das umgebende Medium

2.1.1 Walzenstuhl

Einer der charakteristischen Apparate, in denen die Beanspruchung zwischen zwei Flächen zur Desagglomeration angewandt wird, ist der Walzenstuhl (Abb.

2. Kontinuierliche Dispergierapparate 139

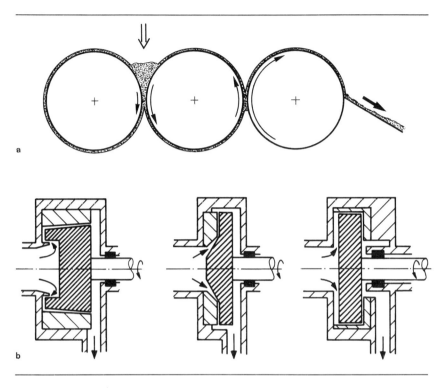

Abb. 3a: Dreiwalzenstuhl   Abb. 3b: Kolloidmühlen

3A). Die zu desagglomerierende Suspension wird zwischen zwei Walzen eingezogen, die einwärts rotieren, im allgemeinen mit unterschiedlicher Geschwindigkeit. Heute werden fast nur noch Dreiwalzwerke verwendet. Die Umfangsgeschwindigkeit steigt von der Aufgabewalze über die Mittelwalze zur Abnahmewalze. Die jeweils schnellere Walze nimmt den größeren Anteil der vor und im Walzenspalt beanspruchten Suspension mit. Die bekannten Hersteller bieten Dreiwalzwerke mit dynamischer Hydraulikeinstellung an, die die Variation der Spaltweite bei konstantem Druck ermöglicht (8). Der engste Walzenspalt liegt bei 10 µm. Daraus wird deutlich, daß bei vielen Anwendungen, beispielsweise der Desagglomeration von Pigmenten mit Primärpartikelgrößen im Bereich Zehntel µm, die Endfeinheit nicht durch Beanspruchung der Agglomerate zwischen den Walzen, sondern in den Scherströmungen des umgebenden Mediums erreicht wird, oder aber bei hochkonzentrierten Suspensionen zwischen Oberflächen benachbarter Partikeln (9).

Walzwerke werden auch heute noch für das Desagglomerieren hochviskoser Massen (bis zu 100 Pa s) und für wärmeempfindliche Produkte aller Viskositätsbereiche benötigt. Bei der Herstellung von Suspensionssalben eignen sich Walzenstühle zur Desagglomeration und zur gleichmäßigen Verteilung des Feststoffs in der Salbengrundlage. Aus vielen anderen Bereichen sind Walzenstühle durch Rührwerksmühlen verdrängt worden. Insbesondere eignen sich Rührwerksmühlen besser für die Feinzerkleinerung bei Teilchengrößen unterhalb von 10 bis 20 μm.

2.1.2 Kolloidmühlen

Bei den Kolloidmühlen (Abb. 3 B) erfolgt die Beanspruchung in einem flächenhaften Spalt zwischen einem Rotor und einem Stator. Die Spaltfläche kann kegel- oder zylindermantelförmig oder kreisscheibenförmig ausgebildet sein. Auch Kombinationen von zylindermantel- und kreisscheibenförmigem Spalt sind gebräuchlich. Rotor und Stator der zur Desagglomeration von Feststoffen dienenden Kolloidmühlen bestehen häufig aus Korundscheiben. Auch hier kann die Spaltbreite bis auf etwa 10 μm verringert werden. Die Rotorumfangsgeschwindigkeiten liegen meist bei 25 m/s. Kolloidmühlen können nicht so zähe Massen und folglich oft nicht so hochkonzentrierte Suspensionen verarbeiten wie Walzenstühle. Für die Emulgierung werden auch Kolloidmühlen mit aus Stahl gefertigten und mit verschiedenartigen Riefensystemen versehen Rotor- und Stator-Werkzeugen verwendet. Die Spaltweiten sind dabei weit höher als bei den Korundscheibenmühlen.

2.1.3 Kugelmühlen

Sowohl bei den Walzenstühlen als auch bei den Kolloidmühlen können zwischen zwei Flächen der Dispergierwerkzeuge nur besonders grobe Agglomerate beansprucht werden. Beliebig große Annäherung der Flächen der Dispergierwerkzeuge erreicht man mit frei beweglichen Mahlwerkzeugen, etwa in Kugelmühlen. Bei der Rotation des zylindrischen Mahlraums um seine horizontale Achse rollen die Kugeln (mit Durchmessern in der Größenordnung cm) durch das Dispergiergut hindurch aufeinander ab. Diese klassischen Kugelmühlen sind als Desagglomerationsapparate in den letzten 20 Jahren weitgehend von Rührwerksmühlen ersetzt worden.

2.1.4 Rührwerksmühlen

Rührwerksmühlen (Abb. 4 A) bestehen meist aus einem zylindrischen Behälter, der z. B. mit Glasperlen oder Sandkörnern der Größenordnung mm gefüllt ist. In der Achse rotiert eine Welle, die mit Scheiben als Rührelementen versehen ist. Der Rotationsbewegung um die Rührerachse überlagert sich in der Nähe der Rührelemente eine Zentrifugalbewegung mit einer Rückströmung in größerem Abstand von den Scheiben. Die Rührwerksmühlen können kontinuierlich durchströmt werden. Für Dispersionen mit niedrigen Viskositäten reichen Rührwerks-

2. Kontinuierliche Dispergierapparate

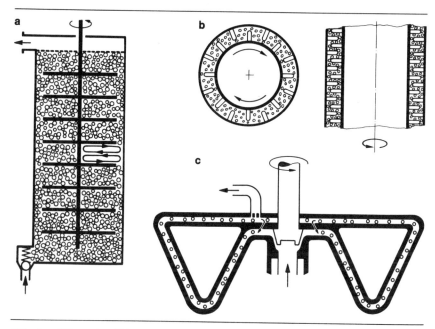

Abb. 4 a: Rührwerksmühle
Abb. 4 b: Rührwerksmühle: Netzsch Ringkammermühle
Abb. 4 c: Rührwerksmühle: Fryma Co-Ball-Mill

mühlen offener Bauart aus. Zum Zurückhalten der Mahlkörper genügen bei mittleren Viskositäten Rührwerksmühlen mit abgedichteter Rührwelle und Siebpatrone; für höhere Viskositäten eignen sich Rührwerksmühlen mit Reibspalttrennung. Inzwischen werden Rührwerksmühlen auch für Viskositäten bis zu 50 Pas angeboten. In den in Abb. 4 A schematisch dargestellten Rührwerksmühlen mit Rührscheiben oder Rührarmen auf einer verhältnismäßig dünnen Achse herrscht ein großes Gefälle zwischen den Tangentialgeschwindigkeiten am Umfang der Welle und am Umfang der Rührscheibe.

Bei der Ringkammermühle (10) (Abb. 4 B) ist die Rührwelle als Hohlwelle mit verhältnismäßig großem Durchmesser ausgeführt. Entsprechend ist auch die Differenzgeschwindigkeit am Umfang der Hohlwelle und am äußeren Ende des als Rührelement dienenden Stabes relativ gering. Die Ringkammermühle, die auch am Stator entsprechende Gegenstäbe trägt, verwirklicht das Prinzip der später behandelten Zahnkranz-Rotor/Stator-Maschinen im Bereich der Rührwerksmühlen. Als Folge der einheitlichen Relativgeschwindigkeiten wird mit der (verhältnismäßig langsam laufenden) Ringkammermühle eine enge Partikelgrößenverteilung erreicht.

Bei einer Neuentwicklung der letzten Jahre, der Co-Ball-Mill (11) (Abb. 4 C) ist der Mahlraum ein Spalt, in dem die Dispersion zwangsweise durch Zonen wach-

142 VIII. Kontinuierliche Herstellung von Salben, Cremes und Emulsionen

sender Beanspruchung fließt. Wegen des günstigen Verhältnisses von Oberfläche zu Volumen des Mahlraumes ist eine besonders intensive Kühlung möglich. Ein derartiger Apparat kann als Verwirklichung des Prinzips der Kolloidmühle im Bereich der Rührwerksmühlen aufgefaßt werden.

2.2 Beanspruchung allein durch das umgebende Medium

2.2.1 Zahnkranz-Rotor/Stator-Dispergiermaschinen

Für die kontinuierliche Dispergierung haben Zahnkranz-Rotor/Stator-Dispergiermaschinen (Abb. 5 A) eine große Bedeutung erlangt. Je nach Bauart sind die verschiedenartig geformten Zahnkränze auf einem Kegelmantel oder auf einer Kreisscheibe angeordnet. Durch die Spalten des rotierenden inneren Zahnkranzes wird die Dispersion auf Umfangsgeschwindigkeiten bis zu 25 m/s beschleunigt. Die Dispersion wird im Ringspalt zwischen Rotor- und Stator-Zahnkreuz geschert und beim Eintritt in die Spalten des Stator-Zahnkranzes auf die Umfangsgeschwindigkeit Null abgebremst. Wegen der periodischen Impulsänderungen über-

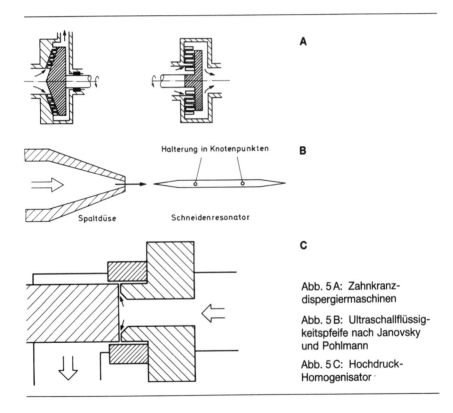

Abb. 5A: Zahnkranzdispergiermaschinen

Abb. 5B: Ultraschallflüssigkeitspfeife nach Janovsky und Pohlmann

Abb. 5C: Hochdruck-Homogenisator

lagern sich dem turbulenten Scherfeld zusätzlich Druckwellen. Mehrere Hersteller bieten Maschinen an, auf deren Achse mehrere solcher Rotor/Stator-Paare hintereinander angeordnet sind. In den ersten Stufen, meist mit grober Zahnung, erfolgt die Vordispergierung, in den folgenden Stufen, meist mit feinerer Zahnung, die Feindispergierung. Derartige Zahnkranz-Rotor/Stator-Maschinen eignen sich sowohl zum Desagglomerieren von Suspensionen als auch zum Emulgieren (12).

2.2.2 Statische Mischer

Bei allen bisher behandelten Dispergierapparaten wurde die Beanspruchung durch rotierende Werkzeuge ausgelöst. Zuletzt soll eine Gruppe von Dispergierapparaten skizziert werden, bei der die Dispergierung durch die Strömung der Dispersion in einem System ohne von außen bewegte Teile bewirkt wird. Eine grobe Emulgierung kann schon in statischen Mischern erreicht werden, bei denen Einbauten im Durchströmungskanal den Emulsionsstrom aufteilen und in veränderter Anordnung wieder zusammenführen (13–15).

2.2.3 Ultraschallhomogenisatoren

Zur intensiven Dispergierung eignen sich eng begrenzte Druckentspannungszonen in der Strömung. In Ultraschallhomogenisatoren nach dem Prinzip der Ultraschallflüssigkeitspfeife nach Janovsky und Pohlmann (16) (Abb. 5B) werden Drücke von 12 bis 14 bar, in Sonderfällen auch bis zu 150 bar abgebaut. Die Dispersion wird aus einer speziell geformten Düse in einem flachen Strahl auf eine Schneide geschossen, die dadurch zu Schwingungen in ihrer Resonanzfrequenz im Ultraschallbereich angeregt wird. Die Dispergierung beruht auf den Ultraschallwellen, die der Schneidenresonator in die entlangströmende Dispersion überträgt und auf der resultierenden Kavitation.

2.2.4 Hochdruckhomogenisatoren

Die schon klassischen Systeme zur Erzeugung von Emulsionen höchster Feinheit sind Hochdruckhomogenisatoren mit Homogenisierdrücken im Bereich 200 bar und bis zu 700 bar. Die verschiedenen Hersteller wählen unterschiedliche Bauarten des Homogenisierventils. Bei der in Abb. 5C gezeigten Vorrichtung strömt die Dispersion durch den engen Kreisringspalt zwischen Ventilsitz und Homogenisierventil, von dort gegen einen Prallring und verläßt entspannt den Homogenisierkopf. Als Dispergiermechanismen wirken die turbulente Scherung, vor allem aber die Kavitation (17–19). Kurzhals (18) hat nachgewiesen, daß die Tröpfchen durch Frequenzanteile des Kavitationsgeräusches, die in der Nähe ihrer Eigenfrequenz liegen, zu erzwungenen Schwingungen angeregt und beim Überschreiten einer kritischen Amplitude zerteilt werden. Zur optimalen Energiefreisetzung beim Kollabieren der Kavitationsblasen ist ein bestimmter Gegendruck erforderlich. Treiber (19) zeigte, daß der Vorteil von häufig angewandten zweistufigen Hochdruckhomogenisatoren darin liegt, daß die zweite Stufe als geeignete Drossel zur Einstellung des Gegendrucks nach der ersten Homogenisiervorstufe wirkt.

3. Einflüsse auf die Dispersionsfeinheit

3.1 Relevanzlisten

Die bei einem Dispergierprozeß erreichte Feinheit läßt sich beispielsweise durch eine erzielte charakteristische Partikelgröße d kennzeichnen. Dabei kann es sich um die maximale Partikelgröße, um einen Medianwert der Größenverteilung oder um eine mittlere Partikelgröße handeln, die durch ein Moment der Größenverteilung definiert ist.

Je nach dem angewandten Dispergierprozeß ist ein bestimmter Satz von Einflußgrößen für die erzielte Feinheit relevant. Grundlage für die systematische Ermittlung der bei einem bestimmten Dispergierprozeß erreichbaren Feinheit ist die Aufstellung der Relevanzliste der physikalischen Größen, die für den betreffenden Prozeß bestimmend sind. Eine solche Relevanzliste soll einerseits die bestimmenden physikalischen Größen vollständig enthalten, andererseits aber nicht zusätzlich Größen enthalten, die durch Definitionsbeziehungen zwischen anderen Größen der Relevanzliste gekoppelt sind.

Selbstverständlich sind die Relevanzlisten für verschiedene Dispergierprozesse grundsätzlich verschieden. Jedoch lassen sich Gruppen von Prozessen zusammenfassen, in denen dieselben Beanspruchungsmechanismen wirksam sind. Innerhalb solcher Gruppen von Dispergierprozessen können für die Haupteinflüsse einheitliche Relevanzlisten angegeben werden.

Beispielsweise gilt für die Emulgierung mittels Beanspruchung durch das umgebende Medium

$$d = f(\varepsilon, \sigma, \varrho, \varrho_p, \eta, \eta_p, \tau, C_v) \tag{1}$$

im Falle der turbulenten Scherbeanspruchung und

$$d = f(G, \sigma, \eta, \eta_p, \tau, C_v) \tag{2}$$

im Falle der laminaren Scherbeanspruchung. Hierin bedeuten die Symbole:

d	$[L]$	= charakteristische Partikelgröße
ε	$[ML^{-1}T^{-3}]$	= volumenbezogene Dispergierleistung
σ	$[MT^{-2}]$	= Grenzflächenspannung
ϱ	$[ML^{-3}]$	= Dichte der kontinuierlichen Phase
ϱ_p	$[ML^{-3}]$	= Dichte der dispersen Phase
η	$[ML^{-1}T^{-1}]$	= dynamische Viskosität der kontinuierlichen Phase
η_p	$[ML^{-1}T^{-1}]$	= dynamische Viskosität der dispersen Phase
τ	$[T]$	= Verweilzeit in der Dispergierzone

C_v [1] = Partikelvolumenkonzentration
G [T^{-1}] = Schergeschwindigkeit

3.2 Dimensionsanalyse

Bei der Dimensionsanalyse (20) werden die in der Relevanzliste aufgeführten Einflußgrößen in dimensionslose Gruppen zusammengefaßt. Kernstück der Dimensionstheorie ist das pi-Theorem, welches besagt, daß jede physikalische Beziehung zwischen n physikalischen Größen als eine Beziehung zwischen m (m < n) voneinander linearunabhängigen dimensionslosen pi-Gruppen dargestellt werden kann. Dabei ist r = n − m im allgemeinen gleich der Zahl der Grunddimensionen, also r = 3 bei rein mechanischen Problemstellungen. Streng bedeutet r den Rang der Dimensionsmatrix, die von den betreffenden physikalischen Größen gebildet wird.

Turbulente Scherbeanspruchung

Zur Bestimmung von vollständigen pi-Sätzen wird zunächst die Dimensionsmatrix der physikalischen Einflußgrößen aus der Relevanzliste mit einem Dimensionssystem aufgestellt, beispielsweise für die turbulente Scherbeanspruchung:

	ε	σ	ϱ	d	ϱ_p	η_p	η	τ	C_v
L	−1	0	−3	1	−3	−1	−1	0	0
M	1	1	1	0	1	1	1	0	0
T	−3	−2	0	0	0	−1	−1	1	0

Die Elemente der Matrix geben an, in welcher Potenz die betreffende Dimension in die jeweilige physikalische Größe eingeht.

Durch Linearkombination der Zeilen wird die Matrix derart transformiert, daß die linke Seite (i-Menge) eine quadratische Einheitsmatrix bildet, deren Diagonale aus Einsen besteht, während die übrigen Elemente Nullen sind. Die übrigen Elemente (j-Menge) bilden die Restmatrix.

	Kernmatrix x_i			Restmatrix x_j					
	ε	σ	ϱ	d	ϱ_p	η_p	η	τ	C_v
i = 1	1	0	0	−2/5	0	−1/5	−1/5	−3/5	0
2	0	1	0	3/5	0	2/5	2/5	2/5	0
3	0	0	1	−1/5	1	2/5	2/5	1/5	0

⟵ r = 3 ⟶⟵ m = 6 ⟶
⟵ n = 9 ⟶

VIII. Kontinuierliche Herstellung von Salben, Cremes und Emulsionen

Die Matrix besitzt den Rang r = 3, so daß nach dem pi-Theorem die Zahl der linearunabhängigen Größen m = n − r = 6 beträgt. Aus dieser Matrix können die sechs pi-Größen gemäß der Dimensionstheorie nach der Beziehung

$$\pi_j = x_j \prod_i x_i^{-p_{ij}} \quad (3)$$

bestimmt werden. Die p_{ij} sind die Elemente der Restmatrix.
Man erhält

$$\pi_1 = \frac{d \cdot \varepsilon^{2/5} \cdot \varrho^{1/5}}{\sigma^{3/5}}$$

$$\pi_2 = \frac{\tau \cdot \varepsilon^{3/5}}{\sigma^{2/5} \cdot \varrho^{1/5}}$$

$$\pi_3 = \frac{\eta_p \cdot \varepsilon^{1/5}}{\sigma^{4/5} \cdot \varrho^{2/5}}$$

$$\pi_4 = \frac{\eta \cdot \varepsilon^{1/5}}{\sigma^{4/5} \cdot \varrho^{2/5}}$$

$$\pi_5 = \frac{\varrho_p}{\varrho}$$

$$\pi_6 = C_v$$

Der so erzeugte vollständige Satz von pi-Größen ist nur eine von vielen möglichen Kombinationen. Bei einer anderen Wahl der Größen, aus denen die Kernmatrix gebildet wird, wäre ein anderer Satz von pi-Größen entstanden. Jeder solche vollständige Satz von pi-Größen kann durch Bildung von Potenzprodukten aus den pi-Größen eines gegebenen Satzes gebildet werden.

Beispielsweise ist es naheliegend, die Viskositäten von innerer und äußerer Phase aufeinander zu beziehen. Man erhält dann anstelle von π_3

$$\pi_3' = \pi_3/\pi_4 = \eta_p/\eta$$

Andererseits kann es beispielsweise für die Darstellung des Verweilzeiteinflusses zweckmäßig sein, eine pi-Größe zu bilden, die neben der Verweilzeit τ nur Stoffdaten und nicht, wie π_2, zusätzlich die volumenbezogene Leistung ε enthält:

$$\pi_2' = \pi_2 \cdot \pi_4^{-3} = \frac{\tau \sigma^2 \varrho}{\eta^3}$$

So erhält man den vollständigen Satz

$$\frac{d \cdot \varepsilon^{2/5} \cdot \varrho^{1/5}}{\sigma^{3/5}} = f\left(\frac{\tau \sigma^2 \varrho}{\eta^3}, \frac{\eta_p}{\eta}, \frac{\eta^5 \varepsilon}{\sigma^4 \varrho^2}, \frac{\varrho_p}{\varrho}, C_v\right) \quad (4)$$

der den physikalischen Vorgang der Dispergierung im turbulenten Scherfeld beschreibt (21).

3. Einflüsse auf die Dispersionsfeinheit

Laminare Scherbeanspruchung

Entsprechend erhält man für die laminare Scherbeanspruchung die Dimensionsmatrix

	G	σ	η	d	$η_p$	τ	C_v
L	0	0	−1	1	−1	0	0
M	0	1	1	0	1	0	0
T	−1	−2	−1	0	−1	1	0

Durch Linearkombination der Zeilen erhält man

	Kernmatrix x_i			Restmatrix x_j			
	G	σ	η	d	$η_p$	τ	C_v
i = 1	1	0	0	−1	0	−1	0
2	0	1	0	1	0	0	0
3	0	0	1	−1	1	0	0

← r = 3 → ← m = 4 →
←——— n = 7 ———→

Die Matrix besitzt den Rang r = 3, so daß nach dem pi-Theorem die Zahl der linearunabhängigen Größen m = n − r = 4 beträgt. Aus dieser Matrix erhält man mit

$$\pi_j = x_j \prod_i x_i^{-p_{ij}} \qquad (3)$$

die vier pi-Größen:

$$\pi_1 = \frac{d \cdot G \cdot \eta}{\sigma}$$

$$\pi_2 = \frac{\eta_p}{\eta}$$

$$\pi_3 = \tau \cdot G$$

$$\pi_4 = C_v$$

Sie bilden den vollständigen Satz

$$\frac{d \cdot G \cdot \eta}{\sigma} = f\left(\frac{\eta_p}{\eta}, \tau \cdot G, C_v\right) \qquad (5)$$

der den physikalischen Vorgang der Dispergierung im laminaren Scherfeld beschreibt.

148 VIII. Kontinuierliche Herstellung von Salben, Cremes und Emulsionen

3.3 Experimentelle Daten zu den Einflußgrößen auf die Dispersionsfeinheit

Die Dimensionsanalyse erleichtert die experimentelle Untersuchung einer gegebenen Problemstellung, weil sie die Zahl der zu variierenden Größen verringert. Anstelle der Einflußgrößen in der Relevanzliste muß nur die um den Rang der Dimensionsmatrix geringere Zahl von pi-Größen untersucht werden.

Die bisher bekannten experimentellen Untersuchungen zu den Einflüssen auf die Dispergierung sind jedoch noch lückenhaft. Im folgenden werden einige der Ergebnisse skizziert, vorwiegend für den Fall der turbulenten Scherbeanspruchung.

3.3.1 Apparatedaten: volumenbezogene Dispergierleistung und Verweilzeit

Sowohl die statistische Theorie der isotropen Turbulenz als auch die dimensionsanalytische Betrachtung zeigen, daß bei sonst gleichen Bedingungen die erreichbare Teilchengröße mit wachsender volumenbezogener Dispergierleistung mit der Potenz $\varepsilon^{-2/5}$ abnimmt. Über den Einfluß der Verweilzeit in der Dispergierzone beim kontinuierlichen Emulgieren lagen früher keine systematischen Untersuchungen vor. Für das Beispiel der Emulgierung mit derartigen Rotor/Stator-Dispergiermaschinen haben wir neben dem Einfluß der volumenbezogenen Dispergierleistung den zusätzlichen Einfluß der Verweilzeit untersucht (21). Die Rotor/Stator-Dispergiermaschine wurde im Technikumsmaßstab mit Emulsionsdurchsätzen bis zu 500 l/h betrieben. Ausgangsmaterialien für diese Versuche waren chargenweise hergestellte Voremulsionen von Paraffinöl in Wasser mit einer Volumenkonzentration von 23%. Variiert wurden der Volumenstrom $\dot{V}$ sowie das Volumen V und die Leistung P in der Dispergierzone.

Abb. 6 zeigt den Einfluß der somit variierten Größen volumenbezogene Dispergierleistung ε und Verweilzeit τ in dimensionsloser Darstellung. Auf der Ordinate ist π_1 dargestellt, auf der Abszisse das Produkt von π_2' und $\pi_3'^2$.

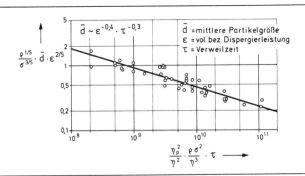

Abb. 6: Einfluß der volumenbezogenen Dispergierleistung und der Verweilzeit beim kontinuierlichen Emulgieren mit Rotor/Stator-Maschinen

3. Einflüsse auf die Dispersionsfeinheit   149

Bei konstanter Verweilzeit ist

$$\pi_1 = \frac{\varrho^{1/5}}{\sigma^{3/5}} \cdot d \cdot \varepsilon^{2/5}$$

praktisch konstant, ein Einfluß von $\frac{\eta^5 \varepsilon}{\sigma^4 \varrho^2}$ in Gleichung (4) ist hier nicht zu erkennen. Die mittlere Partikelgröße ist also proportional $\varepsilon^{-2/5}$. Wie das Bild weiter zeigt, fällt dieses Produkt im gesamten untersuchten Bereich mit der Verweilzeit gemäß einer Potenzfunktion ab. Der Exponent ist $-0,3$.

Mit wachsender volumenbezogener Leistung ε fiel also unter den gegebenen Versuchsbedingungen die Teilchengröße steiler ab als mit wachsender Verweilzeit τ. Die in die Emulsion pro Volumen eingebrachte Energie $\varepsilon \cdot \tau$ wurde also besser genutzt, wenn sie in kürzerer Zeit mit höherer Leistung in die Emulsion eingebracht wurde.

Bei Hochdruckhomogenisatoren mit variablem Homogenisierspalt ist unmittelbar nur eine Zuordnung der Feinheit der erzeugten Emulsion zum Homogenisierdruck möglich.

Mit einem Homogenisierventil der in Abb. 5 C dargestellten Bauart hat Lecluse (22) am Beispiel von Milch den Einfluß von Homogenisierdruck und Fettgehalt auf die mittlere Partikelgröße ermittelt. Wie Abb. 7 zeigt, fällt die mittlere Parti-

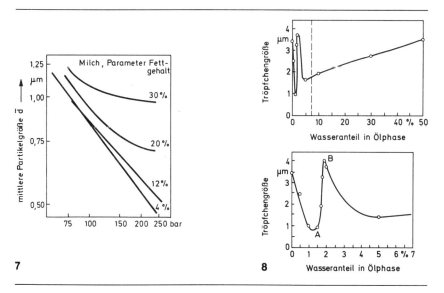

7   8

Abb. 7: Einfluß von Homogenisierdruck und Fettgehalt auf die mittlere Partikelgröße von Milch beim Emulgieren mittels Hochdruckhomogenisator (W. J. Lecluse, 1980)

Abb. 8: Einfluß der Wassersolubilisierung in der Ölphase auf die Emulsionsfeinheit (T. J. Lin, H. Kuhibara, H. Ohta, 1975)

kelgröße $\bar{d}$ für geringe Konzentrationen (4%) gemäß einer Potenzfunktion mit wachsendem Homogenisierdruck ab.

Der Exponent ist nahe $-\frac{3}{5}$. Dies entspricht wiederum einem Abfall der Teilchengröße mit der volumenbezogenen Leistung gemäß der Potenz $-\frac{2}{5}$, da die Leistungsdichte dem Druckabfall hoch $\frac{3}{2}$ proportional ist.

Es ist bemerkenswert, daß auch bei anderen Dispergiermechanismen als der Beanspruchung im turbulenten Scherfeld häufig eine Abnahme der mittleren Partikelgröße proportional zur volumenbezogenen Leistung in der Potenz $-\frac{2}{5}$ gefunden wird. So wurde auch bei der Mahlung von Kalkstein in Silikonöl in der Co-Ball-Mill, bei der die Beanspruchung zwischen zwei Flächen ein bestimmender Dispergiermechanismus ist, derselbe Zusammenhang beobachtet (11).

3.3.2 Stoffdaten

Eine systematische experimentelle Prüfung der Abhängigkeit von der Grenzflächenspannung steht noch aus. Sie wird dadurch erschwert, daß die Grenzflächenspannung σ nur bei Fluidkombinationen ohne grenzflächenaktive Stoffe auch bei der Dispergierung konstant bleibt und somit zweifelsfrei definiert ist, daß aber andererseits nur mit grenzflächenaktiven Stoffen eine Stabilität der dispergierten Partikeln gegen eine schnelle Koaleszenz gewährleistet ist.

Der Einfluß des Viskositätsverhältnisses η_p/η wurde bei der diskontinuierlichen Emulgierung untersucht (23). Das Dispergierergebnis wird danach deutlich schlechter, wenn η_p/η den Wert 10 übersteigt.

Über den Einfluß des Dichteverhältnisses ϱ_p/ϱ, der beim Vergleich von Emulsionen mit Blasendispersionen interessiert, sind keine systematischen Untersuchungen bekannt.

An einer experimentellen Überprüfung der geringfügigen Abhängigkeit von der Dichte der kontinuierlichen Phase, die ohnehin meist nur eine geringe Variationsbreite hat, besteht kein großes technisches Interesse.

3.3.3 Lokalisierung grenzflächenaktiver Stoffe

Der Einfluß von grenzflächenaktiven Stoffen wurde bisher nur indirekt über die Erniedrigung der Grenzflächenspannung zwischen beiden Phasen berücksichtigt. Es wurde bereits angedeutet, daß diese Beschreibung wegen der Transportzeit der grenzflächenaktiven Stoffe zu neu geschaffenen Grenzflächen und der damit verbundenen zeitlichen Änderung der Grenzflächenspannung während und nach dem Dispergiervorgang nicht vollständig ist.

Beim Emulgieren hängt die erreichbare Feinheit auch bei insgesamt festgehaltenem Stoffsystem davon ab, in welcher der beiden flüssigen Phasen die grenzflächenaktiven Stoffe, die Emulgatoren, gelöst sind. Wenn die grenzflächenaktiven Stoffe vor der Emulgierung in der Ölphase gelöst werden, erhält man bei gleicher Rezeptur im allgemeinen feinere Öl-in-Wasser (O/W)-Emulsionen als wenn die grenzflächenaktiven Stoffe von vornherein in der wäßrigen Phase gelöst werden. T. J. Lin und Mitarbeiter (24) erklären diesen Effekt damit, daß bei ursprünglicher Lösung des Emulgators in der Ölphase eine kleine Menge der zur Emulgierung hinzugefügten wäßrigen Phase in der Ölphase solubilisiert oder emulgiert wird.

Die Löslichkeit von hydrophilen Emulgatoren in der Ölphase kann vergrößert werden, wenn kleine Mengen Wasser zugegeben werden. Lin und Mitarbeiter beobachteten, daß sich die Tröpfchengrößen der schließlich erzeugten O/W-Emulsionen durch diese Maßnahme drastisch verringern lassen. Abb. 8 nach Lin und Mitarbeitern (24) zeigt für bestimmte Bedingungen den Einfluß der Menge des zunächst zur Ölphase hinzugefügten Wassers auf die Tröpfchengröße. Die größte Feinheit erhält man nahe der maximalen Wassermenge, die in der Ölphase noch solubilisiert werden kann (Punkt A).

3.3.4 Phasenkonzentration

Die Experimente von Lecluse (22) haben am Beispiel des Hochdruckhomogenisators die deutliche Abnahme der Dispergierwirkung mit wachsender Konzentration gezeigt. Bei einer 30%igen Emulsion wird mit einem Homogenisierdruck von 250 bar nur noch eine mittlere Teilchengröße von 1 µm erreicht. Für diese Feinheit sind bei niedriger Konzentration nur 75 bar Homogenisierdruck erforderlich.

Auch in vielen anderen Untersuchungen wurde für die Dispergierung im turbulenten Scherfeld eine Zunahme der Partikelgröße, also eine Verschlechterung des Dispergierergebnisses, mit wachsender Konzentration der dispersen Phase beobachtet (25). Quantitativ weichen allerdings die verschiedenen Untersuchungsergebnisse voneinander ab.

Umgekehrt kann für die Desagglomeration im laminaren Scherfeld eine hohe Feststoffkonzentration günstig sein, weil zusätzlich zur Beanspruchung durch das umgebende Medium eine Beanspruchung zwischen den Oberflächen der benachbarten Partikeln erfolgt.

Dies wies Reichert (26) durch Desagglomerationsversuche an Pigmentdispersionen unterschiedlicher Volumenkonzentrationen mit einem Kneter nach (Abb. 9). In diesem Diagramm ist der volumenbezogene Lichtextinktionsquerschnitt als nicht kalibriertes Maß für die volumenbezogene Oberfläche, also für die Feinheit als Funktion der Pigmentvolumenkonzentration dargestellt. Parameter ist die zwischen 10 min und 140 min variierte Knetzeit.

Bis zu Pigmentvolumenkonzentrationen von 10% steigt die Feinheit mit wachsender Konzentration nur geringfügig an. Bei Pigmentvolumenkonzentrationen oberhalb von 20%, bei denen die gegenseitige Berührung der Agglomerate ständig bedeutender wird, nimmt dagegen die Dispersionsfeinheit mit der Konzentration dramatisch zu. Die Verdopplung der Volumenkonzentration von 20 auf 40% liefert den gleichen Feinheitszuwachs, wie die Verlängerung der Knetzeit um den Faktor 14 von 10 auf 140 Minuten.

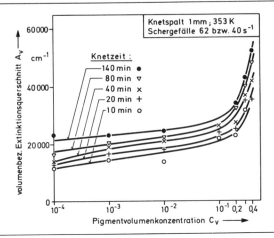

Abb. 9: Desagglomeration von Pigmentdispersionen unterschiedlicher Volumenkonzentrationen mittels Sigma-Kneter (H. Reichert, 1975)

4. Maßstabsvergrößerung

Bei der Maßstabsvergrößerung (scaling up) besteht bezüglich der Dispergierung die Zielsetzung, aufgrund von Messungen an einer kleineren Versuchsausführung der Anlage die Betriebsausführung und die Betriebsbedingungen festzulegen, mit denen die erforderliche Feinheit erzielt werden kann.

Grundsätzlich können die allgemeinen Beziehungen für die Einflüsse auf die Dispersionsfeinheit beim betreffenden Beanspruchungsmechanismus als Grundlage für die Maßstabsvergrößerung herangezogen werden. Im Falle der Beanspruchung durch das umgebende Medium sind dies die Gleichungen (4) für das turbulente Scherfeld und (5) für das laminare Scherfeld.

Praktisch wird die Nutzung eines derart allgemeinen Zusammenhangs, in den auch die Stoffdaten mit einbezogen sind, dadurch erheblich erschwert, daß sich die Stoffdaten im Verlauf des Dispergierprozesses ändern. Vergleichsweise leicht zu berücksichtigen sind noch die Änderungen der Stoffdaten aufgrund der Temperaturerhöhung in der Dispergierzone. Nicht vorherzusagen sind jedoch bei Stoffsystemen, für die noch keine Erfahrungen vorliegen, die dynamische Änderung der Grenzflächenspannung beim Dispergieren sowie die Modifikationen durch Transport der grenzflächenaktiven Stoffe von einer Phase in die andere und durch Solubilisierung von Spuren der einen Phase in der anderen.

Aus diesen Gründen ist es in der Praxis erforderlich, das Stoffsystem in der Versuchsausführung und in der Betriebsausführung genau gleich zu wählen.

Hierzu genügt nicht die Einhaltung derselben Gesamtrezeptur. Vielmehr müssen sich auch alle Konzentrationen und Temperaturen in den verschiedenen Abschnitten der Anlagen genau entsprechen.

Da sich die Temperaturführung großer Betriebsanlagen nicht immer den in kleinen Versuchsanlagen möglichen schnellen Änderungen anpassen läßt, muß umgekehrt schon bei der Versuchsanlage eine Temperaturführung erprobt werden, die sich auch in einer Betriebsanlage der gleichen Größe realisieren läßt (27).

Die Auslegungsversuche werden in der Regel so geführt, daß genau die später im Betrieb erforderliche Feinheit erzeugt wird. Soweit möglich, sollte in der Versuchsanlage ein Dispergieraggregat vom gleichen Typ verwendet werden wie in der Betriebsanlage. Wichtig ist, daß die volumenbezogene Leistung ε und die Verweilzeit τ in der Beanspruchungszone des Dispergieraggregates konstant gehalten werden.

Kontinuierliche Dispergiermaschinen werden von den verschiedenen Herstellern in der Regel in Baureihen für Durchsätze von unter 100 l/h bis nahezu 100 000 l/h geliefert. Geeignet für die sichere Maßstabsübertragung sind Reihen von Aggregaten, bei denen die volumenbezogene Leistung gleich ist und das Volumen der Dispergierzone proportional zum vorgesehenen Durchsatz gewählt werden kann, um konstante Verweilzeit zu gewährleisten.

Erfahrungsgemäß sollte bei der diskontinuierlichen Dispergierung die Chargengröße der Laborversuche etwa 1% der Betriebscharge betragen (27). Auch bei der kontinuierlichen Dispergierung sollten die Übertragungsstufen möglichst nicht wesentlich größer gewählt werden.

Eine wichtige Hilfe bei den Versuchen zur Maßstabsübertragung ist die Inprozeß-Kontrolle der Dispersionseigenschaften (28).

5. Gesamtverfahren zur Emulsionsherstellung

Das gesamte Verfahren zur Herstellung von Salben, Cremes oder Emulsionen umfaßt außer den zentralen Schritten der Mischung und Dispergierung die Vorbereitung beider Phasen und die Nachbehandlung der Dispersion.

5.1 Vorbereitung der Phasen

Im Bereich der pharmazeutischen und kosmetischen Industrie erfolgt die Vorbereitung der Phasen, ebenso wie beispielsweise im Bereich der Lebensmittelindustrie, auch bei kontinuierlichen Dispergierverfahren absatzweise. Sowohl für die Ölphase als auch für die wäßrige Phase von Emulsionen bewähren sich im technischen Maßstab mit Thermostat und Rührer versehene heiz- und kühlbare Kessel zur Vorbereitung (29).

Die Ölphase von Emulsionen ist im allgemeinen eine Lösung aller öllöslichen Stoffe der Rezeptur. Oft sind darunter bei Raumtemperatur feste Stoffe. Ist deren Anteil gering, so werden sie zweckmäßig mit einer Teilmenge der flüssigen Bestandteile aufgeschmolzen. Anschließend wird dieser Schmelze die Restmenge der flüssigen Ölphasenbestandteile hinzugefügt. Bei großem Anteil hochschmelzender Ölphasenbestandteile wird die gesamte Mischung über deren Schmelzpunkt erwärmt.

Zur Herstellung von Suspensionen werden die festen Bestandteile in der Regel in einem rührbaren Kessel mit der kontinuierlichen Phase vorgemischt, so daß das Gesamtverfahren nicht vollkontinuierlich, sondern nur teilkontinuierlich ablaufen kann.

Die wäßrige Phase von Emulsionen bzw. Suspensionen enthält im allgemeinen alle wasserlöslichen Produkte.

Es ist üblich, auch die Emulgatoren entsprechend aufzuteilen, also die bevorzugt öllöslichen Emulgatoren der Ölphase und die bevorzugt wasserlöslichen Emulgatoren der Wasserphase zuzufügen. Wie die Untersuchungen von Lin und Mitarbeitern (24) gezeigt haben, können viele Emulgierprozesse erleichtert werden, wenn der Ölphase ein Teil des bevorzugt wasserlöslichen Emulgators und ein Teil des Wassers hinzugefügt wird.

5.2 Kontinuierliche Emulgierung

Die beiden temperierten Phasen werden üblicherweise mit Dosierpumpen im rezepturgemäßen Verhältnis in die Mischzone gepumpt. Zur Mischung können statische Mischer oder Rotor/Stator-Systeme mit niedriger volumenbezogener Leistung dienen. Die Mischung wird wahlweise über einen gerührten Zwischenkessel oder einen Wärmetauscher durch die eigentliche Dispergierzone mit höherer volumenbezogener Leistung gepumpt. Die Dispergierung kann auch mehrstufig in gleichen oder verschiedenartigen hintereinandergeschalteten Dispergieraggregaten oder unter Verwendung eines Kreislaufs mehrfach im selben Dispergieraggregat erfolgen.

Die erzeugte Dispersion muß in der Regel vor der Abfüllung abgekühlt werden. Hierzu dient ein Durchflußkühler oder ein rühr- und kühlbarer Kessel.

Ein beträchtlicher Teil der Herstellungszeit ist oft durch die Aufheizung der Phasen und die Abkühlung der Dispersion bedingt. Auch übersteigt der Energieaufwand hierfür den Energieaufwand für die eigentliche Dispergierung in der Regel um ein Vielfaches.

Mit der sogenannten „Nieder-Energie-Emulgierung" nach T. J. Lin (30–34) kann die Raum-Zeit-Ausbeute bei geringerem Energieaufwand vergrößert werden. Dabei wird nur eine Teilmenge β der kontinuierlichen Phase aufgeheizt. In diesem Teil wird die gesamte innere Phase emulgiert. Die Teilmenge α der kontinuierlichen Phase bleibt kalt und wird erst nach dem Dispergierschritt mit dem

5. Gesamtverfahren zur Emulsionsherstellung   155

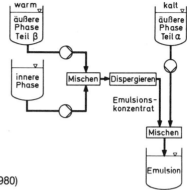

Abb. 10: „Niederenergie"-Verfahren für die
kontinuierliche Emulsionsherstellung (T. J. Lin, 1980)

Emulsionskonzentrat vermischt. Abb. 10 zeigt das Verfahrensprinzip für die kontinuierliche Durchführung dieses Konzentratverfahrens.

Im Bereich hoher α-Werte tritt beim beschriebenen Konzentratverfahren eine Phasenumkehr auf. Beispielsweise entsteht bei der Herstellung einer O/W-Emulsion zunächst eine W/O-Emulsion, weil nur der kleine Anteil β der wäßrigen Phase mit der Ölphase emulgiert wird. Der Einfluß von α auf die Emulsionsfeinheit hängt stark vom jeweiligen Emulsionssystem ab. Lin gibt Beispiele für Systeme ohne wesentlichen Einfluß von α und für Systeme, bei denen die Emulsionsfeinheit mit wachsendem α erheblich abnimmt oder ansteigt (Abb. 11).

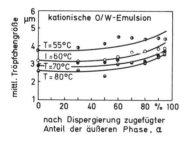
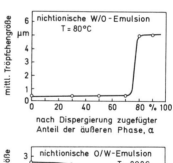

Abb. 11: Emulsionsfeinheit beim
„Niederenergie"-Verfahren (T. J. Lin, 1978)

5.3 Nachbehandlung

Verschiedentlich werden zur fertigen Dispersion noch Bestandteile hinzugefügt, die durch die thermische oder mechanische Beanspruchung in vorhergehenden Verfahrensstufen geschädigt würden. Diese Vermischung geschieht meist in rührbaren Kesseln. Die in der Regel erforderliche Kühlung der Dispersion kann ebenfalls im Rührkessel oder aber kontinuierlich in Durchflußwärmetauschern erfolgen. Eine kritische Phase bei der Kühlung ist das Durchlaufen des Temperaturbereichs, in dem die hochschmelzenden Bestandteile der Ölphase erstarren und kristallisieren. In diesem Temperaturbereich empfiehlt es sich bei der Abkühlung in Kesseln, die Rührgeschwindigkeit stark zu reduzieren. Besonders geeignet für solche empfindlichen Systeme sind jedoch kontinuierlich arbeitende Kühler, mit denen bei geringer mechanischer Beanspruchung hohe Abkühlgeschwindigkeiten erzielt werden können (29).

6. Technische und wirtschaftliche Gesichtspunkte bei der Auswahl von kontinuierlichen oder diskontinuierlichen Anlagen

Die kontinuierliche Herstellung von Salben, Cremes und Emulsionen bietet gegenüber der diskontinuierlichen Herstellung eine Reihe von Vorteilen.

Kontinuierliche Anlagen sind bezüglich der Variation der Produktmengen wesentlich flexibler. Hierbei muß nur die Produktionsdauer der Produktmenge angepaßt werden. Dagegen liegt die mögliche Ansatzgröße beim Chargenmischer in einem eng begrenzten Bereich. Die minimale Ansatzgröße darf in der Regel die Hälfte der maximalen Ansatzgröße nicht unterschreiten (35).

Auch im Hinblick auf sterile Verarbeitung bietet das kontinuierliche Herstellungsverfahren Vorteile. Der gesamte Prozeß kann in geschlossenen Rohrleitungssystemen durchgeführt werden, so daß Kontaminationen von außen ausgeschlossen werden können. Die Anlagen lassen sich leicht kontinuierlich reinigen und mit Dampf sterilisieren (36, 37).

Kontinuierliche Anlagen sind bedeutend kleiner und leichter als Chargenanlagen derselben Leistungsfähigkeit und erfordern daher einen geringeren Platzbedarf. Probleme der Deckenhöhe und der Bodenbelastungsgrenzen können somit vermieden werden (37).

Mit kontinuierlichen Dispergieranlagen läßt sich gegenüber Chargenanlagen eine deutliche Energieeinsparung erzielen (37).

Als Nachteil von kontinuierlichen Anlagen werden häufig Probleme bei der Definition der Produktzusammensetzung von Teilmengen genannt. Der Stand der Technik auf dem Gebiet der Dosierpumpen erlaubt jedoch Genauigkeiten im

Bereich von ± 0,5% bis zu ± 0,15% (36, 38), so daß in nahezu allen Anwendungsfällen eine ausreichende Gleichmäßigkeit der Produktzusammensetzung gewährleistet ist.

Vom wirtschaftlichen Gesichtspunkt her sind außer der Einsparung an Energiekosten erhebliche Einsparungen an Investitionskosten zu nennen. Da die einzelnen Aggregate einer kontinuierlichen Anlage in Serie hergestellt und je nach Kundenwunsch zusammengebaut werden, ergeben sich erhebliche Kosteneinsparungen (37). Besonders groß sind die wirtschaftlichen Vorteile, wenn auf der gleichen Anlage Produkte in unterschiedlicher Ansatzgröße hergestellt werden müssen (38, 39).

7. Zusammenfassung

Anhand der Beanspruchungsmechanismen wird eine systematische Übersicht über die Prinzipien der kontinuierlichen Dispergierung gegeben, die der entscheidende Verfahrensschritt bei der kontinuierlichen oder teilkontinuierlichen Herstellung von flüssigen und halbfesten Suspensionen und Emulsionen ist. Die Beanspruchung zwischen zwei Flächen zusätzlich zur Beanspruchung durch das umgebende Medium wird in Walzenstühlen, Kolloidmühlen, Kugelmühlen und Rührwerksmühlen verwirklicht. Dagegen ist bei Zahnkranz-Rotor/Stator-Dispergiermaschinen, Ultraschallhomogenisatoren und Hochdruckhomogenisatoren die Beanspruchung durch das umgebende Medium allein bestimmend.

Für die turbulente und die laminare Scherbeanspruchung durch das umgebende Medium werden die maßgebenden Einflußgrößen auf die Dispersionsfeinheit einer Dimensionsanalyse unterworfen und anhand experimenteller Daten diskutiert. Auf dieser Grundlage wird das Vorgehen bei der Maßstabsvergrößerung erörtert.

Nach der Übersicht über die Gesamtverfahren zur kontinuierlichen Emulsionsherstellung, in die auch moderne Entwicklungen einbezogen werden, werden abschließend die technischen und wirtschaftlichen Gesichtspunkte bei der Auswahl von kontinuierlichen oder diskontinuierlichen Anlagen diskutiert.

Literatur

(1) Rumpf, H., Die Einzelkornzerkleinerung als Grundlage einer technischen Zerkleinerungswissenschaft. Chemie – Ingenieur – Technik *37*, 187 (1965).
(2) Zahradnicek, A. und F. Löffler, Desagglomeration von feinkörnigen Feststoffen in Gasströmungen. Verfahrenstechnik *11*, 229 (1977).
(3) Rumpf, H. und J. Raasch, Desagglomeration in Strömungen. Symposium Zerkleinern. Weinheim: Verlag Chemie und Düsseldorf: VDI-Verlag, 1962, S. 151/159.

(4) Krekel, J., Zerkleinerung von Agglomeraten in Scherströmungen mit besonders hoher Schubspannung. Chemie – Ingenieur – Technik *38*, 229 (1966).
(5) Reichert, H., Desagglomeration organischer Farbpigmente in Scherströmungen hochzäher Flüssigkeiten. Chemie – Ingenieur – Technik *45*, 391 (1973).
(6) Hinze, J. O., Fundamentals of the hydrodynamic mechanism of splitting in dispersion processes. A.I.Ch.E.J. *1*, 289 (1955).
(7) Kolmogoroff, A., Sammelband zur statischen Theorie der Turbulenz. Berlin: Akademieverlag 1958.
(8) Krapf, A.-J., Dispersion and homogenization roll mills. Pigment and Resin Technology *5*, 7 (1976).
(9) Niediek, E. A., Untersuchungen zur Bearbeitung fließfähiger Stoffe mit dem Walzenstuhl. Chemie – Ingenieur – Technik *47*, 699 (1975).
(10) John, W., Von der Trommelmühle zur Ringkammermühle. Farbe und Lack *79*, 537 (1973).
(11) Bühler, G., Fryma – Co-Ball-Mill, eine neuartige Naßkugelmühle mit hoher Energiedichte. Chemie – Ingenieur – Technik *54* 371 (1982).
(12) Kuchta, K., Dispersionen aufbereiten: kontinuierlich oder chargenweise mit Rotor-Stator-Maschinen. Maschinenmarkt, Würzburg, *84*, 310 (1978).
(13) Pahl, M. H. und E. Muschelknautz, Einsatz und Auslegung statischer Mischer. Chemie – Ingenieur – Technik *51*, 347 (1979).
(14) Pahl, M. H. und E. Muschelknautz, Statische Mischer und ihre Anwendung. Chemie – Ingenieur – Technik *52*, 285 (1980).
(15) Müller, W., Statische Mischer, Aspekte zu Wärmeübergang, Druckabfall und Mischgüte. Verfahrenstechnik *15*, 104, 111 (1981).
(16) Janovski, W. und M. Pohlmann, Schall- und Ultraschallerzeugung in Flüssigkeiten für industrielle Zwecke. Z. Angewandte Physik *1*, 222 (1948).
(17) Treiber, A. und P. Kiefer, Kavitation und Turbulenz als Zerkleinerungsmechanismen bei der Homogenisation von O/W-Emulsionen. Chemie – Ingenieur – Technik *48*, 259 (1976).
(18) Kurzhals, H. A. und H. Reuter, Untersuchungen über die physikalisch-technischen Vorgänge beim Homogenisieren von Milch in Hochdruckhomogenisiermaschinen. Chemie – Ingenieur – Technik *51*, 325 (1979).
(19) Treiber, A., Zum Einfluß der Kavitation bei der Hochdruckhomogenisation von Öl-in-Wasser-Emulsionen. Dissertation Karlsruhe 1979.
(20) Pawlowski, J., Die Ähnlichkeitstheorie in der physikalisch-technischen Forschung. Berlin, Heidelberg, New York: Springer-Verlag 1971.
(21) Koglin, B., J. Pawlowski und H. Schnöring, Kontinuierliches Emulgieren mit Rotor/Stator-Maschinen: Einfluß der volumenbezogenen Dispergierleistung und der Verweilzeit auf die Emulsionsfeinheit. Chemie – Ingenieur – Technik *53*, 641 (1981).
(22) Lecluse, W. J., Preparation of emulsions and dispersions using high-pressure homogenizers, International Symposium on Mixing, Mons, Belgien, (1978).
(23) Arai, K., M. Konno, Y. Matunaga und S. Saito, Effect of dispersed-phase viscosity on the maximum stable drop size for break up in turbulent flow. J. Chem. Engng. Japan *10*, 325 (1977).
(24) Lin, T. J., H. Kurihara und H. Ohta, Effects of phase inversion and surfactant location on the formation of O/W-emulsions. J. Soc. Cosmet. Chem. *26*, 121 (1975).
(25) Mersmann, A. und H. Großmann, Dispergieren im flüssigen Zweiphasensystem. Chemie – Ingenieur – Technik *52*, 621 (1980).
(26) Reichert, H. und K. Rühmling, Misch- und Desagglomerationskinetik beim Kneten von Pigmentpasten. Chemie – Ingenieur – Technik *48*, 559 (1976).
(27) Heers, W., Das „Scaling up" bei Emulsionen. Fette – Seifen – Anstrichmittel *76*, 420 (1974).

(28) Brandau, R., Scaling up und Optimierung flüssiger und halbfester Arzneiformen. Acta Pharm. Technol. *27*, 77 (1981).
(29) Schuster, G., Herstellung und Stabilisierung von Lebensmittelemulsionen. Seifen – Öle – Fette – Wachse *107*, 391 und 477 (1981).
(30) Lin, T. J., Process engineering for cosmetic emulsions. Part III. Semi-cold processing of emulsions. American Perfumer and Cosmetics *80*, 35 (1965).
(31) Lin, T. J., Low-energy emulsification I principles and applications. J. Soc. Cosmet. Chem. *29*, 117 (1978).
(32) Lin, T. J., Low-energy emulsification II evaluation of emulsion quality. J. Soc. Cosmet. Chem. *29*, 745 (1978).
(33) Lin, T. J., T. Akabori, S. Tanaka und K. Shimura, Low-energy emulsification Part III Emulsification in a high α-range. Cosmetics and Toiletries *95*, 33 (1980).
(34) Lin, T. J., Low-energy processing of cosmetic creams and lotions. Cosmetics and Toiletries *95*, 51 (1980).
(35) Dinkel, W., Contibatch – ein wirtschaftliches Verfahren zur Herstellung von Emulsionen. Seifen – Öle – Fette – Wachse *105*, 79 (1979).
(36) Möller, C. P., Kosmetische Emulsionen kontinuierlich hergestellt. Seifen – Öle – Fette – Wachse *106*, 502 (1980).
(37) Hapel, H., Halbkontinuierliche Fabrikation von Cremes und Lotionen. Seifen – Öle – Fette – Wachse *108*, 243 (1982).
(38) Heuss, A., Fryma-Contimix – ein Verfahren zum kontinuierlichen Emulgieren und Dispergieren. Seifen – Öle – Fette – Wachse *102*, 273 (1976).
(39) Dinkel, W., Kontinuierliches Emulgierverfahren. Parfümerie und Kosmetik *55*, 1 (1974).

Mechanische Modelle können zur Beschreibung des viskosen und elastischen Verhaltens von halbfesten Stoffen herangezogen werden. Durch die Kombination der mechanischen Modelle sind neue Deutungen für Fließkurzen möglich. Die Anwendung auf pharmazeutische Systeme wird an Beispielen aus der Qualitätskontrolle, der Bestimmung der Haltbarkeit sowie der Optimierung von Zubereitungen und der Kontrolle von Herstellvorgängen sowie der Wirkstofffreisetzung beschrieben.

IX. Rheologie von Salben, Suspensionen und Emulsionen

Von Stanley S. Davis, Nottingham

1. Einleitung

Pharmazeutische Emulsionen, Suspensionen und Salben können rheologische Eigenschaften aufweisen, die sich von der einfachen (Newtonschen) Flüssigkeit bis zum komplexen viskoelastischen Stoff über einen breiten Bereich erstrecken. Der erste Teil dieser Ausführungen ist daher der Verschiedenartigkeit des rheologischen Verhaltens und seiner Messung gewidmet, während im zweiten Teil die Anwendungen rheologischer Untersuchungen auf praktische Probleme behandelt werden.

2. Rheologie

Die Rheologie oder Fließkunde ist die Lehre von der Deformation kontinuierlicher Medien und der Änderung ihrer Fließeigenschaften unter dem Einfluß äußerer Kräfte. Die beiden Extreme bezüglich ihres Verhaltens sind die Flüssigkeit und der Festkörper, die sich mit Hilfe der beiden rheologischen Grundgrößen Viskosität und Elastizität charakterisieren lassen.

Zwischen den beiden Extremen gibt es eine Reihe von Stoffen, die weder echte Flüssigkeiten noch echte Festkörper sind. Man nennt sie viskoelastisch (und elastoviskos). Die theoretische Behandlung des rheologischen Verhaltens beruht auf komplizierten mathematischen Ableitungen (2). Im Rahmen dieser Ausführungen ist es jedoch aufschlußreicher, zur Veranschaulichung der Verschiedenheit des rheologischen Verhaltens mechanische Modelle zu benutzen und die von Forschern im Bereich der Polymeren (3) entwickelten Methoden anzuwenden.

2.1 Verhalten von Festkörpern

Das Merkmal eines Festkörpers ist seine Fähigkeit, sich unter der Einwirkung einer Kraft zu deformieren und in den ursprünglichen Zustand zurückzukehren, wenn die Kraft aufgehoben wird. Diese Rückkehr in den alten Zustand nennt man Elastizität. Ein einfaches mechanisches Modell eines Festkörpers ist die Feder (Abb. 1 A). Betrachten wir einmal die Einwirkung einer konstanten Kraft (σ) (Kraft pro Flächeneinheit; Dimension Nm^{-2}). Die Feder verformt sich unter Längenzunahme. Der übliche Weg für die Messung solcher Verformungen ist die Berechnung der dimensionslosen Größe Dehnung (γ), d. h. das Verhältnis von Längenzunahme zur ursprünglichen Länge. Die Verformung bleibt so lange bestehen, wie die Kraft einwirkt. Durch Aufhebung der Kraft wird die Dehnung rück-

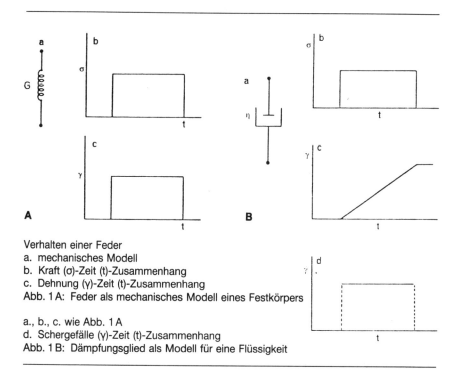

Verhalten einer Feder
a. mechanisches Modell
b. Kraft (σ)-Zeit (t)-Zusammenhang
c. Dehnung (γ)-Zeit (t)-Zusammenhang
Abb. 1A: Feder als mechanisches Modell eines Festkörpers

a., b., c. wie Abb. 1 A
d. Schergefälle (γ)-Zeit (t)-Zusammenhang
Abb. 1B: Dämpfungsglied als Modell für eine Flüssigkeit

gängig gemacht. Bei kleinen Werten von γ ergibt sich eine lineare Beziehung zwischen Kraft und Dehnung, und wir können daher schreiben:

$$G = \frac{\sigma}{\gamma} \quad (1)$$

Hierin ist G der Elastizitätsmodul (Dimension Nm^{-2}), eine rheologische Grundgröße. Für bestimmte Werte von σ und γ ist Gleichung (1) nicht mehr gültig. Das System wird dann als nichtlinear bezeichnet. Das bedeutet bei einem Festkörper, daß wir die Elastizitätsgrenze überschritten haben.

2.2 Verhalten von Flüssigkeiten

Das Merkmal einer Flüssigkeit ist ihre Fähigkeit, unter Einwirkung einer Kraft (einschließlich der schwerkraftbedingten) zu fließen. Das Fließen hält so lange an, wie die Kraft fortdauert, und wenn die Kraft aufgehoben wird, erfolgt keine Rückkehr in den ursprünglichen Zustand. Mit einem Dämpfungsglied, das die Flüssigkeit darstellt (Abb. 1 B), läßt sich eine ähnliche Kraft-Dehnungskurve wie beim Festkörper zeichnen. Solange die Kraft anliegt (die Flüssigkeit fließt), nimmt die Deformation linear mit der Zeit zu. Die Viskosität, eine rheologische Grundgröße, erhält man, indem man das Verhältnis der Kraft (nun auch als Schubspannung oder Scherkraft bezeichnet), zur Deformationsänderungsgeschwindigkeit untersucht.

$$\eta = \frac{\sigma}{d\gamma/dt} = \frac{\sigma}{\dot{\gamma}} \quad (2)$$

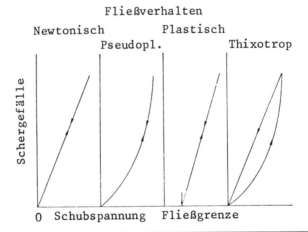

Abb. 2: Rheogramm einer Flüssigkeit (Schergefälle gegen Schubspannung)

2. Rheologie   163

Der Parameter $\dot\gamma$ wird gewöhnlich das Schergefälle genannt und hat die Dimension s^{-1}. Die Einheit der Viskosität heißt normalerweise Pa s und hat die Dimension $Nm^{-2}s$. Nach Gleichung (2) gilt für echte Flüssigkeiten eine lineare Beziehung zwischen σ und $\dot\gamma$. Dies wird nach Sir Isaac Newton, der als Erster die Eigenschaften von Flüssigkeiten beschrieb, als Newtonsches Verhalten bezeichnet (Abb. 2). Manche Flüssigkeiten zeigen eine komplizierte Beziehung zwischen σ und $\dot\gamma$ und werden aufgrund ihrer Struktur nicht-Newtonsche Flüssigkeiten genannt. Zum Beispiel kann ihre Viskosität unter dem Einfluß zunehmender Schubspannung abnehmen (Pseudoplastizität) oder zunehmen (Dilatanz) (Abb. 2). Emulsionen und Suspensionen sind in ihren Fließeigenschaften gewöhnlich Newtonsche Flüssigkeiten, wenn sie mit einer geringen Menge dispergiertem Öl oder Feststoff angesetzt wurden, werden aber zu nicht-Newtonschen Flüssigkeiten, wenn man den Anteil der dispergierten Phase erhöht (4). Wenn sich jedoch die einzelnen Partikel zu Teilchenschwärmen zusammenballen können, tritt bei fast allen Mengenanteilen der dispersen Phase pseudoplastisches Fließen auf (5). Beim pseudoplastischen System hängt die Viskosität von den Scherbedingungen ab. Das Verhältnis $\sigma/\dot\gamma$ nennt man scheinbare Viskosität. Bei hohen Schubspannungen kann eine lineare Beziehung zwischen σ und $\dot\gamma$ auftreten, wenn jegliche Struktur im System zerstört wurde. Die lineare Beziehung wird als Grenzviskosität definiert. Die durch Scherkräfte zerstörte Struktur des Systems kann zum Wiederaufbau eine endliche Zeit erfordern (Abb. 2, Abb. 3). In diesem Fall folgt die Beziehung zwischen σ und $\dot\gamma$ bei abnehmenden Werten von $\dot\gamma$ nicht der gleichen Kurve, die man bei zunehmenden Werten von $\dot\gamma$ erhält. Diesen Hysterese-Effekt nennt man Thixotropie, wenn die Struktur wiederhergestellt wird, und irreversible Thixotropie (Rheodestruktion), wenn das Gerüst zerstört bleibt.

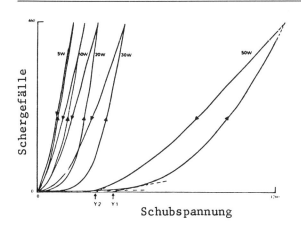

[Paraffinöl, angedickt mit Polyethylen (PE)] bei 20°C
5 W = 0,5% PE
10 W = 1% PE usw.
(aus Lit. 13)

Abb. 3: Kontinuierliches Rheogramm von Plastibase

IX. Rheologie von Salben, Suspensionen und Emulsionen

Bei hohen Anteilen des dispergierten Stoffes kann sich im System eine so starke Struktur ausbilden, daß das System bei geringen Schubspannungen ein festkörperähnliches Verhalten zeigt. Bestimmte minimale Schubspannungen sind erforderlich, um den Stoff zum Fließen zu bringen. Diese Gruppe von Stoffen nennt man plastische Massen.

Die für das Fließen erforderliche minimale Schubspannung bezeichnet man als Fließgrenze, und die lineare Beziehung zwischen σ und $\dot{\gamma}$ bei höheren Werten von σ nennt man plastische Viskosität (Abb. 2).

2.3 Das Rheogramm

Die Beziehung zwischen σ und $\dot{\gamma}$ wird Rheogramm genannt und ist ein außerordentlich zweckmäßiges Mittel zur Charakterisierung einer pharmazeutischen Flüssigkeit. Im Handel sind Viskosimeter erhältlich, die eine zeitlich programmierte Änderung von σ und $\dot{\gamma}$ ermöglichen, und damit die verschiedenen in Abb. 2 und 3

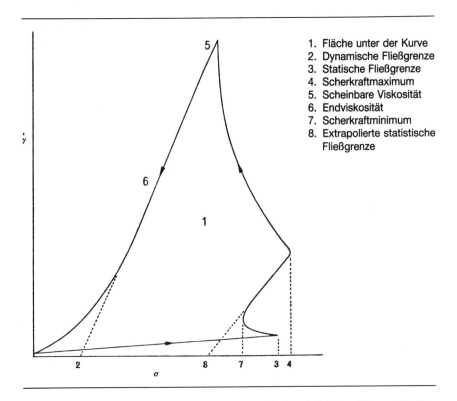

Abb. 4: Rheogramm eines komplizierten pharmazeutischen halbfesten Körpers (Weißes Vaselin, BP)

gezeigten Verhaltensarten zu messen gestatten. Gebräuchliche Geräte sind das Ferranti-Shirley-Viskosimeter, das Haake Rotovisco, der Epprecht-Rheomat und das Deer-Rheometer (6, 7).

Abbildung 4 zeigt ein Rheogramm von weißem Weichparaffin (Vaselin). Die „Nase" und negativen Gradienten (Anzeichen für negative Viskosität) sind experimentell bedingte Artefakte, die sich aus der elastischen Beschaffenheit des Stoffes ergeben. Gelegentlich ist die Substanz so feststoffähnlich, daß sie unter der Scherbeanspruchung bricht und sogar aus der Oberfläche des Meßzylinders des Viskosimeters herausgeschleudert wird. Das Viskosimeter ist, wie sein Name sagt, eine Apparatur, die zum Messen der Viskosität dient, d. h. der Eigenschaft von *Flüssigkeiten*. Verwendet man dieses Gerät zur Messung eines Stoffes, der sowohl Flüssigkeit als auch Feststoff ist, kann man nicht erwarten, brauchbare Ergebnisse zu erhalten. Man braucht ein alternatives Meßverfahren, das dieser Dualität des rheologischen Verhaltens Rechnung trägt.

2.4 Viskoelastizität

Wir können das gleichzeitige viskose und elastische Verhalten eines halbfesten Stoffes untersuchen, wenn wir wieder auf das Konzept des mechanischen Modells zurückkommen. Das Elastizitätsmodell läßt sich mit dem Viskositätsmodell entweder in Reihe (Maxwellsches Element) oder parallel (Voigtsches Element) schalten (Abb. 5 A, B). Die Formänderung unter der Einwirkung einer konstanten Schubspannung läßt sich für das Maxwellsche Element sehr bequem untersuchen und man kommt zu Werten für die beiden Parameterkomponenten G und η. Beim Voigtschen Element ist die Sache etwas komplizierter. Die Deformations Zeit Kurve läßt sich durch einen Ausdruck der Form

$$\gamma_t = \gamma_\infty (1 - e^{-t/\tau}) \qquad (3)$$

beschreiben. Hierin sind γ_t die Deformation zur Zeit t, γ_∞ die Deformation nach unendlicher Zeit (wenn die Feder vollkommen gedehnt ist), und $\tau = \eta/G$ wird als Verzögerungszeit bezeichnet. Diese beschreibt das Verhältnis der Viskosität des Newtonschen Stoßdämpfers zur Elastizität der Hookschen Feder. Während die Feder danach trachtet, sich unter der Einwirkung der Spannung zu dehnen, wird ihre Bewegung durch die Viskosität der Dämpfung verzögert. Diese Verzögerung ist umso größer, je größer die Viskosität der Dämpfung ist. Wenn man die Spannung aufhebt, geht die Dehnung vollständig zurück.

Die Modelle von Maxwell und Voigt lassen sich zu einem verallgemeinerten viskoelastischen Modell vereinigen (Abb. 5C). Die einzelnen Bereiche der Deformations-Zeit-Kurve können den verschiedenen Modellteilen zugeordnet werden. Die aus den Gleichungen 1, 2 und 3 entwickelte Gleichung 4 kennzeichnet den zeitlichen Deformationsverlauf. Die Deformationswerte wurden aus Normierungsgründen durch die Schubspannung geteilt, um einen spannungsunabhängigen, Compliance genannten Parameter J zu erhalten:

IX. Rheologie von Salben, Suspensionen und Emulsionen

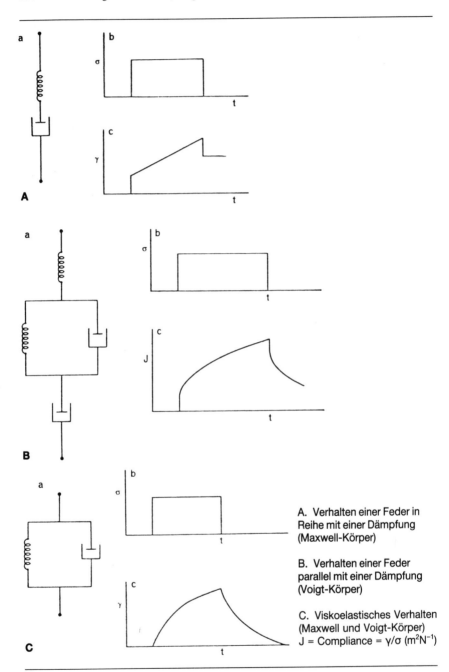

Abb. 5: Viskoelastizität a, b, c wie in Abb. 1

$$J_t = J_o + t/\eta_o + J_\infty (1 - e^{-t/\tau}) \qquad (4)$$

Das verallgemeinerte viskoelastische Modell und Gleichung 4 lassen sich mit Erfolg zur Charakterisierung der rheologischen Eigenschaften halbfester pharmazeutischer Präparate (Salben) benutzen. Das letzte Glied in Gleichung 4 kann verändert werden, um einige Voigtsche Elemente mit verschiedenen Verzögerungszeiten zu betrachten.

$$\sum_{i=1}^{n} J_{\infty i} (1 - e^{-t/\tau_i})$$

Die Compliance-Zeit-Kurve wird normalerweise als Kriechkurve bezeichnet. Abb. 6 zeigt die Modelldarstellung der Salbengrundlage Plastibase 50 W (mit 3% Polyethylen verdicktes Mineralöl), und in Tabelle 1 sind die abgeleiteten Werte der verschiedenen G- und η-Glieder zusammengestellt. Auf diese Weise läßt sich das rheologische Verhalten des Systems durch die rheologischen Grundparameter beschreiben.

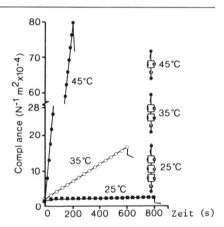

Abb. 6: Rheogramm und korrespondierendes mechanisches Modell für den Temperatureinfluß auf die Eigenschaften von Plastibase 50 W (12)

Die für viskoelastische Untersuchungen erforderlichen Geräte sind im Handel erhältlich und haben im wesentlichen eine geeignete räumliche Anordnung für die Aufnahme der Probe (konzentrische Zylinder, Kegel und Platte, Parallelplatte), eine Vorrichtung zur Ausübung einer konstanten Schubspannung und zur Messung des Deformationsverlaufs. Ausführliche Einzelheiten über die viskoelastische Untersuchung halbfester pharmazeutischer Produkte wurden von Davis (8) und Barry (9) veröffentlicht. Die zu prüfende Probe wird normalerweise im sogenannten linearen viskoelastischen Bereich untersucht, wo die Schubspannungszunahme eine entsprechende Deformationszunahme bewirkt und die Compliance-Werte daher schubspannungsunabhängig sind. Außerdem werden die Voigtschen und elastischen Elemente nach Aufheben der Spannung vollkommen wieder her-

Tab. 1: Viskoelastische Daten von Plastibase 50 W

Temp.	10 °C	15 °C	20 °C	25 °C	30 °C	35 °C	40 °C	45 °C
Compliance × 10^{-5} m^2N^{-1}								
J_0	11.89	13.12	14.37	16.84	18.57	19.61	20.77	21.05
J_1	1.28	1.69	2.39	3.07	3.72	3.97	26.76	94.67
J_2	1.01	1.24	1.44	1.57	2.24	2.73	–	–
J_3	0.81	1.19	1.20	2.18	–	–	–	–
J_4	1.10	1.39	1.50	–	–	–	–	–
Verzögerungszeit (sec)								
τ_1	293	249	203	157	132	130	47	35
τ_2	55	28.9	28.2	26.5	16	14	–	–
τ_3	11	4.3	4.0	4.0	–	–	–	–
τ_4	4	2.8	2.2	–	–	–	–	–
Viskosität × 10^6 Pas (10^{-1} Nsm^{-2})								
η_0	544.7	504.4	456.0	252.9	75.9	4.3	0.91	0.29
η_1	228.9	147.3	85.3	51.1	35.5	32.7	1.8	0.37
η_2	54.5	23.3	19.6	16.9	7.1	5.1	–	–
η_3	13.6	3.6	3.3	1.8	–	–	–	–
η_4	3.6	2.0	1.5	–	–	–	–	–

gestellt. Über die Untersuchung der nichtlinearen Viskosität liegen zwei Berichte vor, doch kann die rechnerische Auswertung sehr kompliziert sein.

Die verschiedenen Bereiche im Compliance-Zeit-Profil lassen sich versuchsweise bestimmten Strukturen im System zuordnen (9). Das elastische Element (G_o) z. B. stellt die Primärstruktur (z. B. Vernetzungen) im System dar, während das Voigtsche Element die Sekundärstruktur darstellt, die unter Spannung verändert werden kann (z. B. Orientierung von Kristallen oder Tropfen). Diese Sekundärstruktur hat Bereiche unterschiedlicher Stärke, so daß man eine Anzahl Voigtscher Elemente benötigt, um das Verhalten des Stoffes darzustellen, was ein Spektrum von Verzögerungszeiten ergibt. Das Viskositätsglied η_o stellt die viskose Grundmasse dar, in der die Feststoffstrukturen suspendiert sind.

3. Anwendung rheologischer Untersuchungen auf pharmazeutische Systeme

Die obigen theoretischen Ausführungen zeigen, daß wir über eine Vielzahl rheologischer Verfahren für die Beurteilung pharmazeutischer Stoffe verfügen. Einige dieser Verfahren liefern Vergleichswerte, andere rheologische Grundparameter.

3. Rheologische Untersuchungen in pharmazeutischen Systemen 169

Tab. 2: Rheologische Eigenschaften pharmazeutischer Emulsionen, Suspensionen und Salben
– Erforderliche Daten für die Beurteilung

	Geeignete Methode
1. Qualitätskontrolle	R oder V
2. Stabilitätsuntersuchung	R oder V
3. Rezepturoptimierung	R oder V
4. Herstellungseinflüsse	R
5. Verbraucherakzeptanz	R
6. Einfluß spezieller Verfahren (z. B. Sterilisation)	R oder V
7. Korrelation Freisetzungsrate/Viskosität	V (?)

R = Kontinuierliche Scherbeanspruchung (Rheogramm)
V = Viskoelastische Untersuchung

Die Wahl des Verfahrens wird durch das zu untersuchende System bestimmt sowie durch den Verwendungszweck der erhaltenen Meßergebnisse. Einige Gründe, weswegen man rheologische Meßwerte benötigt, sind zusammen mit den entsprechenden Verfahren in Tabelle 2 wiedergegeben. Viskoelastische Untersuchungen sind im wesentlichen ein Mittel zur Messung der Eigenschaften eines Stoffes im ungestörten Zustand und daher für Qualitätskontrollen geeignet. Benötigt man dagegen Daten für die Vorhersage des Stoffverhaltens unter hohen Scherbeanspruchungen, dann ist das mit kontinuierlicher Scherbeanspruchung aufgenommene Rheogramm besser geeignet. Die Schergeschwindigkeiten bei der viskoelastischen Untersuchung liegen in der Größenordnung von 10^{-4} s^{-1} oder darunter während sie bei Messung in kontinuierlicher Scherströmung zwischen 10 und 10^3 s^{-1} betragen. Einige Beispiele dieser verschiedenen Gebiete werden nachfolgend angeführt.

3.1 Qualitätskontrolle

Die Anwendung von Rheogrammen mit kontinuierlicher Scherströmung und von viskoelastischen Untersuchungen in der Qualitätskontrolle halbfester pharmazeutischer Stoffe wurde von Davis (10) sowie von Barry und Grace (11) besprochen. In einigen Fällen können Verfahren mit kontinuierlicher Scherströmung wegen Bruch des Stoffes unter der Scherbeanspruchung irreführend sein. Kontinuierliche Schubspannung und Daten für verschiedene Chargen der Salbengrundlage Plastibase 50 W (mit Polyethylen verdicktes Mineralöl) sind in Tabelle 3 angegeben (12,

IX. Rheologie von Salben, Suspensionen und Emulsionen

Tab. 3: Chargenunterschiede für Plastibase 50 W

Charge Nr.	25°C Statische Fließgrenze Nm^{-2}	25°C Dynamische Fließgrenze Nm^{-2}	25°C Scheinbare Viskosität $(10^{-1}\,Pas^{-2})$	37°C Statische Fließgrenze Nm^{-2}	37°C Dynamische Fließgrenze Nm^{-2}	37°C Scheinbare Viskosität $(10^{-1}\,Pas^{-2})$
118	425.0	180.0	23.06	310.0	120.0	15.67
2298	495.0	200.0	20.59	385.0	140.0	14.01
2363	425.0	180.0	20.59	325.0	135.0	13.65
2310	475.0	190.0	19.04	351.0	130.0	13.02
1148	400.0	150.0	18.91	300.0	95.0	12.04

13). Die Kriech-Compliance-Kurven von Barry und Grace (11) sind für fünf Proben weißes Weichparaffin BP in Abb. 7 dargestellt und verdeutlichen die breite Schwankung der mechanischen Eigenschaften eines offizinellen Stoffes. Die Änderung der rheologischen Parameter mit der Temperatur kann dazu dienen, eine Aktivierungsenergie für viskoses Fließen als weiteren Parameter für die Qualitätskontrolle zu bestimmen (13).

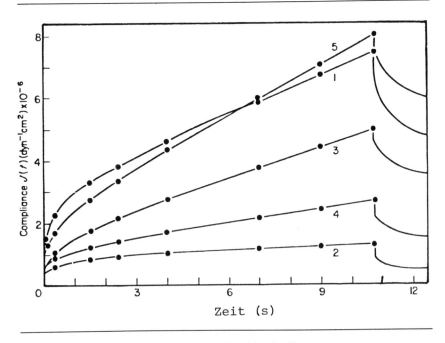

Abb. 7: Kriechkurven von 5 Proben von Weißem Vaselin (9)

3.2 Lagerfähigkeit

Die viskoelastischen Eigenschaften halbfester Creme-Zubereitungen wurden im einzelnen von Barry und Saunders (14) mittels kontinuierlicher Scherbeanspruchung und viskoelastischer Messungen untersuchen. Einige der repräsentativen Ergebnisse sind in Abb. 8 wiedergegeben und zeigen die bei Lagerung auftretenden Veränderungen in Systemen, die mit selbstemulgierenden Wachsen hergestellt werden.

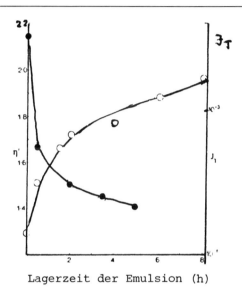

Abb. 8: Cetomacrogol-Emulsion. Gesamt-Compliance nach 5 min. Beanspruchung J (–●–) und scheinbare Viskosität η (–○–) gegen die Lagerzeit der Emulsion

3.3 Optimierung von Zubereitungen

Die Konsistenz pharmazeutischer Produkte läßt sich nahezu beliebig, d. h. je nach Erfordernis des betreffenden Anwendungsfalles einstellen. Ein gutes Beispiel hierfür ist der Arbeit von Barry und Meyer (15) über Carbopol-Gele zu entnehmen (Abb. 9). Es zeigt den Geleffekt des Polymeren.

3.4 Verarbeitung

Einfache Emulsionen und Suspensionen ändern zwar ihre rheologischen Eigenschaften unter Schubspannung, stellen aber ihr Gefüge rasch wieder her, sobald die Schubspannung aufgehoben wird. Komplizierter zusammengesetzte Salben

172 IX. Rheologie von Salben, Suspensionen und Emulsionen

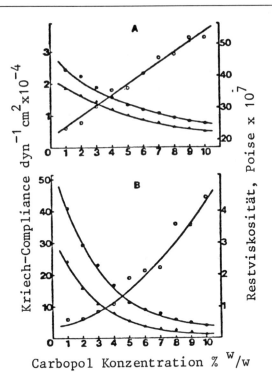

Abb. 9: Rest-Compliance (▲), Compliance nach 50 min. (●) und Rest-Viskosität (○) für neutralisierte Carbopol 940-Gele (A) und ~941-Gele (B) (15)

dagegen werden bei der pharmazeutischen Verarbeitung verändert. Der Einfluß des Homogenisierens und des mechanischen Mischens auf die rheologischen Eigenschaften von Plastibase 50 W ist in Tabelle 4 dargestellt (16).

3.5 Anwendung

Rheologische Parameter wurden mit Erfolg benutzt, um die erforderliche Konsistenz eines Produktes in der Anwendungssituation sowie den Zusammenhang zwischen Annahmebereitschaft des Patienten und Konsistenz zu ermitteln. Dieses als Psychorheologie bekannte Gebiet wurde ausführlich von Scott Blair (17) besprochen, und pharmazeutische Präparate wurden von Barry und Grace (18) untersucht.

Tab. 4: Einfluß des Verreibens und mechanischen Mischens auf die rheologischen Eigenschaften von Plastibase 50 W

	Rheogramm				Viskosität			
Rheologische Parameter	Y_1		η scheinb.		J_0 ($\times 10^{-4}$)		η_0	
	25°C	37°C	25°C	37°C	25°C	37°C	25°C ($\times 10^8$)	37°C ($\times 10^6$)
Nicht verrieben (Nr. 2363)	425	325	20.6	13.7	1.9	2.1	1.8	1.2
Verrieben	405	312	20.2	12.6	1.8	2.1	1.5	1.1
Mischen (Nr. 2363)								
Zeit (min)								
0	425	325	20.6	13.7				
15	396	308	20.0	13.2				
30	389	298	19.8	13.0	nicht durchgeführt			
45	381	286	19.5	12.6				
90	372	279	19.2	12.2				
Mahlen (Nr. 118)								
Durchgänge								
0	425	325	23.1	16.7	1.7	2.0	2.5	4.3[a]
1	383	310	19.1	12.5	1.4	1.8	0.31	1.2
2	345	280	17.4	11.1	1.6	1.8	0.10	0.44
4	285	230	15.3	9.7	1.8	2.1	0.046	0.27
8	265	210	13.7	8.5	1.9	2.2	0.015	0.11

Erläuterungen
Y_1 Fließgrenze (Nm^{-2})
$\eta_{scheinb.}$ scheinbare Viskosität
J_0 augenblickliche Compliance ($m^2 N^{-1}$)
η_0 restliche Newtonsche Viskosität Pas
a   35°C

3.6 Besondere Behandlungen

Für einige Zubereitungen müssen besondere Verarbeitungsgänge angewandt werden, die die rheologischen Eigenschaften des Systems nachteilig beeinflussen können. Ein Beispiel hierfür ist das Sterilisieren von Augensalben. Davis und Mitarbeiter (19) haben den Einfluß von Gammastrahlen auf die Eigenschaften verschiedener Salbengrundlagen mittels kontinuierlicher Scherbeanspruchung und viskoelastischen Messungen untersucht. Die viskoelastischen Parameter für halbfeste Trägersubstanzen vor und nach Bestrahlung sind in Tabelle 5 angegeben.

Tab. 5: Einfluß von γ-Strahlen auf die Viskoelastizität verschiedener Salbengrundstoffe

Base	Strahlungsdosis (mrad)	J_0 (cm²dyn⁻¹)	η_0 Pas
Wollwachs	Prüfung	3.5×10^{-6}	1.5×10^{5}
	16	4.4×10^{-6}	$4.5 \times 10^{5*}$
Gelbes Vaselin	Prüfung	4.8×10^{-6}	4.8×10^{6}
	16	3.9×10^{-6}	$6.8 \times 10^{6*}$
Weißes Vaselin	Prüfung	6.3×10^{-6}	2.2×10^{7}
	16	5.7×10^{-6}	1.8×10^{7}
Augensalbegrundlage	Prüfung	2.0×10^{-5}	2.5×10^{5}
	16	$1.1 \times 10^{-5*}$	$1.7 \times 10^{6*}$
Plastibase 50 W	Prüfung	2.0×10^{-5}	2.3×10^{8}
	16	1.6×10^{-5}	3.4×10^{8}

* Statistisch signifikante Unterschiede

3.7 Wirkstofffreisetzung

Die Freisetzung eines Wirkstoffes aus einer einzeldosierten Trägersubstanz durch Diffusion wird durch die Viskosität (η) nach der Stokes-Einstein-Gleichung beeinflußt.

$$D = \frac{RT}{6\pi\eta r N} \qquad (5)$$

Hierin sind r der Radius des diffundierenden Teilchens, D der Diffusionskoeffizient, und N, R und T haben ihre übliche Bedeutung (Avogadrosche Zahl, Gaskonstante und absolute Temperatur). Gleichung 5 ist auf einfache Systeme anwendbar, bei denen sich η genau angeben läßt. Für viele Systeme von pharmazeutischen Interesse ist η jedoch sehr viel schwieriger anzugeben (3). Bei einem pseudoplastischen System z. B. ändert sich η mit der Schergeschwindigkeit, und für eine halbfeste Salbe variiert der Wert von η von 10^8 Pa s (η_0) bei viskoelastischer Messung bis zu 20 Pa s ($\eta_{app.}$) oder weniger in kontinuierlicher Scherströmung. Davis (20) und andere (21) haben Versuche unternommen, die Mikroviskosität zu ermitteln, wie sie sich an einem in einem halbfesten pharmazeutischen Stoff diffundierenden Wirkstoffmolekül darstellt. Obwohl man in einigen Fällen zufriedenstellende Beziehungen zwischen Wirkstofffreisetzung und histologischen Parametern erhalten hat, wurden die rheologischen Parameter nicht als echte Bestimmung der Mikroviskosität gewertet. Es wurden auch alternative Verfahren für die Bestimmung der Mikroviskosität erwogen; hierzu gehören die Kernresonanz und die Laserlichtstreuung. Letztere läßt sich bei lichtdurchlässigen Gelen anwenden, in denen kleine Partikel (unter 1 µm) suspendiert sind. Hier ist es die Braunsche Bewegung dieser kleinen Teilchen, die man messen kann, um den Viskositätsparameter zu erhalten.

Der beste Lösungswert zur Bestimmung der Mikroviskosität ist wahrscheinlich die Bestimmung der Diffusion eines markierten Moleküls in dem halbfesten Stoff.

4. Zusammenfassung

Die rheologische Beurteilung pharmazeutischer Emulsionen, Suspensionen und Salben kann mittels kontinuierlicher Scherversuche und viskoelastischer Messungen erfolgen. Emulsionen und Suspensionen, die geringere Mengen dispergierter Stoffe enthalten, weisen normalerweise kein kompliziertes Verhalten auf und lassen sich mit Hilfe des bei kontinuierlicher Scherströmung erhaltenen Rheogramms charakterisieren. Halbfeste Präparate sind sehr viel schwieriger zu beurteilen, doch können hierzu die von der makromolekularen Chemie her bekannten Verfahren angewandt werden, um die Ermittlung der Eigenschaften von Flüssigkeiten und Festkörpern sowie ihre Beschreibung mittels rheologischer Grundparameter zu ermöglichen.

Die Wahl des am besten geeigneten rheologischen Untersuchungsverfahrens hängt vom Verwendungszweck der Meßwerte ab. Beispiele aus den Bereichen Qualitätskontrolle, Lagerfähigkeit, Zubereitungsform, Verarbeitung und Wirkstofffreisetzung werden angeführt.

Literatur

(1) Reiner, M., *Strain, Deformation and Flow*, H. K. Lewis, London, 1960.
(2) Ferry, J. D., *Viscoelastic Properties of Polymers*, Wiley, New York, 2nd ed., 1970
(3) Davis, S. S., Pharm. Acta Helv. *49*, 161 (1974).
(4) Sherman, P., *Industrial Rheology*, Academic Press, London 1970.
(5) Sherman, P., J. Pharm. Pharmac. *16*, 1 (1964).
(6) Van Wazer, J. R., Lyons, J. W., Kim, K. Y. and Colwell, R. E., *Viscosity and Flow Measurement*, Interscience, London 1963.
(7) Davis, S. S., Deer, J. J. und Warburton, B., J. Sci. Instrum., Ser. 2, *1*, 933 (1968).
(8) Davis, S. S., J. Pharm. Sci. *58*, 412 (1969).
(9) Barry, B. W., Adv. Pharm. Sci. *4*, 1 (1974).
(10) Davis, S. S., J. Pharm. Sci. *58*, 418 (1969).
(11) Barry, B. W. und A. J. Grace, J. Pharm. Pharmac. *22*, Suppl. 147S (1970).
(12) Davis, S. S. und M. S. Khanderia, Int. J. Pharm. Tech. Prod. Mfr. *1* (3) 15 (1980).
(13) Davis, S. S. und M. S. Khanderia, Int. J. Pharm. Tech. Prod. Mfr. *1*, (2) 11 (1980).
(14) Barry, B. W. und G. M. Saunders, J. Colloid Interface Sci. *41*, 331 (1972).
(15) Barry, B. W. und M. C. Meyer, Intern. J. Pharmaceut. *2*, 27 (1979).
(16) Davis, S. S. und M. S. Khanderia, Int. J. Pharm. Tech. Prod. Mfr. *2* (2) 33 (1981).
(17) Scott-Blair, G. W., *A survey of General and Applied Rheology*, 2nd ed., Pitman, London, 1949.
(18) Barry, B. W. und A. J. Grace, J. Pharm. Sci. *60*, 814, 1198 (1971).
(19) Davis, S. S., M. S. Khanderia, I. Adams, I. R. Colley, J. Cammack und P. Sanford, J. Texture Studies *8*, 61 (1977).
(20) Davis, S. S. und M. S. Khanderia, Proc. 1st Intern. Conf. Pharm. Technol. II, 30 (1977).
(21) Whitworth, C. W. und R. E. Stephenson, J. Pharm. Sci. *60*, 48 (1971).

Für die Partikelgrößenbestimmung in dispersen Systemen stehen eine Vielzahl von Meßverfahren zur Verfügung, bei denen die unterschiedlichsten physikalischen Eigenschaften der Einzelpartikel zu ihrer Charakterisierung und auch unterschiedliche Mengenarten verwendet werden. Am Beispiel der Suspensionen werden diese Verfahren erläutert und sind sinngemäß auf die Charakterisierung von Emulsionen übertragbar. Die im Handel erhältlichen Meßgeräte zählen zu den Sedimentationsverfahren, den Zählverfahren und einigen optischen Verfahren. Zur Messung der Partikelgröße werden z. B. Äquivalentdurchmesser der sinkgeschwindigkeits-, volumen-, streulicht-, extinktions- oder beugungsgleichen Kugeln verwendet. Die Menge der Partikel in einer Größenklasse wird entweder gezählt oder gravimetrisch ermittelt. Indirekte Bestimmungen der Mengenanteile z. B. aus Druckmessungen, aus der Absorption von Gammastrahlen, aus der Schwächung von Lichtstrahlen sowie Beugungsspektren werden angewandt.

Schwerpunkt dieses Kapitels ist der augenblickliche Stand der Meßtechnik, wobei besonderer Wert auf die Darstellung moderner Geräte und ihrer Anwendungsbereiche gelegt wird.

X. Partikelgrößenbestimmung in Suspensionen

Kurt Leschonski, Clausthal-Zellerfeld

1. Die Sedimentationsanalyse

1.1 Die stationäre Sinkgeschwindigkeit in einem ruhenden Fluid (1)

Die Verfahren der Sedimentationsanalyse beruhen darauf, daß die Einzelpartikel eines dispersen Systems unter der Wirkung einer massenproportionalen Kraft (Schwerkraft, Fliehkraft) in einem ruhenden Dispersionsmittel, meist einer mit dispergierend und benetzend wirkenden Zusätzen versetzten Flüssigkeit (2), sedimentieren. Als charakteristisches Partikelmerkmal wird die stationäre Sinkgeschwindigkeit w_g einer im Schwerefeld in einer ruhenden, unendlich ausgedehnten Flüssigkeit sedimentierenden Partikel verwendet. Diese Sinkgeschwindigkeit wird z. B. unter Annahme der Gültigkeit des Stokesschen Widerstandsgesetzes für Kugeln ($Re \leq 0{,}25$) in einen Sinkgeschwindigkeits-Äquivalentdurchmesser x_w umgerechnet.

1. Die Sedimentationsanalyse

$$x_w^2 = \frac{18\,\eta w_g}{(\varrho_p - \varrho_{fl})\,g} \qquad (1)$$

Bewegen sich Feststoffpartikel unter dem Einfluß von Fliehkräften, so besitzen sie wegen der vom jeweiligen Radius r abhängigen Beschleunigung

$$a = r \cdot \omega^2 \qquad (2)$$

keine konstante Sinkgeschwindigkeit w_a mehr. Anstelle von Gl. 1 tritt zur Berechnung des Sinkgeschwindigkeits-Äquivalentdurchmessers x_w die Gl. 3:

$$x_w^2 = \frac{18\,\eta}{(\varrho_p - \varrho_{fl})} \cdot \frac{\ln(r/r_i)}{\omega^2 \cdot t} \qquad (3)$$

Dabei ist ω die Winkelgeschwindigkeit der Zentrifuge, r_i der Radius der Flüssigkeitsoberfläche und t die Zeit, zu der sich die Partikel am Radius r befindet.

Die getroffenen Voraussetzungen: Einzelkugel, ruhendes, unendlich ausgedehntes Dispersionsmittel und Gültigkeit des Stokesschen Widerstandsgesetzes sind jedoch in der praktischen Anwendung meist nicht erfüllt. Die tatsächliche Sinkbewegung wird deshalb durch die Partikelform, Wände und Boden des Sedimentationsgefäßes, bei kleinen Partikeln z. B. durch die Brownsche Molekularbewegung, vor allem aber durch die gewählte oder für das angewendete physikalische Meßprinzip erforderliche Feststoff-Volumenkonzentration C_V und durch Dichtekonvektionsströmungen beeinflußt.

Während die drei erstgenannten Einflußgrößen entweder theoretisch berücksichtigt oder durch geeignete Geräteauswahl in ihrem Ausmaß verringert werden können, sind die noch zulässige Feststoffkonzentration und Dichtekonvektionsströmungen bei der Durchführung von Sedimentationsanalysen unbedingt zu beachten (1).

1.2 Einteilung der Sedimentationsverfahren (3)

Zur Durchführung der Sedimentationsverfahren benötigt man eine Suspension bestimmter Feststoffkonzentration, die in ein Sedimentationsgefäß eingefüllt wird. Bei den Suspensionsverfahren verteilt man den dispersen Feststoff z. B. durch Rühren gleichmäßig über die Höhe der Suspensionssäule, und die Partikel beginnen, nach dem Abklingen der beim Rühren erzeugten Konvektionsströmung, entsprechend ihrer Sinkgeschwindigkeit im nun ruhenden Fluid zu sedimentieren. Infolge der unterschiedlichen Sinkgeschwindigkeiten der einzelnen Partikel ändert sich die ursprünglich über der Höhe der Suspensionssäule konstante Feststoffkonzentration in Abhängigkeit von der Zeit und vom Ort. Sie nimmt nicht nur zur Flüssigkeitsoberfläche hin stetig ab, sondern sie ist auch in jeder Ebene unterhalb der Suspensionsoberfläche einer stetigen zeitlichen Abnahme unterworfen. Die Art der Messung der zeit- bzw. höhenabhängigen Konzentrationsabnahme unterscheidet die verschiedenen Meßmethoden.

X. Partikelgrößenbestimmung in Suspensionen

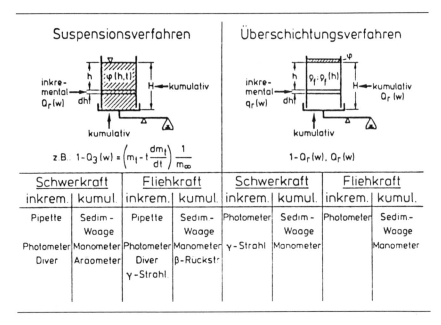

Abb. 1: Einteilung der Mengenmeßmethoden der Sedimentationsanalyse

Die prinzipiell möglichen Anordnungen zur Mengenmessung lassen sich in zwei übergeordnete Gruppen einteilen (Abb. 1):
1. Anordnungen mit zu Beginn des Messens über der Höhe der Flüssigkeitssäule, d. h. im gesamten Flüssigkeitsvolumen gleichmäßig verteilten Feststoffpartikeln, den Suspensionsverfahren und
2. Anordnungen mit einer zu Beginn des Messens feststofffreien Flüssigkeitssäule, der eine im Verhältnis zu deren Höhe niedrige Suspensionssäule überschichtet wird, den Überschichtungsverfahren.

Weitere Unterscheidungsmerkmale betreffen die die Partikelbewegung verursachenden Kräfte und die Art und die Messung der Mengenanteile der Partikelklassen, d. h. deren Feststoffmenge oder Konzentration.

Suspensions- und Überschichtungsverfahren lassen sich sowohl im Schwere- als auch im Fliehkraftfeld durchführen. Die Messung der Mengenanteile umfaßt entweder diejenigen Partikel, die sich in einer im Verhältnis zur gesamten Sedimentationshöhe niedrigen Schicht in Höhe der Meßebene befinden, die sog. inkrementalen Methoden, oder sie erfaßt gleichzeitig alle oberhalb bzw. unterhalb der Meßebene vorhandenen Partikel, die kumulativen Methoden. Demnach ergeben sich, wie in Abb. 1 angegeben, acht prinzipiell mögliche Anordnungen, die sich auf etwa die doppelte Zahl erhöhen, wenn man berücksichtigt, daß sich die Messung entweder bei konstanter Höhe, d. h. in einer bestimmten Meßhöhe in

Abhängigkeit von der Zeit, oder nach einer bestimmten Zeit in Abhängigkeit von der Höhe oder auch als eine Kombination von beiden Möglichkeiten durchführen läßt.

Die Zahl der bekannten Sedimentationsverfahren ist jedoch höher als die genannte Zahl der möglichen Meßanordnungen, weil sehr unterschiedliche physikalische Prinzipien zur Messung der Mengenanteile verwendet werden können. Man ermittelt nämlich die Konzentration der in, unterhalb oder oberhalb der Meßebene befindlichen Partikel entweder gravimetrisch, durch Absorption elektromagnetischer Strahlung, durch Auftriebsmessung, durch Druckmessung oder durch andere physikalische Partikeleigenschaften, die der Feststoffmasse, der Oberfläche oder der Partikelzahl proportional sind.

Mit den inkrementalen Schwerkraft-Suspensionsverfahren läßt sich, wie in Abb. 1 angegeben, direkt die Verteilungssummenkurve $Q_r(w)$ ermitteln. Die rechnerische Auswertung ist im allgemeinen einfach und problemlos. Der Aufwand und die Fehlermöglichkeiten wachsen bei der Auswertung von Meßergebnissen der kumulativen Schwerkraft-Suspensionsverfahren. Im allgemeinen ist eine einmalige, meist graphische Differentiation der Meßkurve erforderlich. Ein besonderer Vorteil der Schwerkraft- und Fliehkraft-Überschichtungsverfahren ist die direkte Ermittlung der Verteilungsdichtekurve $q_r(w)$ mit inkrementalen Methoden und der Verteilungssummenkurve $Q_r(w)$ mit kumulativen Methoden.

Bei den Fliehkraft-Suspensionsverfahren sind die Zusammenhänge komplizierter. Bedingt durch die divergierenden Partikelbahnen der auf größere Radien sedimentierenden Partikel, ist selbst die Konzentration einer monodispersen Fraktion orts- und zeitabhängig.

Bei Größenverteilungen sind die Auswertungsgleichungen inhomogene, lineare Volterrasche Integralgleichungen erster Art für die gesuchte Verteilungsdichtefunktion. Sie lassen sich nur angenähert lösen, wenn die Feststoffkonzentrationsverteilung an einem bestimmten Ort der Zentrifuge zeitabhängig ermittelt wurde. Exakte Lösungen ergeben sich nur, wenn die Konzentrationsverteilung zu einer bestimmten Zeit in Abhängigkeit von der Sedimentationshöhe bekannt ist. Diese mathematischen Schwierigkeiten treten bei den Fliehkraft-Überschichtungsverfahren nicht auf.

1.3 Meßverfahren

1.3.1 Einleitung

Aus der Vielzahl der möglichen Meßverfahren werden im folgenden drei Meßmethoden herausgegriffen, die nach wie vor in der Praxis der Partikelmeßtechnik eine große Bedeutung besitzen:
- die inkrementale photometrische Konzentrationsmessung,
- die inkrementale Konzentrationsmessung mit γ-Strahlen sowie
- die kumulative Messung des Suspensionsdruckes.

1.3.2 Die photometrische Konzentrationsmessung (1)

Mit einem Photometer, dessen grundsätzlichen Aufbau Abb. 2 zeigt, mißt man die Schwächung eines Lichtstrahls durch die in ihm befindlichen Partikel.

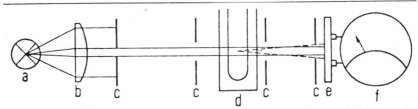

a Lichtquelle; b Linsensystem; c Blende; d Küvette; e Photoelement; f Galvanometer

Abb. 2: Prinzipieller Aufbau eines Photosedimentometers

Ausgehend vom Lambert-Beerschen Gesetz (Gl. 4) läßt sich z. B. bei Suspensionsverfahren im Schwerefeld die Volumenverteilungssummenkurve $Q_3(x)$ anhand von Gl. (5) berechnen:

$$\ln I/I_\infty = \ln T = -C_v A_v L \qquad (4)$$

$$Q_3(x) = \frac{\int_1^{T(x)} \frac{x}{K(x)} d(\ln T)}{\int_1^{T_0} \frac{x}{K(x)} d(\ln T)} \qquad (5)$$

A_v ist der auf das Feststoffvolumen bezogene Extinktionsquerschnitt einer Partikel, I die Intensität des Lichtstrahls nach der Durchdringung der Suspension, T ist die sog. Transmission.

Für die Auswertung dieser Gleichung muß die Abhängigkeit des Extinktionskoeffizienten K von z. B. der Partikelgröße x, der Feststoffart und -form sowie den optischen Merkmalen des verwendeten Photometers (verwendetes Licht, Apertur usw.) bekannt sein. Bisher verwendete Photometer weisen entweder extrem kleine [4, 5] oder extrem große [6] Aperturen auf, und sie werden meist mit weißem Licht betrieben. Der engen Apertur ist jedoch der Vorzug zu geben [7]. Bei weiten Aperturen wird K meist als unabhängig von der Partikelgröße und gleich Eins angenommen. Das Photometer ist dann jedoch nicht mehr als unabhängiges Meßgerät der Sedimentationsanalyse verwendbar. Photometer weisen trotz des Extinktionskoeffizienten-Problems mehrere Vorteile auf, die die Nachteile überwiegen. Sie ermöglichen nicht nur eine störungsfreie Konzentrationsmessung in Suspensionen, sondern lassen sich infolge ihrer extrem hohen Ansprechempfindlichkeit bei Suspensionen bzw. Aerosolen sehr niedriger Feststoffkonzentration verwenden.

1.3.3 Die Konzentrationsmessung mit γ-Strahlen

Mit einer elektromagnetischen Strahlung kurzer Wellenlänge lassen sich die Extinktionskoeffizienten-Probleme des Photometers vermeiden. Da jedoch Partikel einer bestimmten Feststoffdichte nur bei relativ hohen Feststoffkonzentrationen ausreichend γ-Strahlen absorbieren, eliminiert man zwar die Probleme des Extinktionskoeffizienten, tauscht sie aber gegen ein neues Problem, nämlich das der Sedimentationsbehinderung, ein. Auch hier bildet das Lambert-Beersche Gesetz, in einer gegenüber dem Photometer modifizierten Form, die Grundlage für die Mengenmessung. Man kann zeigen, daß die gesuchte Massenverteilungssummenkurve direkt als das Verhältnis der Logarithmen zweier Transmissionen bestimmt werden kann (Gl. 6). Im Gegensatz zum Photometer ist die Meßgröße nicht mehr von der Partikelgröße abhängig, man ermittelt direkt die Massenkonzentration (8).

$$Q_3(x) = \ln T / \ln T_0 \qquad (6)$$

Röntgen-Sedimentometer sind erst seit etwa 10 bis 15 Jahren erfolgreich für die Partikelgrößenanalyse gebaut worden. Zwei zur Zeit im Handel erhältliche Geräte benutzen als Strahlungsquelle entweder eine stabilisierte Röntgenröhre oder ein Isotop (8, 9). Die Geräte erlauben Messungen zwischen etwa 40 μm und 1 μm in etwa einer Stunde. Die Versuchszeit wird dadurch abgekürzt, daß die Konzentration höhenabhängig gemessen wird.

1.3.4 Die kumulative Messung des Suspensionsdruckes

Eine bis in die 30iger Jahre sehr populäre Methode ist die Messung des Suspensionsdruckes. Die prinzipielle Anordnung zeigt Abb. 3.

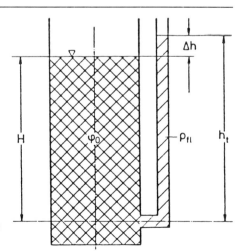

Abb. 3: Schema einer Anordnung zur Messung des Suspensionsdruckes (Erläuterung s. Text)

In der Meßebene ist ein Manometer angeordnet, das die Messung der Druckhöhe h_t, zu einem beliebigen Zeitpunkt erlaubt. Zur Beurteilung des Verfahrens dient eine Abschätzung der maximalen Differenzdruckhöhe Δh_{max}. Es gilt:

$$\Delta h_{max} = H \frac{\varrho_s - \varrho_{fl}}{\varrho_{fl}} C_{VO} \tag{7}$$

d. h. Δh_{max} ist der Sedimentationshöhe H und der Anfangs-Feststoffvolumenkonzentration C_{VO} proportional.

Mit $C_{VO} = 2 \cdot 10^{-3}$, $\varrho_s/\varrho_{fl} = 2$ und $H = 0{,}2$ m errechnet man eine max. Manometeranzeige von nur 0,4 mm Flüssigkeitssäule. Verwendet man $c_{VO} = 10^{-2}$ und $H = 1$ m, so wird $\Delta h_{max} = 10$ mm.

Konzentrationen von 1% sind zwar bei feinen Partikeln nach den heutigen Kenntnissen noch zulässig, eine Sedimentationshöhe von 1 m würde jedoch bei feinen Partikeln zu lange Sedimentationszeiten verursachen. Die Verwendung der Druckmessung für die Messung feiner Partikel ist vor allem im Fliehkraftfeld denkbar. Dort tritt die Zentrifugalbeschleunigung als Druckvervielfacher auf. Eine derartige Anordnung wurde 1970 von H. A. Böwing und Th. Gast vorgeschlagen (10).

2. Unmittelbare Zählverfahren

2.1 Einführung

Bei den unmittelbaren Zählverfahren wird die einer Meßzone (Meßvolumen) zugeführte Partikel einzeln und nacheinander ausgemessen. Die Anzahl der die Meßzone passierenden Partikel und das maßgebende Partikelmerkmal werden über die Störung des Ruhezustandes eines elektromagnetischen Feldes ermittelt. Die Feldstörung wird von einem Detektor in ein elektrisches Signal umgewandelt. Der Signalimpuls wird verstärkt und einem integral oder differential arbeitenden Impulshöhenanalysator zugeführt. Das Ergebnis der Analyse ist entweder die Dichte- oder Summenverteilung der Impulshöhen. Die von der Partikel verursachte Störung, die sich in einem unterschiedlich großen elektrischen Signalimpuls äußert, muß zur vollständigen Auswertung in einen Zusammenhang mit der Partikelabmessung gebracht werden. Dies kann entweder theoretisch oder durch Eichung geschehen. In allen praktischen Anwendungsfällen bezieht man das gemessene elektrische Signal auf ein äquivalentes elektrisches Signal, das in derselben Meßanordnung von einer kugelförmigen Partikel hervorgerufen wurde.

2.2 Die Störung eines elektrischen Feldes

Zur Durchführung dieses Verfahrens dient ein Meßvolumen in Form z. B. eines langgestreckten Zylinders, in dem sich ein homogenes elektrisches Feld befindet.

Durch dieses Meßvolumen strömt ein Elektrolyt, in dem die Feststoffpartikel suspendiert sind, die dem Meßvolumen einzeln und nacheinander zugeführt werden. Befindet sich eine Partikel im Meßvolumen, so vergrößert sich dessen elektrischer Widerstand und damit bei konstant gehaltenem Strom die im Meßkreis abfallende Spannung. Man kann zeigen, daß die relative Widerstandsänderung ΔR dem Partikelvolumen v proportional ist. R_0 ist der Widerstand des nur mit Elektrolyt gefüllten Meßvolumens, V ist das Volumen des Meßvolumens:

$$\Delta R/R_0 = v/V \qquad (8)$$

Man mißt die Anzahlverteilung der Partikelvolumina, $q_0(v)$, aus der sich alle anderen Verteilungen, z. B. die Volumenverteilung der Partikeldurchmesser $q_3(x)$ usw. berechnen lassen (11).

Ein solches Gerät wurde zuerst von der Firma Coulter Electronics im sog. Coulter-Counter gebaut. In einem Elektrolyten suspendierte Partikel werden durch einen von einer Quecksilbersäule erzeugten Unterdruck durch eine Zählöffnung gesaugt, an der ein elektrisches Feld anliegt. Der von den Partikeln ausgelöste Spannungs- oder Stromimpuls wird verstärkt, einem Diskriminator zugeführt, und es werden z. B. die eine bestimmte Spannung oder einen bestimmten Strom übersteigenden Impulse gezählt. Mit einem parallel geschalteten Oszillograph kann der Meßvorgang überwacht werden.

Mit einer Zählöffnung eines bestimmten Durchmessers d lassen sich nur Partikel eines bestimmten Größenbereiches messen. Sind die Partikel im Verhältnis zum Durchmesser des Zählvolumens zu klein, so kann die Information im elektronischen Rauschen des Auswertegerätes untergehen. Sind die Partikel zu groß, so können sie die Zählöffnung blockieren. Aus diesem Grunde lassen sich mit einer Zählöffnung nur Partikel zwischen etwa 2% bis 30% des Zählrohrdurchmessers ausmessen. Dies bedeutet, daß die Partikelgrößenverteilung eine gewisse Breite nicht überschreiten darf. Sind die Verteilungen breiter, so müssen sie durch entsprechende Klassierverfahren, z. B. durch eine Naßsiebung, auf schmale Partikelgrößenbereiche eingeengt werden. Jede Klasse ist dann unter Berücksichtigung ihrer Mengenanteile getrennt und mit Zählöffnungen unterschiedlicher Durchmesser auszumessen.

Wie praktisch alle unmittelbaren Zählgeräte müssen auch die Geräte nach dem Coulter-Prinzip geeicht werden. Dazu benutzt man meist gleichgroße kugelförmige Partikel, z. B. nahezu monodisperse Latices.

2.3 Streulichtverfahren

Die prinzipielle Meßanordnung eines Streulichtverfahrens zeigt Abb. 4. Von einer Lichtquelle wird über eine entsprechende Optik ein kleines Meßvolumen ausgeleuchtet. Durch dieses Meßvolumen leitet man einen Partikelstrom so geringer Feststoffkonzentration, daß sich im Meßvolumen immer nur eine Partikel befindet. Das von jeder Partikel ausgehende Streulicht wird von einer zweiten

X. Partikelgrößenbestimmung in Suspensionen

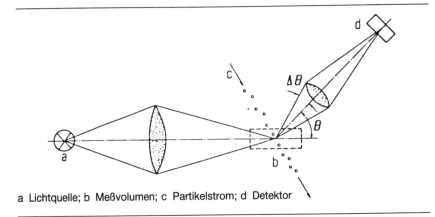

a Lichtquelle; b Meßvolumen; c Partikelstrom; d Detektor

Abb. 4: Prinzipielle Meßanordnung aller Streulichtverfahren

Optik unter einem Öffnungswinkel $\Delta\theta$ und bei einem Winkel θ erfaßt und die Intensität dieses Lichtes in einem Detektor gemessen. Die Höhe der gemessenen Intensität ist ein Maß für die Partikelgröße.

Die Theorie der Lichtstreuung wurde erstmals 1908 von G. Mie (12) angegeben. Trifft eine ebene elektromagnetische Welle auf eine homogene, isotope Kugel, so

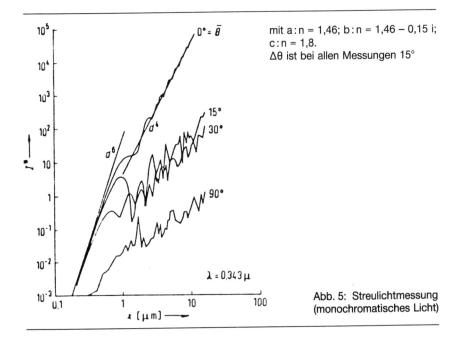

mit a: n = 1,46; b: n = 1,46 – 0,15 i; c: n = 1,8.
$\Delta\theta$ ist bei allen Messungen 15°

Abb. 5: Streulichtmessung (monochromatisches Licht)

wird sie an dieser gestreut. Die Miesche Theorie gibt die Antwort auf die Frage, wie die Intensitätsverteilung der gestreuten Welle um die Kugel aussieht. Besitzt das einfallende Licht eine Wellenlänge λ und eine Intensität I_0, so ist die Intensität des gestreuten Lichtes eine Funktion des Streuwinkels θ, des Kugeldurchmessers d, der Wellenlänge λ und des Brechungsindex n. In der Mieschen Lösung werden die Maxwellschen Feldgleichungen unter Berücksichtigung bestimmter Randbedingungen integriert.

Die Anwendung der Streulichtmessung auf die Partikelgrößenanalyse setzt voraus, daß zwischen der gemessenen Streulichtintensität und der Partikelgröße eine monotone Abhängigkeit besteht. Abb. 5 zeigt als Beispiel die Ergebnisse für monochromatisches Licht einer Wellenlänge von λ = 0,343 µm (12). Man erkennt den Rayleigh-Bereich mit $I \approx d^6$. Für $\theta = 0°$ gilt für größere Kugeln $I \approx d^4$. Vergrößert man θ, so wächst die Mehrdeutigkeit der Kurven infolge ihrer starken Unregelmäßigkeiten. Man erkennt daraus, daß bei monochromatischem Licht Probleme zu erwarten sind, es sei denn, man benutzt den extremen Vorwärtsbereich des Streulichtes.

Bei Verwendung von weißem Licht und größeren Winkeln θ lassen sich die störenden Schwankungen in I(d) glätten (Abb. 6) (11). Die Kurven der Abb. 6

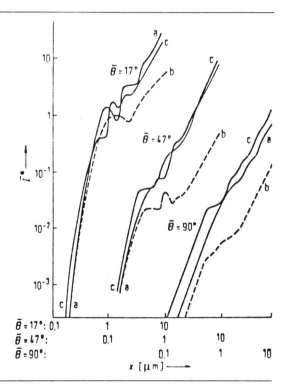

Abb. 6: Streulichtmessung (weißes Licht)

gelten für unterschiedliche Streuwinkel von 17 bis 90°, drei unterschiedliche Brechungsindizes und einen Öffnungswinkel des Empfängers von jeweils $\Delta\theta = 15°$. Die Kurven sind auf der Abszisse gegeneinander versetzt gezeichnet. Diese Kurven zeigen, daß durch Messung des in einem bestimmten Winkelbereichs an einer einzelnen Partikel gestreuten Lichtes die Partikelgröße bestimmt werden kann. Man erkennt jedoch, daß bei absorbierenden Stoffen wie z. B. Ruß (Kurven b) die Intensitäten für bestimmte Partikelgrößen stark von den der Kurven a und c abweichen.

2.4 Extinktionsverfahren

Soll ein Partikelpräparat, bei dem die Partikel in einer Ein-Teilchenschicht vorliegen, ausgemessen werden, so kann man photometrische Verfahren zur Konzentrationsmessung verwenden, falls die Größe der im Lichtstrahl befindlichen Partikel bekannt ist. Umgekehrt läßt sich bei bekannter Partikelkonzentration eine Aussage über die Partikelgröße machen.

Die Schwächung der Intensität eines Lichtstrahls von I_0 auf I läßt sich durch Gl. (9) wiedergeben:

$$I/I_0 = 1 - A_{ex}c_N = 1 - c_N K(x) \frac{\pi x^2}{4} \qquad (9)$$

$A_{ex} = (\pi x^2/4) K(x)$ = Extinktionsquerschnitt; c_N = Anzahlkonzentration der Partikel.

Führt man für den Extinktionsquerschnitt das Produkt aus Partikelprojektionsfläche und Extinktionskoeffizient K ein, so erkennt man, daß die Lichtstrahlschwächung sowohl von der Partikelgröße als auch von der Anzahlkonzentration abhängt. Zusätzlich ist sie eine Funktion des Extinktionskoeffizienten K, der leider keine Konstante ist, sondern nicht nur durch die Partikelgröße x, sondern auch von den optischen Eigenschaften des auszumessenden Stoffes und der zur Messung verwendeten optischen Anordnung abhängt. Für kugelförmige Partikel läßt sich der Extinktionskoeffizient berechnen.

Ein Meßgerät für die Messung von Einzelpartikeln in Flüssigkeiten ist z. B. der Hiac-Counter. Bei diesem Gerät werden die Feststoffpartikel einzeln und nacheinander durch eine rechteckige Kapillare gesaugt. Die Partikel passieren beim Durchströmen eine Lichtschranke, der erzeugte Impuls wird der maximalen Projektionsfläche gleichgesetzt. Der analysierbare Partikelgrößenbereich beträgt nach Angaben der Herstellerfirma bei Verwendung unterschiedlicher Lichtschranken 2 µm bis 9000 µm.

3. Optische Verfahren

Von den zur Zeit auf dem Markt befindlichen optischen Verfahren soll eine besonders wichtige Gerätegruppe herausgegriffen werden, die auf der Analyse von Beugungsspektren beruht. Fällt ein paralleler Strahl monochromatischen Lichtes z. B. auf eine kreisförmige Scheibe oder eine Öffnung, so bildet sich ein Beugungsmuster aus. Das Beugungsmuster überlagert sich dem geometrischen Bild der Scheibe und läßt sich auf einem Schirm abbilden. Bei der Auswertung ermittelt man die relative Lichtenergie innerhalb beliebiger Kreise der Brennebene. Als Auswertegleichung erhält man ein lineares Gleichungssystem für die in Kreisringen vom Durchmesser $s_2 - s_1$ gemessene relative Lichtenergie ΔL (13):

$$\Delta L_{s1, s2} = c_i \sum_{s=1}^{v} \Delta N_i d_i^2 (J_0^2 + J_1^2)_{s1} - (J_0^2 + J_1^2)_{s2})_i \qquad (10)$$

Diese Gleichung läßt sich bei bekannten Konstanten c_i, J_0, J_1 nach den Unbekannten $\Delta N_i = \Delta Q_{0i}$, d. h. der Anzahl der Partikel in bestimmten Größenklassen lösen. Voraussetzung für die Anwendung dieser Methode ist eine Monoschicht der Partikel, die in so geringer Konzentration vorkommen müssen, daß ein gegenseitiges Berühren ausgeschlossen ist. Es können demnach sowohl Proben auf Objektträgern als auch dünne Suspensions- oder Aerosolschichten ausgemessen werden. Ein besonderer Vorteil dieser Anordnung besteht darin, daß eine Bewegung der Objekte (Partikel) in der Meßebene das Beugungsmuster nicht ändert. Die in einer Flüssigkeit suspendierten Partikel können deshalb z. B. aus einem Rührgefäß kontinuierlich der Meßbene zugeführt werden. Die Messung ist momentan möglich. Die Meßzeit hängt von der Schnelligkeit ab, mit der das Beugungsspektrum ausgemessen werden kann.

Zur Zeit sind drei nach diesem Prinzip arbeitende Geräte im Handel erhältlich: das Cilas Granulometer 226 der Comp. Industrielle des Lasers, 91460 Macoussis, Frankreich (14, 15, 16), der Leeds and Northrup Microtrac TM Particle Size Analyzer der Leeds and Northrup Co., North Wales, Pa 19454, USA (17, 18) und der Particle and Droplet Size Distribution Analyzer, Type St. 1800, der Malvern Instruments Ltd., Malvern, Worcestershire, England.

Das Cilas-Granulometer 226 verwendet z. B. einen He/Ne-Gaslaser (1 mW, 633 nm). Aus einem Rührbehälter wird eine Suspension im Umlauf durch die Meßzone gepumpt. Die vom Laser durchstrahlte Suspensionsschicht hat eine Dicke von ca. 1 mm. Mit einem speziellen Linsensystem wird das Fraunhofersche Beugungsmuster in der Brennebene abgebildet, und dessen Lichtintensität wird photoelektrisch gemessen. Intensitäten, die bestimmten Radienbereichen zugeordnet sind, werden durch eine drehbare Scheibe gemessen, die auf einer spiraligen Bahn zwölf rechteckige, auf unterschiedlichen Radien angeordnete Öffnungen besitzt. Das durch diese Öffnungen fallende Licht wird mit einer Photozelle gemessen. Die kleinste noch meßbare Partikelgröße beträgt 2,5 µm. Als obere

Grenze werden 128 µm angegeben. Durchgangssummenwerte lassen sich nur für die Partikelgrößen 2, 4, 8, 16, 32 und 64 µm ermitteln. Die Meßzeit für eine Analyse beträgt wenige Minuten.

Bei dem Leeds and Northrup Microtrac TM Particle Size Analyzer wird die Analysenprobe ebenfalls als Suspension durch die Meßebene bewegt. Der Meßbereich wird mit 2,8 bis 176 µm angegeben. Insgesamt werden Ergebnisse von 13 Partikelgrößen ermittelt. Das Gerät unterscheidet sich vom beschriebenen Cilas-Gerät durch die Aufbereitung des Beugungsmusters.

Der Particle and Droplet Size Distribution Analyzer Type St. 1800 der Fa. Malvern wird vor allem für die Analyse von Sprays verwendet. Sein Partikelgrößenbereich soll zwischen 1 µm und 500 µm liegen. Der Bereich ist in 31 Klassen unterteilt.

Literatur

(1) V. Hahn, F.-V., Die Methoden der Teilchengrößenbestimmung und ihre theoretischen Grundlagen, Th. Steinkopf, Dresden – Leipzig 1928.
(2) Koglin, B., Chem.-Ing.-Tech. *46*, 720 (1974).
(3) Leschonski, K., W. Alex, B. Koglin, Chem-Ing.-Tech. *46*, 563, 641, 729 (1974).
(4) Rose, H. E., Engineering (London) *169*, 350, 405 (1950).
(5) Rose, H. E., H. B. Lloyd, J. Soc. Chem. Ind. (London) *65*, 52, 65 (1974).
(6) Allen, T., Powder Technol. *2*, 133 (1968).
(7) Kurz, H. P., R. Johne, Powder Technol. *3*, 83 (1969).
(8) Hendrix, W. P., C. Orr, jun., Proc. Conf. on Particle Size Analysis Bradford *133* (1970), Soc. Anal. Chem., London.
(9) Svarovsky, L., T. Allen, Proc. Conf. on Particle Size Analysis Bradford 147–157 (1970). Soc. Anal. Chem., London.
(10) Böwing, H. A., Th. Gast, Staub Reinhal. Luft *30*, 456 (1970).
(11) Brossmann, R., Dissertation, Universität Karlsruhe 1966.
(12) Van de Hulst, A. C., Light Scattering by Small Particles, J. Wiley & Sons, New York 1957.
(13) Cornillaut, J., Appl. Opt. *11*, 265 (1972).

Aufgrund seiner langjährigen Erfahrung im Umgang mit dispersen Systemen gibt der Autor einen umfassenden Überblick über die Methoden zur Haltbarkeitsprüfung solcher Systeme. Das mit einer Fülle von praktischen Beispielen angereicherte Kapitel stellt klar die Punkte, die bei der Haltbarkeitsprüfung disperser Systeme beachtet werden müssen, heraus. Die kritischen Prüfparameter werden in übersichtlicher Form dargestellt und Schemata für die Stabilitätsprüfung angegeben. Das Kapitel stellt einen Leitfaden für all diejenigen dar, die sich mit den Problemen der Haltbarkeit von Salben, Suspensionen und Emulsionen beschäftigen.

XI. Stabilitätsprüfungen von dispersen Zubereitungen

Von Alwin K. Reng, Frankfurt

1. Einführung

1.1 Vorbemerkung

Stündlich werden weltweit viele Millionen Einheiten von Kosmetika und Pharmazeutika hergestellt, die auf ihrem Wege vom Produzenten zum Verbraucher vielen schwer vorhersehbaren externen und internen Einflüssen ausgesetzt sind.
 Speziell die dispersen, kosmetischen und pharmazeutischen Zubereitungen besitzen aufgrund ihrer *thermodynamischen Instabilität* nur eine zeitlich begrenzte Lagerstabilität. Praxisnahe Vorhersagen über die zu erwartenden chemischen, physikalischen und mikrobiologischen Veränderungen unter definierten Lagerbedingungen sind deshalb von gravierender Bedeutung für die Entwicklung eines stabilen und damit auch wirksamen Kosmetikums bzw. Pharmazeutikums.
 Durch Instabilitäten hervorgerufene sichtbare Veränderungen machen kosmetische Präparate unbrauchbar. Bei pharmazeutischen Zubereitungen (E 1) kann die Instabilität außerdem eine Gehaltsabnahme der Wirkstoffe bewirken und in gravierenden Fällen zur Unwirksamkeit führen. Die wissenschaftliche und praxisnahe Prüfung der chemischen, physikalischen und biologischen Stabilität von Dispersionen, primär in Abhängigkeit von Zeit und Temperatur, ist deshalb für alle mit der Entwicklung von Pharmazeutika und Kosmetika vertrauten Pharmazeuten und Chemiker von großer Relevanz.

1.2 Definition: Disperse Systeme

Bevor die verschiedenen Möglichkeiten der Stabilitätsprüfung von Dispersionen behandelt werden, soll eine kurze Betrachtung der dispersen Systeme erfolgen.

Die vor über 70 Jahren von W. O. Ostwald vorgestellte Klassifizierung der Dispersionen (Abb. 1) nach Aggregatzuständen hat auch heute noch Gültigkeit; prinzipiell sprechen wir hierbei jeweils von einer dispersen, inneren oder diskontinuierlichen Phase, die mit einer äußeren, kontinuierlichen oder homogenen Phase nicht mischbar ist.

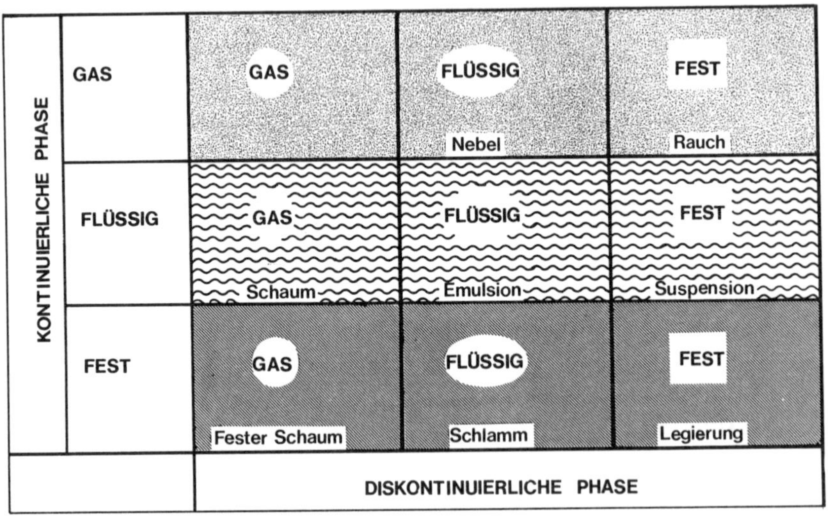

KONTINUIERLICHE PHASE		GAS	FLÜSSIG	FEST
	GAS		Nebel	Rauch
	FLÜSSIG	Schaum (GAS)	Emulsion (FLÜSSIG)	Suspension (FEST)
	FEST	Fester Schaum (GAS)	Schlamm (FLÜSSIG)	Legierung (FEST)
		DISKONTINUIERLICHE PHASE		

Abb. 1: Disperse Systeme

Wie die Abbildungen 2 und 3 veranschaulichen, besitzen vor allem die dispersen Formulierungen unter den pharmazeutischen und kosmetischen Präparaten eine große Bedeutung, da sie sowohl ästhetische (z. B. Cremes) als auch eine Reihe von anwendungstechnischen Vorteilen bieten.

Unter den Dispersionen spielen die *Emulsionen* eine besondere Rolle und sie sollen deshalb auch im Vordergrund bei der Beschreibung ihrer Prüfmöglichkeiten stehen, da sie zugleich einen gewissen Repräsentationscharakter auch für andere Dispersoide wie Suspensionen beinhalten.

Zur quantitativ größten pharmazeutischen und kosmetischen Gruppe von Dispersionen gehören die klassischen Emulsionen vom Typ Öl-in-Wasser, wobei in jüngster Zeit aber auch die flüssigen Wasser-in-Öl-Emulsionen und auch die ternären Emulsionen (Abb. 4) an praktischer Bedeutung gewinnen. Erwähnenswert ist, daß in der Praxis oft keine „echten" Emulsionen vorliegen, sondern sogenannte Suspo-Emulsionen; hier handelt es sich um Dreistoffsysteme mit diskontinuierlicher flüssiger Ölphase und einer kristallinen bzw. flüssig-kristallinen

1. Einführung

KONT. PHASE \ DISKONT. PHASE	GAS	FLÜSSIG	FEST
GAS	/	Aerosolpräparate	Trockenspray
FLÜSSIG		Cremes 'Milchen' Haarnachspülmittel Lotionen	Zahnpasten Make up-Präp. Rasiercremes Lotionen Antischuppenshampoos Perlglanzshampoos Haarnachspülmittel
FEST	Spez. Seifen	Zahnpasten Make up - Präp.	Lippenstifte Seifen Puder

Abb. 2: Kosmetische Dispersionen

KONT. PHASE \ DISKONT. PHASE	GAS	FLÜSSIG	FEST
GAS	/	Aerosolpräparate	Trockenspray
FLÜSSIG		Infusionen Injektionen Säfte Salben Linimente Cremes 'Milchen' Tropfen	Tropfen Säfte Schüttelmixturen Lotionen Suppositorien Pasten Infusionen
FEST			Tabletten Seifen Suppositorien Puder

Abb. 3: Pharmazeutische Dispersionen

Emulgator- oder Co-Emulgator-Phase (z. B. Cetylalkohol oder Glycerinmonostearat) sowie einer flüssigen kontinuierlichen Phase, die meist Wasser ist. Im Extremfall können sowohl in der inneren als auch in der äußeren flüssigen Phase Feststoffteilchen (z. B. Wirkstoffe) dispergiert sein.

192 XI. Stabilitätsprüfungen von dispersen Zubereitungen

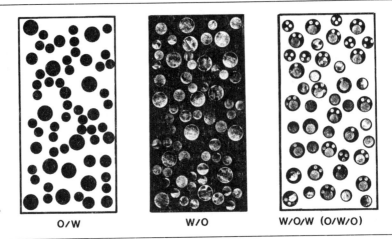

O/W   W/O   W/O/W (O/W/O)

Abb. 4: Emulsionen

Zu fließenden Übergängen von Suspensionen zu Lösungen kann es durch Temperaturänderungen kommen (Änderung des Löslichkeitsproduktes von Festsubstanzen oder Unterschreiten des Trübungspunktes bei nichtionischen Tensiden). Auch polynäre Systeme, wie Zahnpasten, erschweren oft eine sachgerechte Stabilitätsprüfung; das gleiche gilt auch für Mikroemulsionen (1–12).

1.3 Definition: Stabilität

Bevor auf das Thema Stabilitätsprüfung im einzelnen eingegangen wird, muß zunächst die Frage nach dem Begriff *Stabilität* beantwortet werden.

Prinzipiell soll sich die Stabilität, d.h. der momentane „ist"-Zustand einer Dispersion, meist kurz nach der Herstellung, in Abhängigkeit von der Lagerzeit x möglichst nicht ändern.

In der Praxis haben wir jedoch eine permanente und zeitabhängige *Belastung* der Dispersion mit *ständig variierenden* physikalischen, chemischen und mikrobiellen Parametern vorliegen.

In Abbildung 5 sind die äußeren *physikalischen Einflüsse* auf die Dispersion und ihre resultierenden Änderungen schematisch widergegeben. Besonders hervorzuheben ist der Parameter Temperatur; mit der Zuführung von thermischer Energie wird der bestehende relative Gleichgewichtszustand eines Mehrphasensystems wesentlich verändert und damit je nach Quantität und Intensität auch die Stabilität.

Temperaturerhöhung führt häufig zur Beschleunigung chemischer Reaktionen, Änderungen von Dichtedifferenzen, Viskositätserhöhung oder -erniedrigung, Änderung des Löslichkeitsproduktes und des Verteilungskoeffizienten sowie Steigerung der Brownschen Bewegung.

1. Einführung   193

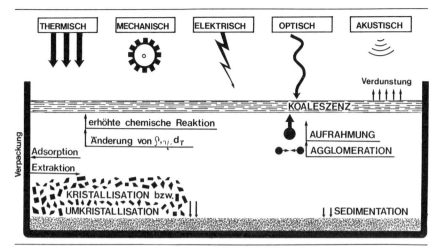

Abb. 5: Physikalische Emulsionen

Auch eine Änderung von Aggregatzuständen, wie z. b. Übergang der äußeren kontinuierlichen flüssigen Phase in den gasförmigen Zustand, sollte nicht vergessen werden.

Für die Aufrechterhaltung der Wirksamkeit von Arzneimitteln in dispersen Systemen sind neben den physikalischen auch die *chemischen Parameter* von großer Wichtigkeit (Abb. 6). Bei Pharmazeutika hat die chemische Stabilität eines Präparates absolute Priorität und im Extremfall wird auch eine Formulierung mit

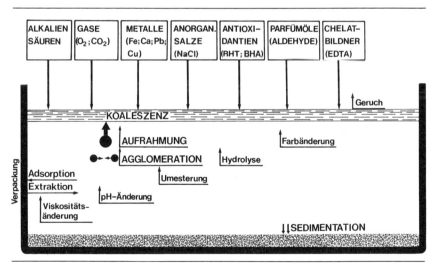

Abb. 6: Chemische Einflüsse

kosmetisch unbefriedigendem Äußeren aber chemischer Stabilität akzeptiert. Bekannt sind Wechselwirkungen der Wirkstoffe untereinander sowie mit den Hilfsstoffen oder mit dem Verpackungsmaterial, die zu einer chemischen Instabilität führen können. Auch Schwermetallspuren, Konservierungsmittel, Antioxidantien können unter Sauerstoff- oder pH-Einfluß stabilitätssenkende Effekte ausüben.

„Folgereaktionen" wie Hydrolyse, oxidative Spaltung, Umesterung, Racemisierung können mit den derzeitigen hochempfindlichen Analysenmethoden relativ genau „verfolgt" werden.

Die *mikrobiologischen Einflüsse* und ihre stabilitätsstörenden Auswirkungen sind in Abbildung 7 zusammengefaßt. Zu diesem speziellen Thema liegen viele Arbeiten vor. Generell ist zu vermerken, daß parallel zur Prüfung der chemischen und physikalischen Stabilität heute unbedingt die Untersuchung der mikrobiologischen Stabilität erforderlich ist.

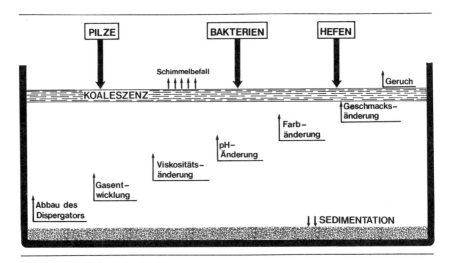

Abb. 7: Mikrobiologische Einflüsse

Abschließend zu diesem Punkt sei noch auf die gesetzmäßige Erfassung der Sink- bzw. Steiggeschwindigkeit (= Stabilitätsänderung) von dispergierten, flüssigen oder festen Teilchen in Emulsionen oder Suspensionen mit Hilfe des Stokesschen Gesetzes, das im Beitrag Prof. Carstensen ausführlich beschrieben wurde, hingewiesen.

Die Anwendbarkeit der Stokesschen Formel wird in der Praxis allerdings dadurch begrenzt, daß

- häufig die Konzentration der diskontinuierlichen Phase so groß ist, daß die einzelnen Teilchen nicht frei sedimentieren können. Eine solche „behinderte" Sedimentation folgt nicht dem Stokesschen Gesetz

1. Einführung   195

- die Teilchengröße der diskontinuierlichen Phase nicht einheitlich ist. Für Teilchen unterschiedlicher Radien ergeben sich unterschiedliche Sedimentationsgeschwindigkeiten
- im Bereich ≤ 5 μm infolge der Brownschen Molekularbewegung die Gültigkeit des Stokesschen Gesetzes eingeschränkt ist
- Parameter wie Ladung und Festigkeit der Teilchen sowie die Ausdehnung des Emulgators resp. Dispergatorfilms nicht berücksichtigt sind.

Verständlicherweise bemühen sich die kosmetischen und pharmazeutischen Verbände seit Jahren die bekannten Stabilitätsprüfungen zu standardisieren bzw. normieren; einige Beispiele zeigen die nachfolgenden Tabellen:

		Pharma-Dispersionen-Stabilität
BGA[1]	18 Monate	Raumtemperatur: Wirkstoffgehalt > 95%
BPI[2]	bis 5 Jahre	+20 °C bis +25 °C
		+ 8 °C bis +20 °C
		Wechselklima
		Tiefentemperatur
		Belichtung
		< 1000 Mikroorganismen/g
Hoechst AG	12 Monate	+5 °C
(Pharma		Raumtemperatur/65% RF
Galenik)		+40 °C
		+ 5 °C (24 h) ↔ +40 °C (24 h)

[1] Bundesgesundheitsamt, Berlin
[2] Bundesverband der Pharmazeutischen Industrie

		Kosmetische Dispersionen-Stabilität
GKC[1]	3 Monate	+40 °C
	6 Wochen	− 5 °C (24 h) ↔ +40 °C (24 h)
	1 Woche	− 5 °C
Traisnel	2 Monate	+ 5 °C
(S.F.S.T.P.)		+20 °C
		+25 °C
		+30 °C
		+40 °C
		+ 5 °C (24 h) ↔ + 40 °C (24 h)
Hoechst AG	6 Monate	+20 °C
(ATA-TH)		+40 °C
		+45 °C
	4 Wochen	− 5 °C (16 h) ↔ +40 °C (8 h)

[1] Gesellschaft deutscher Kosmetik-Chemiker

196   XI. Stabilitätsprüfungen von dispersen Zubereitungen

Diese Methoden haben jedoch mehr hilfestellenden Charakter, da das Spektrum der vielartigen pharmazeutischen und kosmetischen Präparate zu unterschiedlich ist und außerdem je nach Land und Hersteller unterschiedliche Anforderungen zu dem Thema „praxisnahe" Prüfungen existieren (13–16).

2. Stabilisierung

Zum Verständnis der Kausalzusammenhänge von Instabilität und Stabilität ist es erforderlich, kurz die eine Dispersion beeinflussenden Stabilitätsparameter aufzuführen.

Aus dem Stokesschen Gesetz lassen sich folgende Stabilisierungsmöglichkeiten ableiten:

- Verringerung der Teilchengröße
- Verringerung der Dichtedifferenz
- Viskositätserhöhung der kontinuierlichen Phase.

Daneben wird die Stabilität beeinflußt von:

- der Temperatur
- der Auswahl des Dispergiermittels (HLB-Wert)
- der Ausbildung elektrischer Doppelschichten
- der Optimierung des Herstellverfahrens (z. B. Vermeidung von Lufteinschlüssen)
- der Verwendung von chemischen „Stabilisatoren", wie Puffersubstanzen, Antioxidantien
- der Verwendung von Konservierungsmitteln
- der Auswahl der am besten geeigneten Packmittel.

Die Vielzahl dieser „Stabilitätskriterien" veranschaulicht die Komplexität des Gebietes der Dispersionen und zeigt gleichzeitig, wie schwierig es ist, stabile Dispersionen herzustellen (17–19).

3. Destabilisierung/Belastung

Wie bereits angedeutet, soll die Prüfung der Stabilität von Emulsionen *Änderungen*

- des Dispersitätsgrades,
- der Homogenität des räumlichen Zustandes,
- der chemischen Zusammensetzung und
- der Art und Menge an Mikroorganismen

in Abhängigkeit von der Zeit möglichst exakt und definiert aufzeichnen.

3. Destabilisierung/Belastung

In der Praxis besteht deshalb einmal die Möglichkeit, die zu testenden Dispersionen unter den zu erwartenden „Praxisbedingungen" zu lagern und in bestimmten Zeitabständen mit hochsensitiven Methoden die eventuellen physikalischen, chemischen und mikrobiologischen Veränderungen aufzuzeichnen. Der Nachteil dieser Methode ist einerseits jedoch der große Zeitaufwand, da sich die Veränderungen oft erst nach Monaten bemerkbar machen und andererseits wird hierdurch auch die Entwicklung neuer Präparate erheblich verzögert. Es ist deshalb verständlich, daß in der Vergangenheit viele Versuche unternommen wurden durch eine erhöhte oder extreme „Belastung" die Destabilisierung von Dispersionen zeitlich zu beschleunigen; die erhaltenen Ergebnisse werden schließlich auf eine verlängerte Lagerzeit der Dispersion unter „normalen" Bedingungen umgerechnet.

Verständlicherweise sind die Aussagen dieser Prüfmethoden oft jedoch nur mit Vorbehalt anwendbar, da die zukünftige wirkliche Belastung einer Dispersion während des Transportes, der Lagerung und der Anwendung beim Verbraucher schwer in allen Punkten, d. h. 100%ig simulierbar ist.

Trotz dieser Einschränkung gilt für alle durchzuführenden Prüfungen das folgende Grundschema:

Belastung	Zeit $\longrightarrow$	Prüfung
„Streß"		„Beurteilung"
physikalisch		visuell/organoleptisch
chemisch		analytisch
mikrobiologisch		apparativ

Die bei der Belastung einer Emulsion auftretenden physikalischen Veränderungen zeigt Abbildung 8. Hierbei ist vor allem zwischen irreversibler Koaleszenz und der reversiblen Aufrahmung oder Aggregation bei den Beurteilungen zu unterscheiden. Bei Suspensionen hingegen spielen vor allem Sedimentationsvorgänge eine wesentliche Rolle. Ebenso können sich die Kristalle verändern.

Entsprechend den in den zukünftigen Verkaufs- und Anwendungsgebieten der Dispersionen zu erwartenden Klimaeinflüssen, ist heute die *Temperatur* der wichtigste Belastungspunkt bei der Stabilitätsprüfung von Dispersionen. Durch Zuführung von thermischer Energie wird die innere Energie des dispersen Systems erhöht, woraus primär eine erhöhte chemische oder physikalische Reaktionsbereitschaft resultiert, die sich in vielen Instabilitätserscheinungen äußern kann.

Es bestehen viele Möglichkeiten die Temperatur/Zeit-Einflüsse zu variieren. In Anlehnung an die zu erwartenden Praxisbedingungen haben sich beispielsweise vor allem die nachstehenden Temperatur/Zeit-Rhythmen bewährt:

198   XI. Stabilitätsprüfungen von dispersen Zubereitungen

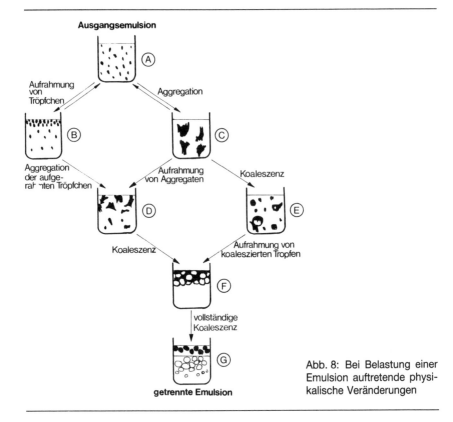

Abb. 8: Bei Belastung einer Emulsion auftretende physikalische Veränderungen

Raumtemperatur (20–25 °C)/3–12 Monate
+40 °C/1 – 6 Monate
+45 °C/1 – 6 Monate
+50 °C/1 – 3 Monate
−10 °C/1 – 7 Tage
−10 °C (24 h)/Raumtemperatur (24 h) – 5 x
−10 °C (24 h)/Raumtemperatur (24 h)/
+40 °C (24 h) – 5 x

Die thermische Belastung wird meist in sogenannten Klimaschränken unter definierten Bedingungen durchgeführt; Abwandlungen sind die Verwendung von Infrarot-Lampen oder die Lagerung im Sonnenlicht.

Eine weitere Möglichkeit der Belastung ist die Änderung der auf die Dispersionen einwirkenden Schwerkraftfelder durch die *Zentrifugalkraft*.

Für die praktische Durchführung dieses Tests werden sowohl klassische Laborzentrifugen (z = 500–4000 g) als auch Ultrazentrifugen benutzt. Die für die Belastung erforderlichen Umdrehungsgeschwindigkeiten und Zeiträume sind sehr stark von der Art und Viskosität der Testdispersionen abhängig. Ein genereller Anhaltspunkt für die Prüfung von Emulsionen sind 5000–10 000 UpM bei 10 Minuten Dauer.

Auch die kombinierte Anwendung von *Zentrifugalkraft* und *Temperatur*, z. B. 10minütiges Zentrifugieren bei +40 °C und 5000 UpM ist eine Möglichkeit die Destabilisierung „künstlich" zu beschleunigen.

Mechanische Energiezufuhr durch Scherbelastung und/oder Schüttelmaschinen ist oft eine wichtige Streßmöglichkeit, um Auskünfte über das Verhalten der Dispersionen beim Abfüllen oder Transportieren zu erhalten.

Chemische Belastungen ergeben sich durch den dosierten Zusatz von Chemikalien, wie Säuren, Metallsalze, Lösungsmittel oder sogenannten grenzflächenaktiven „Spaltern" und letzlich auch beim Kontakt mit Gasen, wie Sauerstoff. Auch Salze können auf Emulsionen als „Spalter" wirken. Das bekannteste Beispiel ist die Trennung von O/W-Emulsionen durch Natriumchlorid. Dieses Verfahren hat großtechnische Bedeutung zur Spaltung von Gebrauchsemulsionen gewonnen.

Eine weitere Belastung ist das Anlegen eines *elektrischen Feldes* in einer wäßrigen Dispersion. Unter Umständen kommt es hierdurch zu Veränderungen der elektrischen Grenzschichten und damit zu einer Instabilitätserhöhung.

Ein längerer *Lichteinfluß* durch die Bestrahlung mit UV-Lampen ist ebenfalls eine Möglichkeit der Stabilitätsprüfung von Dispersionen.

Mikrobiologische Belastungen mit verschiedenen Keimen, wie Pilze, Hefen, Bakterien, gehören heute ebenfalls zum Stand der Technik. Oft erfolgt ein Angriff der Mikroorganismen auf die biologisch abbaubaren Dispergatoren, was letzlich auch die Instabilität beschleunigt.

Die Belastung von festen Dispersionen, wie Pudern, Tabletten, durch unterschiedliche *Wasserdampfmengen* bzw. relative Luftfeuchten bei konstanter Temperatur ist ebenfalls eine Prüfmöglichkeit.

Generell ist zu vermerken, daß in der Praxis viele der vorgenannten Belastungen gleichzeitig auf die Dispersionen einwirken, so daß sich Potenzierungseffekte ergeben. die bei der Anwendung einer einzigen isolierten Belastung vorher nicht feststellbar waren. Es ist deshalb empfehlenswert, die Prüfdispersionen möglichst vielen Belastungen auszusetzen, um eine ausreichende Sicherheit für die spätere Lagerstabilität dieser Präparate zu erhalten (30–45).

4. Prüfungen/Beurteilung

Im Abschnitt 3 wurden die Möglichkeiten diskutiert, die Instabilität einer Dispersion zu beschleunigen. Der Verlauf dieses „Alterungsprozesses" soll nun mit Meßgrößen möglichst exakt erfaßt werden, wobei eine genaue Registrierung der Instabilitätserscheinungen in Abhängigkeit von der Zeit Voraussetzung für die jeweils auszuwählende Methode ist.

Ein wesentlicher Punkt für die Stabilitätsbeurteilung ist die *standardisierte Herstellung* der Testdispersionen, um definierte Vergleichmöglichkeiten zu erhalten. Auch die Verwendung von geeigneten *Lagerbehältern* ist ein wesentliches Kriterium; am günstigsten werden die Belastungen und Prüfungen, falls möglich, in den geplanten Originalverpackungen und in zusätzlichen definierten Glasbehältern durchgeführt. Abbildung 9 zeigt Beispiele solcher definierter Prüfgefäße für Emulsionen.

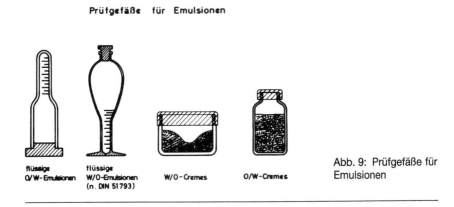

Abb. 9: Prüfgefäße für Emulsionen

Es hat sich bewährt, von jeder Testdispersion möglichst mehrere Proben, oft bis zu 10, zu belasten und anschließend zu beurteilen.

Wichtig ist auch die Füllhöhe, da bei thermischer Belastung oft ein Teil der äußeren oder inneren Phase verdampft und nach evtl. Kondensation an der Wandung eine scheinbare Instabilität der Testdispersion vortäuschen kann. Ein Umfüllen der Proben zur Durchführung der Prüfungen sollte möglichst vermieden werden, da hierdurch Lufteinschlüsse und rheologische Veränderungen auftreten können.

Relativ einfach durchzuführen sind die *organoleptischen* Prüfungen von Zahnpasten, Mundwässern, Tabletten oder Säften, die jedoch einen relativ großen Personenkreis und möglichst eine sogenannte Standardprobe erfordern.

Farbänderungen können ebenfalls in einfacher Weise mit den gängigen Farbskalen oder Remissionsmengen festgestellt werden.

Generell ist die einfachste und am häufigsten angewandte Prüfmethode für Dispersionen die *visuelle Beurteilung*. Bei sehr instabilen Systemen ist die Phasentrennung bereits makroskopisch festzustellen. Meist handelt es sich jedoch um Instabilitätserscheinungen, die oft auf den ersten Blick nicht zu erkennen sind.

4. Prüfungen/Beurteilungen

Von uns werden deshalb vor allem die flüssigen Dispersionen mit speziellen Farbstoffen gefärbt, die eine Differenzierung und Früherkennung des jeweiligen Stabilitätszustandes erleichtern.

Bei Emulsionen verwenden wir für die Färbung der Ölphase den Farbstoff Sudan III (BASF) und für die wäßrige Phase Papierrot HHR (CHROMA Ges., Schmid & Co, Stuttgart). Die bei einer Instabilität auftretende Farbveränderung kann sowohl visuell als auch kolorimetrisch festgehalten werden.

Zu Klassifizierung des jeweiligen Stabilitätszustandes dient beispielsweise bei Emulsionen die folgende Benotung.

Stabilitätskriterien Emulsionen

0 vollkommen unverändert
1 erste erkennbare Veränderung
2 deutlich erkennbare Veränderung
3 erste erkennbare Abscheidung der dispergierten Phase
4 deutlich erkennbare Abscheidung der dispergierten Phase
5 Phasentrennung

Um jedoch den Stabilitätszustand einer Dispersion genau festzustellen, ist die *mikroskopische Beurteilung* und die Bestimmung der Teilchengrößenverteilung unbedingt erforderlich. Diese Prüfung gibt vor allem Aufschlüsse über die Größe und Beschaffenheit sowie die Verteilung der dispergierten Teilchen und in Abhängigkeit von der Zeit kann auch mit photografischen Mikroaufnahmen die Veränderung dieser Parameter festgehalten werden; von jeder zu beurteilenden Probe sollten möglichst 5 bis 10 „Momentaufnahmen" angefertigt werden. Bewährt haben sich Probenahmen aus unterschiedlichen Höhen der Lagergefäße.

Noch genauere Aufschlüsse über das „Innenleben" der Dispersionen gibt das Raster-Elektronen-Mikroskop. Da die Bestimmung der Teilchengröße durch Auszählung der dispergierten Teilchen im Mikroskop sehr zeitaufwendig ist, wird heute gerne der Coulter-Counter verwendet. Dieses Zählgerät mißt die Leitfähigkeitsänderung, die die in eine Elektrolytlösung dispergierten Teilchen beim Durchgang durch eine Öffnung erzeugen. Diese Geräte werden verständlicherweise in erster Linie zur Bestimmung der Teilchengrößenverteilung von wasserhaltigen Dispersionen eingesetzt. Bei elektrolytempfindlichen Dispersionen kann jedoch bereits durch die verwendete Elektrolytlösung eine Dispersionsspaltung auftreten und ein zu hoher Anteil an großen Teilchen vorgetäuscht werden. Außerdem unterscheidet das Gerät nicht zwischen isolierten Tröpfchen und Agglomeraten. Ebenso werden isolierte Teilchen, die zu demselben Zeitpunkt die Öffnung passieren, als ein Teilchen gezählt.

Die Stabilitätsveränderungen in Feststoffdispersionen und Emulsionen lassen sich mit *Sedimentationswaagen* oder mit Hilfe von *Reflexionsmessungen* registrieren.

Die Möglichkeit, *rheologische Messungen* zur Stabilitätsprüfung von flüssigen Dispersionen einzusetzen, wurde bereits frühzeitig u. a. von Sherman erkannt.

Leider hat sich die Messung des rheologischen Verhaltens in Abhängigkeit von der Lagerzeit noch nicht bei allen kosmetischen und pharmazeutischen Firmen durchgesetzt. Mit dieser Prüfmethode können bereits frühzeitig eventuelle Instabilitätssignale erkannt werden. Da die meisten Dispersionen nicht der Newtonschen-Strömungsgleichung folgen, ist zur Messung ein Rotationsviskosimeter notwendig. Die mit diesem Viskosimeter erhaltenen Fließkurven, vor und nach der entsprechenden Belastung in Abhängigkeit von der Zeit, geben wertvolle Hinweise über das zu prüfende Dispersionssystem.

Grundsätzlich kann davon ausgegangen werden, daß eine auftretende Änderung im Fließverhalten i. a. eine Änderung der Stabilität der Emulsion anzeigt. Zu erwähnen ist jedoch, daß bei der Viskositätsmessung mit Rotationsviskosimetern bereits durch den Meßvorgang eine mehr oder minder starke Scherbeanspruchung des Testmediums auftritt, die unter Umständen eine Destabilisierung vortäuscht. Bei der Messung von Cremes und Salben ist zu beachten, daß manchmal keine ausreichende Haftung der Dispersion an dem Rotationskörper vorhanden ist, so daß die Meßergebnisse verfälscht werden.

Versuche mit der *Penetrationsmessung* ergaben nur schlecht reproduzierbare Meßergebnisse.

Wesentlich günstiger ist die Messung der *elektrischen Leitfähigkeit*. Hier stehen inzwischen für Emulsionen Geräte zur Verfügung, die mit Wechselstrom und niedriger Spannung arbeiten, da bei der Anwendung von Gleichstrom Polarisationserscheinungen auftreten.

Das Prinzip dieser Messung ist die Tatsache, daß eine Änderung des Dispersitätszustandes eine Änderung der elektrischen Leitfähigkeit verursacht. In relativ einfacher Weise und in kurzer Zeit ist ein Leitfähigkeitsspektrum unter thermischer Belastung anzufertigen und ermöglicht die Unterscheidung zwischen stabilen und instabilen Dispersionen.

Unsere eigenen Untersuchungen zeigten, daß die Messung der relativen Leitwertdifferenz G_{rel} bereits die Möglichkeit bietet, frühzeitig Änderungen im dispersen System festzustellen. Abbildung 10 gibt ein Beispiel dafür.

Die Instabilität von Dispersionen zu erkennen, sind die Messung der *Dielektrizitätskonstanten, des Zeta-Potentials*, der *Beta-Strahlung*, die *Mikrowellenbestrahlung*, die *DR-Spektroskopie*, die *Spektral-Absorption*, während Wärmeleitfähigkeitsmessungen und auch die Verwendung von Laserstrahlen bisher noch keine zufriedenstellenden Ergebnisse brachten. Diese Methoden haben bisher noch relativ wenig praktische Bedeutung, jedoch ist anzunehmen, daß bei entsprechender Aktivität der Apparatebaufirmen künftig genauere und schnellere Methoden auf Basis dieser Meßprinzipien vorhanden sein werden.

Die Prüfung der *chemischen Veränderung* in Dispersionen erfolgt in fast allen Fällen analytisch. Auf dem Gebiet haben besonders die chromatographischen Analysenmethoden sehr an praktischer Bedeutung gewonnen. Im einfachsten Fall kann bereits eine pH-Wert-Änderung ein Indikator für eine auftretende chemische Reaktion darstellen.

4. Prüfungen/Beurteilungen 203

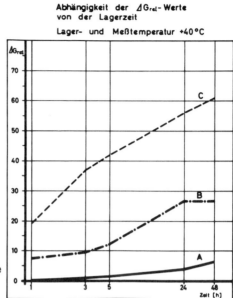

Abb. 10: Abhängigkeit der ΔG_{rel}-Werte von der Lagerzeit. Lager- und Meßtemperatur +40 °C

Die Beurteilung des *mikrobiologischen Stabilitätsgrades* wird z. B. von Wallhäuser ausführlich beschrieben. Sein Prüfschema für die Entwicklungs- und Produktionsprüfung zeigt Abbildung 11 (46–80).

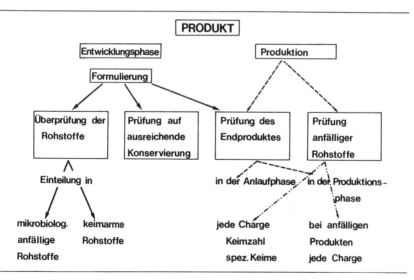

Abb. 11: Prüfschema für die Beurteilung des mikrobiologischen Stabilitätsgrades

5. Zusammenfassung

Pharmazeutische und kosmetische disperse Systeme besitzen aufgrund ihrer thermodynamischen Instabilität nur eine zeitlich begrenzte Lagerstabilität. Um den für die praktische Anwendung geforderten physikalischen, chemischen und mikrobiologischen Zustand über Jahre hinweg möglichst konstant zu halten bzw. Instabilitätserscheinungen zu verhindern oder zu vermindern, ist es erforderlich, bei der Rezeptierung dieser Präparate bereits ausgedehnte und naturwissenschaftlich signifikante Testmethoden anzuwenden.

Prinzip aller Messungen ist zunächst die Belastung der Systeme mit konstanter und wechselnder thermischer Energiezufuhr und/oder mechanischer Energie und/oder elektrischer Energie sowie mit Mikroorganismen.

Die Änderung des Stabilitätsgrades läßt sich mit den meisten der heute verfügbaren Beurteilungsmethoden visuell und/oder apparativ erfassen; besonders herauszuheben sind die mikroskopischen, kolorimetrischen, elektrischen und rheologischen Messungen sowie die chromatographischen, analytischen Methoden.

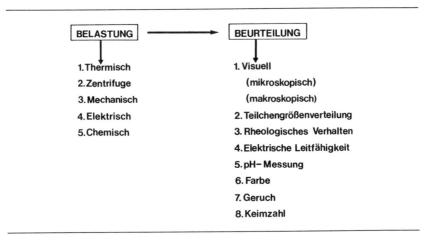

Abb. 12: Stabilitätsprüfung kosmetischer Dispersionen

Die in Abbildung 12 zusammengestellten Belastungen und Beurteilungen bei der Stabilitätsprüfung von Dispersionen bieten orientierende Hinweise für eine möglichst umfassende und einfache Prüfung kosmetischer und pharmazeutischer Dispersionen. Gleichzeitig sollen sie eine Anregung sein, sich von wissenschaftlicher Seite künftig noch intensiver mit diesem interessanten Teilgebiet zu befassen.

Für die Durchsicht des Manuskriptes danke ich Herrn Dr. W. Petri und für die Anfertigung der Diagramme Frau Christel Weilnau.

Literatur

(1) Ostwald, W., Kolloid Z. *1*, 291 (1907).
(2) Ostwald, W., Grundriß der Kolloidchemie, 7. Aufl. 1922, Dresden, Steinkopff (1909).
(3) Dobias, B., Tenside *15*, 225 (1978).
(4) Sherman, P., Emulsion Science, Academic Press, New York 1968.
(5) Becher, P., Emulsions, Theory and Practice, Reinhold Publ. Corp., New York 1966.
(6) Lissant, K. J., Emulsions and Emulsion Technology, Part I, ed. by Kenneth J. Lissant, Marcel Dekker, Inc. New York 1974.
(7) Sonntag, H., Lehrbuch der Kolloidwissenschaft, VEB Deutscher Verlag der Wissenschaften, Berlin 1977.
(8) Friberg, S., J. Soc. Cosm. Chem. *30*, 309 (1979).
(9) Sainoda, K., J. Colloid, Interface Sci. *64*, 68 (1978).
(10) Sheppard, E., J. Colloid, Interface Sci. *62*, 564 (1977).
(11) Requena, J., J. Colloid, Interface Sci. *58*, 26 (1977).
(12) Wagner, C., Colloid & Polymer Sci. *254*, 400 (1976).
(13) Derjaguin, B. V. and L. D. Landau, Acta Physicochim. USSR *13* 633 (1941).
(14) Verwey, E. J. W. und J. Th. G. Overbeek, Theory of the Stability of Lyophobic Colloids, Elsevier, Amsterdam 1948.
(15) Pickering, S. U., Soc. Chem. Ind. *29*, 129 (1910).
(16) Davies, J. I., Proc. 11nd Intern. Congress of Surface Activity, London 1957, Vol. 1, S. 426.
(17) Marszall, L., Estratto dalla Rivista Italiana Essenze, Profumi, Piante Officinali, Aromi, Saponi, Cosmetici Aerosol *57* (11), 639 (1975).
(18) Marszall, L., Parfümerie und Kosmetik *58*, 66 (1977).
(19) Shinoda, K., J. Colloid, Interface Sci. *24*, 4 (1967).
(20) Marszall, L., Estratto dalla Rivista Italiana Essenze, Profumi, Piante Officinali, Aromi, Saponi, Cosmetici, Aerosol *57*, 113 (1975).
(21) Griffin, W. C., J. Soc. Cosmetic Chem. *1*, 311 (1949).
(22) Griffin, W. C., J. Soc. Cosmetic Chem. *5*, 249 (1954).
(23) Fukushima, S., J. Colloid, Interface Sci. *59*, 159 (1977). March, G., J. Colloid, Interface Sci. *61*, 383 (1977).
(24) Eccleston, G., J. Colloid, Interface Sci. *57*, 66 (1976).
(25) Fukushima, S., J. Colloid, Interface Sci. *57*, 201 (1976).
(26) Schrader, K., PUK *56*, 251 (1975).
(27) Koglin, B., Chem.-Ing.-Techn. *46*, 720 (1974).
(28) Harusawa, F., PRC *3*, 177 (1975).
(29) Proserpio, G., Cosm. & Toil. *96*, 31 (1981).
(30) Marszall, L., FSA *80*, 289 (1978).
(31) Koglin, B., J. Soc. Cosm. Chem. *26*, 439 (1975).
(32) Zografi, G., SÖFW *108*, 99 (1982).
(33) Quack, J., A. K. Reng, W. Skrypzak, PUK *56*, 309 (1975).
(34) Djakovic, L., P. Dokic, Colloid & Sci, *256*, 1177 (1978).
(35) Davies, J. T., Proc. int. Congr. Surface Activity *1*, 426 (1957).
(36) Zemlitzki, A. K., Kolloid-J. *33*, 218 (1971).
(37) Vold, R. D., R. C. Groot, J. physic. Chem. *66*, 1969 (1962).
(38) Mittal, K. L., R. D. Vold, J. Amer. Oil Chemists' Soc. *49*, 527 (1972).
(39) Vold, R. D., K. L. Mittal, J. Soc. Cosmet. Chemists *23*, 171 (1972).
(40) Friberg, S., J. Colloid Interface Sci. *37*, 291 (1971).
(41) Groot, R. C., The ultracentrifugation of oil-in-water-emulsions, Dissertation, Universität Utrecht, 1965.
(42) Nowak, G. A., Seifen, Öle, Fette, Wachse *92*, 65 (1966).

(43) Neduzije, S. A., Kolloid-Z. *23*, 448 (1961).
(44) Zettlemoyer, A. C., J. S. Buckingham, W. D. Shaeffer, J. Colloid Sci. *18*, 104 (1963).
(45) Lin, T. J., H. Kurihara, H. Ohta, J. Soc. Cosmet. Chemists *24*, 797 (1973).
(46) Berkmann, S. J., J. physic. Chem. *39*, 527 (1935).
(47) Levius, H. P., F. G. Drommond, J. Pharmacy Pharmacol. *5*, 743, 755 (1983).
(48) John, K., Chemie-Ing.-Techn. *42*, 132 (1970). Comité International des Dérivés Tensio-actifs, Commission Française d'Essais, C.I.E. 307 − 01 74 (1974).
(49) Miller, A., J. Soc. Cosmet. Chemists *18*, 169 (1967).
(50) Harkins, W. D., H. Fischer, J. physic. Chem. *36*, 98 (1932).
(51) Fuyiyama, Y., S. Tahara, Y. Kumano, J. Soc. Cosmet. Chemists *21*, 625 (1970).
(52) Hallworth, G. W., J. E. Carless, J. Pharmacy Pharmacol. *24*, 71 (1972).
(53) Wood, W. M., R. W. Lines, J. Soc. Cosmet. Chemists *17*, 197 (1966).
(54) Brandau, R., W. Bold, FSA *79*, 381 (1977).
(55) Brandau, R., W. Bold, FSA *81*, 366 (1979).
(56) Zschaler, R., FSA *79*, 107 (1977).
(57) Hüttinger et al., PUK 41 (1980).
(58) Lin, T. J. et al., J. Soc. Cosm. Chem. *28*, 457 (1977).
(59) Ludwig, K. G., P. Hameyer, PUK *55*, 253 (1974).
(60) Menczel, E., M. Rabinovitz, A. Madjor, Amer. J. Pharmacy Sci. support publ. Health 132, 315.
(61) Sherman, P., J. Colloid Interface Sci. *45*, 427 (1973).
(62) Reng, A. K., W. Skrypzak, SÖFW *104*, 67 (1978).
(63) Usui, S., H. Sasaki, J. Colloid Interface Sci. *65*, 36 (1978).
(64) Horie, K., Cosm. Toil. *93*, 53 (1978).
(65) Akers, J., J. Pharm. Sci. *65*, 216 (1976).
(66) Nürnberg, E., Fette, Seifen, Anstrichmittel *71*, 386 (1969).
(67) Harrison, I. H., Amer. Perfumer Cosmet. *77*, Nr. 10 73 (1962).
(68) Sonntag, H., H. Klare, jr., Tenside *4*, 104 (1967).
(69) Piekara, A., in: F. Oehme, Die elektrischen Meßmethoden, 2. Aufl., Verlag Chemie GmbH, Weinheim 1962.
(70) Cyganska, J., Parfümerie u. Kosmet. *49*, 149 (1968).
(71) Lüdde, K. H., Parfümerie u. Kosmet. *50*, 261 (1969).
(72) Riddick, T. M., Control of emulsion stability through zeta potential, Vortrag Society of Cosmetic Chemists, St. Louis, Missouri 1969.
(73) Saad, H. Y., E. G. Shay, J. Soc. Cosmet. Chemists *23*, 899 (1972).
(74) Jombik, J., Z. Gruntova, P. Schiller, Pharm. Ind. *12*, 950 (1969).
(75) Petrowski, G. E., J. Amer. Oil Chemists Soc. *51*, 110 (1974).
(76) Wallhäusser, K. H., PUK *59*, 1 (1978).
(77) Wallhäusser, K. H., SÖFW *101*, 529 (1975).
(78) Sherman, P., Rheology of Emulsions Pergamon Press, London 1963.
(79) Thoma, Arzneimittelstabilität Frankfurt (Main) 1978.
(80) Grimm, Schepky Stabilitätsprüfung in der Pharmazie, Editio Cantor, Aulendorf 1980.

GMP
(Grundregeln für die Herstellung von Arzneimitteln)

Kommentar zum Fragebogen zur Überwachung pharmazeutischer Industriebetriebe und weitere Materialien

von **Walter Oeser,** Halstenbek
und Dr. **Axel Sander,** Frankfurt

3., völlig neu bearbeitete und erheblich erweiterte Auflage 1983. Fortführung von „WHO-Grundregeln (GMP)", Kommentar zum Fragebogen für die Überwachung pharmazeutischer Industriebetriebe von **Walter Oeser** und Dr. **Rolf Strohecker.** 464 Seiten. Loseblattausgabe in Ringbuchmappe. Kst. DM 128,–. Für Bezieher früherer Auflagen gegen Einsendung des Titelblattes DM 98,–.

Für die ergänzte und überarbeitete Neuauflage des GMP-Kommentars wurde die Form der Loseblattausgabe gewählt. Damit wird eine kontinuierliche Aktualisierung durch Ergänzungslieferungen möglich. Die Verfasser haben alle Texte, die aus Sicht der Arzneimittelüberwachungsbehörden und der pharmazeutischen Industrie für die ordnungsgemäße Herstellung von Arzneimitteln wichtig sind, ausgewählt, abgedruckt und in die Kommentierung des „Fragebogens zur Überwachung pharmazeutischer Industriebetriebe" einbezogen. Erstmals wird die Zusammenstellung des gesamten technischen Regelwerkes der Pharmaceutical Inspection Convention (PIC) geboten.

Einen weiteren Schwerpunkt des Werkes wird die „Betriebsordnung für pharmazeutische Unternehmer" bilden, deren Text und Kommentierung unmittelbar nach ihrer Verkündung nachgeliefert wird.

Im Grundwerk sind unter anderem enthalten: GMP-Richtlinien, GMP-Fragebogen mit Kommentierung, Übereinkommen zur gegenseitigen Anerkennung von Inspektionen (PIC) nebst Basic Standards für Herstellung, Lohnherstellung und den Umgang mit Ausgangsstoffen, Richtlinien für die Herstellung von sterilen Produkten, Richtlinien für eine sachgemäße Lagerung, Grundregeln für die Herstellung von Wirkstoffen, Validierungs-Richtlinien, Richtlinie über allgemeine Anforderungen an die Herstellung und Prüfung von Sera, Impfstoffen und Testantigenen.

WISSENSCHAFTLICHE VERLAGSGESELLSCHAFT MBH, STUTTGART

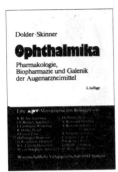

Ophthalmika

Pharmakologie, Biopharmazie und Galenik
der Augenarzneimittel

Eine Monographie der Arbeitsgemeinschaft
für Pharmazeutische Verfahrenstechnik e. V., Mainz
(Fachgruppe: Sterile und aseptische Arzneiformen)

Herausgegeben von Dr. Rolf **Dolder,** Stadtspital Triemli, Zürich,
und Finlay S. **Skinner,** CIBA-GEIGY AG, Basel,
unter Mitarbeit von Rolf-Dieter Aye, Christian Bannert, Franco Cambrosio, Peter Frauch, Heinrich Honegger, Horst Kassebaum, Bernhard Lippold, Marc van Ooteghem, Theo Partilla, Antje Rehmann, Almuth Rosenstock-Beuss, Rudolf Schlumpf, Fredulf Schmidt, Gerhard Steinke und Harro Werry.

3., völlig neu bearbeitete Auflage 1983 (zugleich 2. Auflage von Ophthalmika Band II). 598 Seiten. 84 Abbildungen, 80 Tabellen, zahlreiche Formeln. Kst. geb. DM 178,–.

Der Erfolg der ersten Auflagen dieses Werkes bestätigt eindrücklich ein verbreitetes Interesse an einer umfassenden Publikation über dieses Teilgebiet der Arzneimittelkunde. In der relativ kurzen Zeit seit dem Erscheinen der Auflagen von 1975 bzw. 1978 sind viele neue Forschungsergebnisse und Erkenntnisse aus dem Gebiet der Augenarzneimittelkunde veröffentlicht worden; die Texte für die vorliegende Auflage wurden daher eingehend überarbeitet.

Die Kapitel „Anatomie und Pathophysiologie des Auges, Biopharmazeutische Aspekte, Suspensionsaugentropfen, Oberflächenaktivität, Inserte und Sonderformen, Einzeldosen-Behältnisse, Kontaktlinsen-Pflegemittel u. a. m. mußten neu verfaßt oder wesentlich umgearbeitet werden, andere waren durch neugewonnene Informationen zu ergänzen.

Der nunmehr in einem Band zusammengefaßte Stoff wurde wie folgt neu gegliedert:

1. Das Auge
2. Die Augenarzneistoffe
3. Die Augenarzneipräparate und ihre Zubereitung
4. Die Qualitätskontrolle bei Augenarzneipräparaten.

Damit ergibt sich eine logisch konzipierte Übersicht über das ganze Gebiet der Augenarzneikunde.
Das Werk wendet sich an Apotheker in Industrie, Krankenhausapotheke und Offizin, außerdem an chemische Untersuchungsämter, pharmazeutische Institute und interessierte Kreise in der Pharmaindustrie.

 WISSENSCHAFTLICHE VERLAGSGESELLSCHAFT MBH, STUTTGART